Hemodynamic Monitoring Made Incredibly Visual

血流动力学监测轻松学

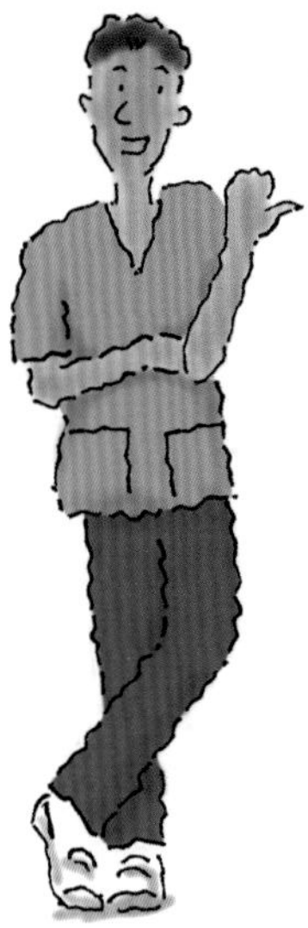

原著 第4版

■ 主 编 [美] Rose Knapp

■ 译 者 张 程

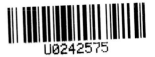

世界图书出版公司

西安 北京 上海 广州

图书在版编目（CIP）数据

血流动力学监测轻松学 /（美）罗斯 · 纳普（Rose Knapp）主编；张程译 . —西安：世界图书出版西安有限公司，2021.6

书名原文：Hemodynamic Monitoring Made Incredibly Visual

ISBN 978-7-5192-8615-6

Ⅰ . ①血… Ⅱ . ①罗… ②张… Ⅲ . ①血液动力学—监测 Ⅳ . ① R331.3

中国版本图书馆 CIP 数据核字（2021）第 110493 号

书　　名	**血流动力学监测轻松学** XueLiu DongLiXue JianCe QingSong Xue
主　　编	［美］Rose Knapp
译　　者	张　程
责任编辑	马可为
装帧设计	新纪元文化传播
出版发行	**世界图书出版西安有限公司**
地　　址	西安市锦业路 1 号都市之门 C 座
邮　　编	710065
电　　话	029-87214941　029-87233647（市场营销部） 029-87234767（总编室）
网　　址	http://www.wpcxa.com
邮　　箱	xast@wpcxa.com
经　　销	新华书店
印　　刷	西安雁展印务有限公司
开　　本	787mm × 1092mm　1/16
印　　张	11.25
字　　数	180 千字
版　　次	2021 年 6 月第 1 版
印　　次	2021 年 6 月第 1 次印刷
版权登记	25-2021-107
国际书号	ISBN 978-7-5192-8615-6
定　　价	110.00 元

医学投稿　xastyx@163.com ‖ 029-87279745　029-87284035

☆如有印装错误，请寄回本公司更换☆

谨将此书献给

我的所有导师，感谢你们在我作为执业护士、护士长和教育工作者的整个护理职业生涯中指导我。我将永远铭记。

Isla Rose：

你的到来给我们的家庭带来了如此的快乐。你要始终记住：世界充满了机会，通过教育、奉献精神、付诸行动和关爱他人，你会获得更多的机会。

致 谢

感谢为本书提供了专业的心血管护理知识的同事们：

Susan Barnason, Natalie Burkhalter, Kathleen Hill, Julie Kruithof, Margaret McAtee, Erica Sciarra, Michelle Staggs, Loisann Stapleton, and Patricia Walters.

Rose Knapp

原著作者

Susan Barnason, PhD, RN, APRN-CNS, CCRN, CEN, FAEN, FAHA, FAAN
Professor of Nursing and Clinical Nurse Specialist
University of NE Medical Center
College of Nursing
Lincoln, Nebraska

Natalie Burkhalter, RN, MSN, FNP, ACNP, CS
Nurse Practitioner
Mercy Ministries of Laredo
Laredo, Texas

Kathleen M. Hill, MSN, RN, CCNS
Clinical Nurse Specialist
Surgical Intensive Care Unit
Cleveland Clinic
Cleveland, Ohio

Rose Knapp, DNP, RN, ACNP-BC
Department Chair/Associate Graduate Professor/Acute Care Advanced Practice Nurse
Marjorie K Unterberg School of Nursing and Health Studies
Monmouth University
West Long Branch, New Jersey

Julene B. (Julie) Kruithof, MSN, RN, CCRN
Adult Critical Care Nurse Educator
Spectrum Health
Grand Rapids, Michigan

Margaret McAtee, RN, MN, ACNP-BC, CCRN
Cardiovascular Nurse Practitioner
BHVH–FW Valve Clinic
Fort Worth, Texas

Anna Remy, BSN, RN
Clinical Nurse III
Heart and Vascular ICU
Hospital of the University of Pennsylvania
Philadelphia, Pennsylvania

Erica Sciarra, DNP, RN, APN
Specialist Professor/Advanced Practice Nurse
Marjorie K Unterberg School of Nursing and Health Studies
Monmouth University
West Long Branch, New Jersey

Michelle D. Staggs, MNSC, BS, BA
Acute Care Nurse Practitioner & Nurse Manager Orthopedic, Spine, and Urologic Services
CHI St. Vincent Infirmary Medical Center
Little Rock, Arkansas

Loisann Stapleton, RN, CCRN, MSN, ACNP, CHFN
Clinical Director Heart Failure Center
RWJ/BH Medical Group, New Jersey
Cardiology Associates
Belleville, New Jersey

Patricia Walters, RN, MSN, APN, CCRN
Advanced Practice Nurse Cardiothoracic Surgery
Hackensack University Medical Center
Hackensack Meridian Health
Edison, New Jersey

之前版作者

Susan Barnason, PhD, RN, APRN-CNS, CEN, CCRN, FAEN, FAHA, FAAN

Natalie Burkhalter, RN, MSM, CS, FNP, ACNP

Kathleen M. Hill, MSN, RN, CCNS

Julene B. (Julie) Kruithof, MSN, RN, CCRN

Margaret McAtee, RN, ACNP-BC, CCRN

Nancy M. Richards, RN, MSN, CCRN, CCNS

Maria E. Rodriguez, DNP, ACNS-BC

Michelle D. Staggs, APN, ACNP-BC, CCRN, CEN, TNS

Loisann Stapleton, RN, CCRN, MSN, ACNP, CHFN

Patricia Walters, RN, MSN, APN, CCRN

目 录

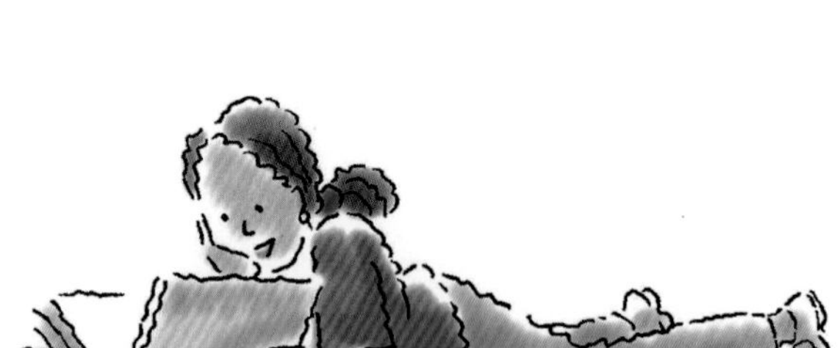

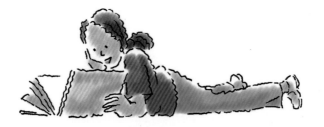

第 1 章

心肺解剖和生理

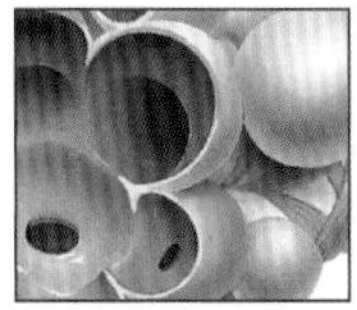
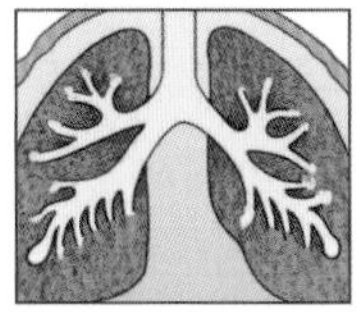
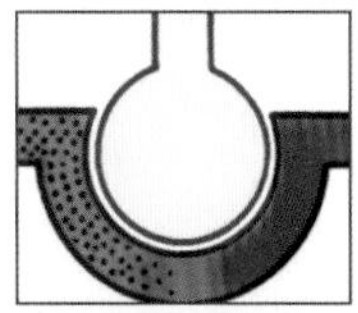
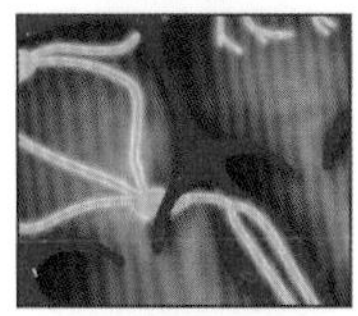
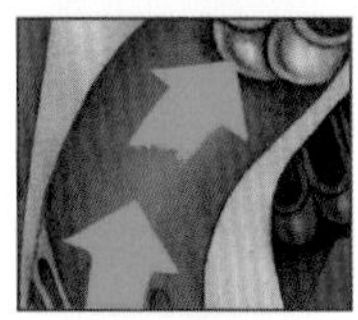
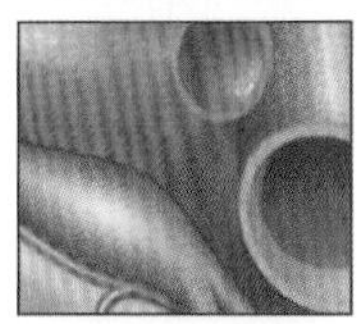
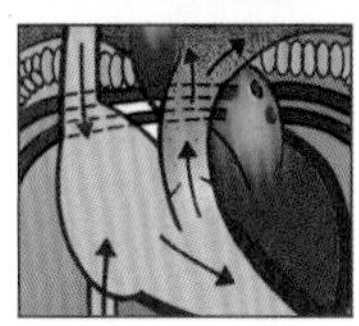
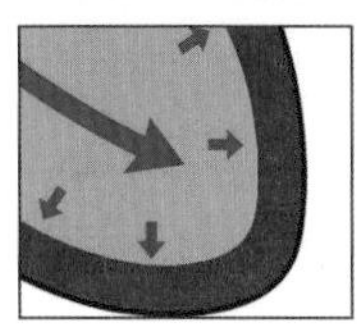

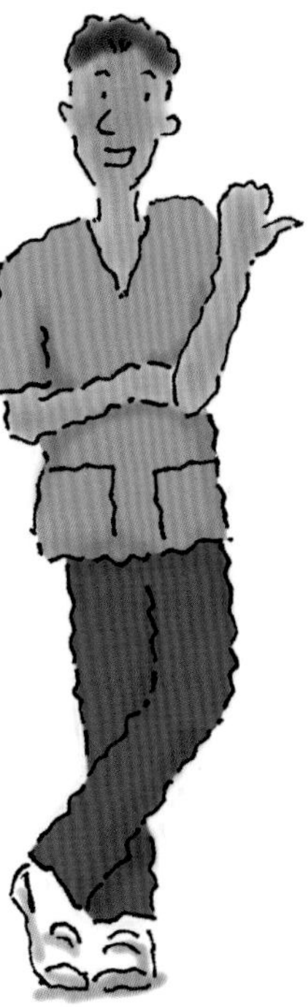

认识呼吸系统

呼吸系统将氧气（O_2）输送到血液中，并清除体内多余的二氧化碳（CO_2）。氧气输送到细胞是细胞生存的基本。肺泡是肺的气体交换单位。一个标准成年人的肺大约含有 3 亿个肺泡。

肺 泡

气体交换是在微小、薄壁的肺泡中迅速发生的。在这些气囊中，吸入空气中的氧气扩散到血液中，而二氧化碳则从血液弥散到空气中并被呼出。肺泡中存在巨噬细胞，可通过吞噬作用防止细菌入侵。

肺泡由Ⅰ型和Ⅱ型上皮细胞组成：

- Ⅰ型细胞形成肺泡壁，通过它进行气体交换。
- Ⅱ型细胞产生一种覆盖肺泡表面的脂类物质——表面活性物质。吸气时，肺泡表面活性物质可使肺泡均匀扩张。呼气时，肺泡表面活性物质可以防止肺泡塌陷。

下图显示肺泡的横截面视图。

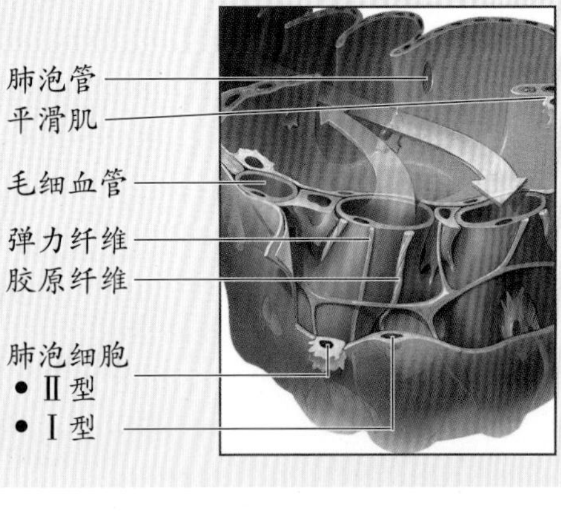

肺内气道结构

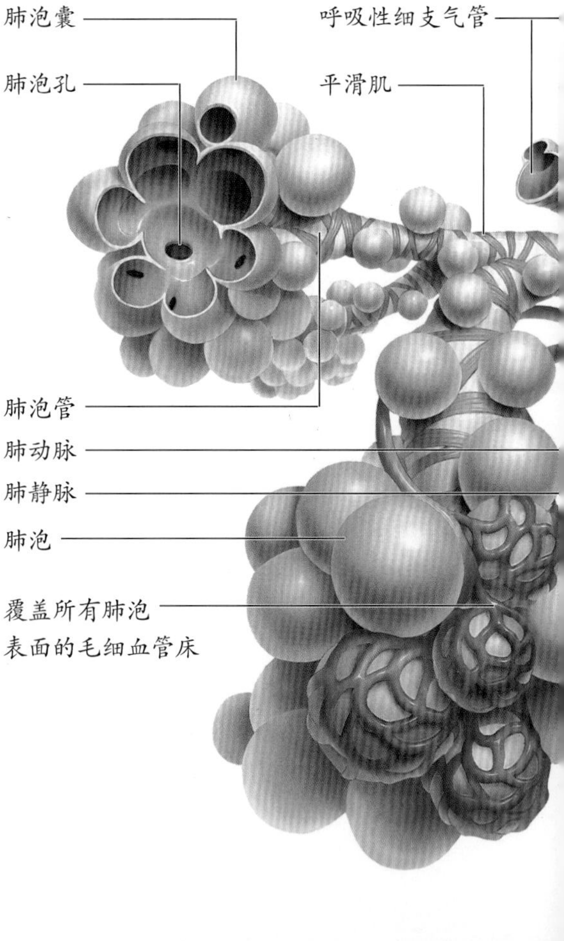

呼吸系统结构

呼吸系统分为上呼吸道和下呼吸道。上呼吸道由鼻、口、鼻咽、口咽、咽喉和喉组成。下呼吸道由气管、肺、左右主支气管、5个次级支气管和细支气管组成。左主支气管进入2个肺叶，右主支气管进入3个肺叶。双侧肺都有胸膜保护。脏胸膜附着于肺的外表面，而壁胸膜衬覆于胸腔内壁。

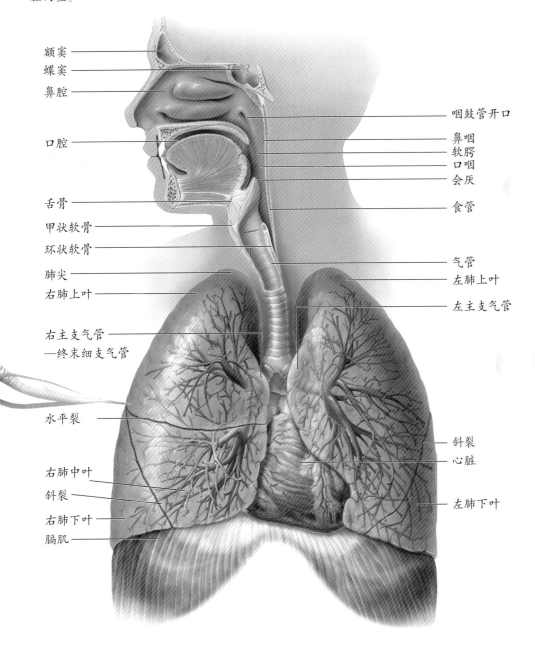

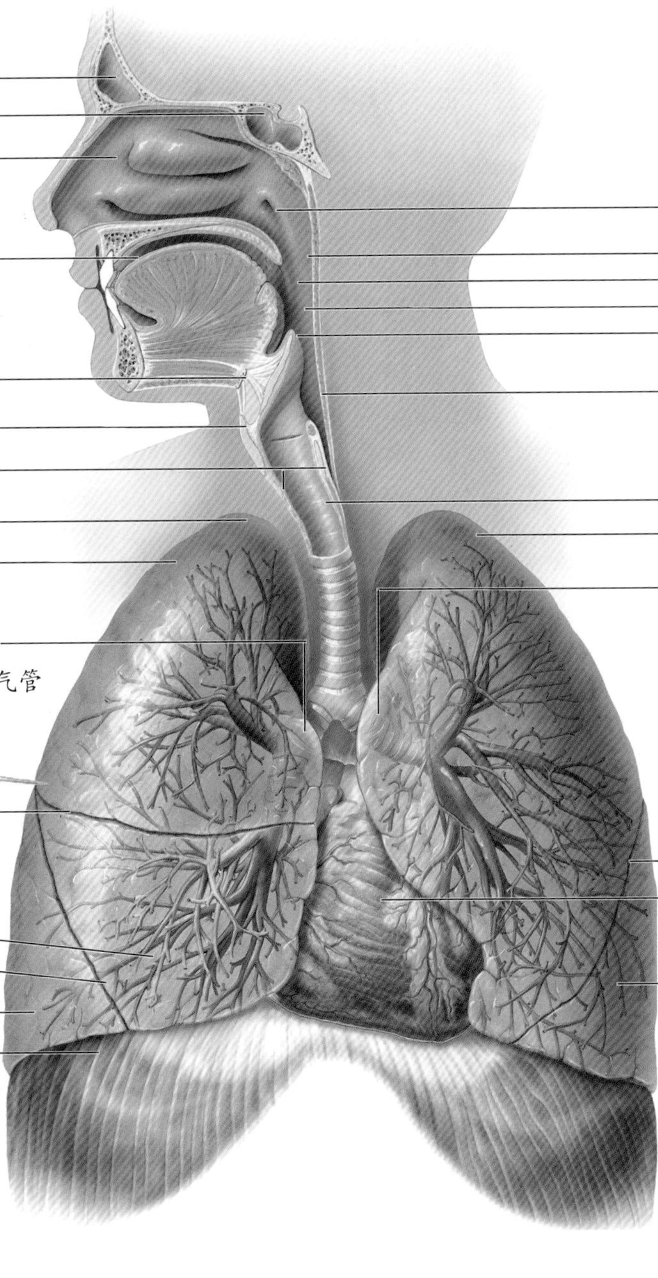

呼　吸

有效的呼吸需要在肺（外呼吸）和组织（内呼吸）中进行气体交换。一般需要 3 个外呼吸过程才能维持充分的氧合和酸碱平衡：

1. 通气（进出肺和气道的气体分布）。

2. 肺灌注（血液从右心系统进入肺，通过肺循环再回到左心系统）。

3. 弥散（气体通过半渗透膜从浓度高的区域向浓度低的区域移动）。进入肺毛细血管床的血液是低氧的，其氧分压低于吸入空气中的氧分压。

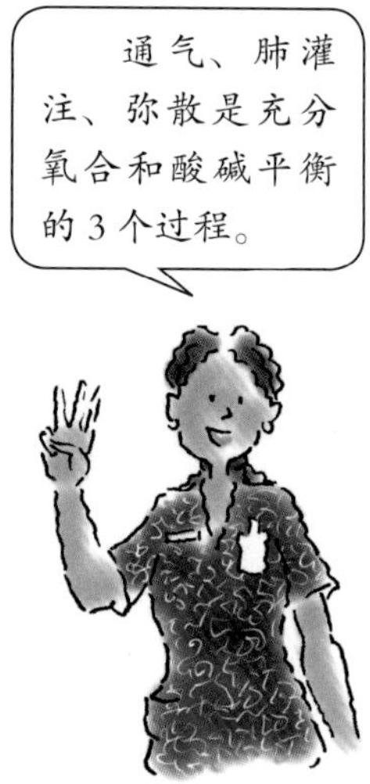
通气、肺灌注、弥散是充分氧合和酸碱平衡的 3 个过程。

通　气

呼吸或通气，是指空气进出呼吸系统的运动。吸气时，膈肌向下使肺扩张，同时肋间外肌收缩，导致胸腔扩张、胸腔容积增大，空气随即涌入以达到压力平衡。空气在整个呼吸道向下移动到肺泡，在肺泡进行气体交换。呼气时，膈肌和肋间肌放松，肺被动地回缩，将空气推出肺，排出二氧化碳。

呼吸力学

机械力，如膈肌和肋间肌肉的运动，驱动着呼吸过程。在下图的描述中，加号（+）表示正压，减号（–）表示负压。

静息时

- 呼吸肌放松
- 气管支气管树的压力等同于大气压
- 没有气体运动

吸气

- 呼吸肌收缩
- 膈肌下降
- 肺泡维持负压

呼气

- 呼吸肌放松，使肺回缩至静息时的大小和位置
- 膈肌上升
- 肺泡维持正压

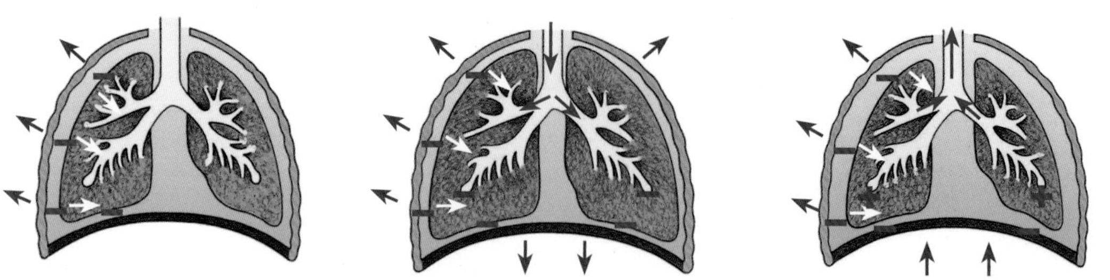

肺灌注

流经肺部的血液由右心室泵入。左、右肺动脉将低氧血液从右心室输送到肺。这些动脉再不断分叉形成远端分支，称为肺小动脉（arterioles），并在肺泡和肺泡囊中形成终端——密集的毛细血管网，在此进行气体交换。低氧血从右心进入肺循环后变成氧合血，而后进入左心。

肺小静脉（venules），即肺静脉的终末分支，它们从毛细血管网中收集氧合血液并输送到较大的血管，再输送到肺静脉，最终通过肺静脉进入左心系统，从而使氧合血液流动至全身。

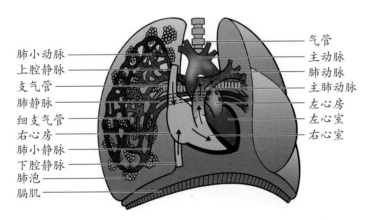

肺灌注追踪

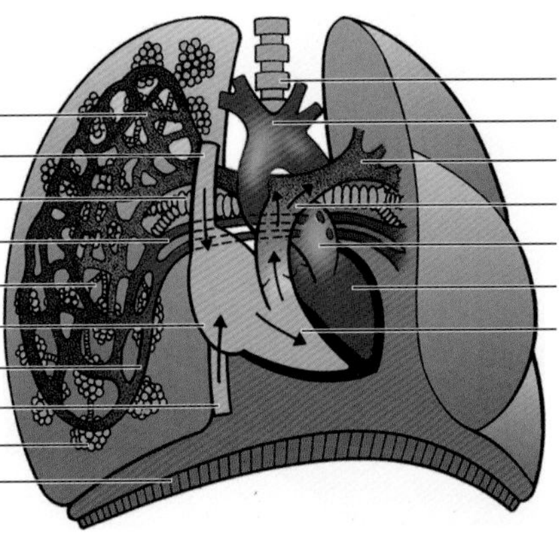

肺血管阻力

肺血管阻力（PVR）是指肺血管床的阻力，可阻碍右心室向肺血管内射血。PVR 在很大程度上取决于肺动脉、毛细血管和静脉的口径和张力，可通过血流动力学监测来测量。由于肺血管壁薄、弹性很高，因此 PVR 通常很低。但是，PVR 很容易受血管活性药影响，使其扩张或收缩，影响肺血管的张力。

导致 PVR 增加的因素

- 血管收缩药
- 低氧血症
- 酸中毒
- 高碳酸血症
- 肺不张

导致 PVR 下降的因素

- 血管扩张药
- 碱中毒
- 低碳酸血症
- 导致高心排出量的情况，如剧烈运动时

弥　散

肺毛细血管中的血液通过弥散过程（气体交换）获得氧气并排出二氧化碳。在这个过程中，氧气和二氧化碳通过肺毛细血管（一种半渗透膜）从浓度较高的区域向浓度较低的区域转移。下图显示了肺动脉血（来自右心的低氧血）和肺泡中血液的气体浓度差异，以及这种差异导致弥散发生的可能。肺静脉血的气体浓度是气体交换的最终结果，其代表了输送到左心系统和体循环的血液。

肺泡 – 毛细血管膜之间的弥散

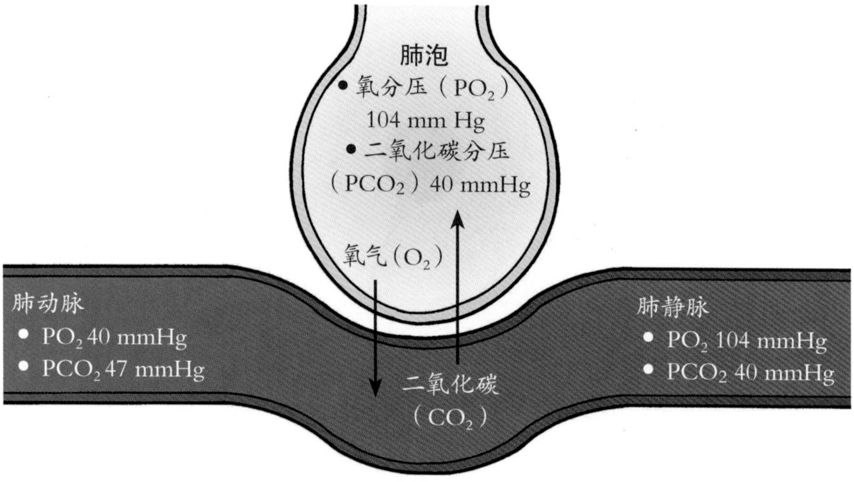

肺毛细血管

通气 / 血流比

灌注和通气相似的区域有着匹配的通气 / 血流比（V/Q）。在这些区域，气体交换效率最高。例如，正常肺功能时，空气进入肺泡的速率约为 4 L/min，而毛细血管向肺泡供血的速率约为 5 L/min，其 V/Q 比值即 4∶5 或 0.8（正常范围为 0.8~1.2）

通气 – 灌注功能障碍或肺的机械力学改变可引起 V/Q 不匹配，此时肺泡和肺毛细血管之间的气体交换无效，输送到活细胞的氧气量发生改变，从而影响全身系统。

通气和灌注

图释

- 含 CO_2 血
- 含 O_2 血
- 含 CO_2 和 O_2 血

原因

引起通气和血流比（V/Q）不匹配的原因包括：

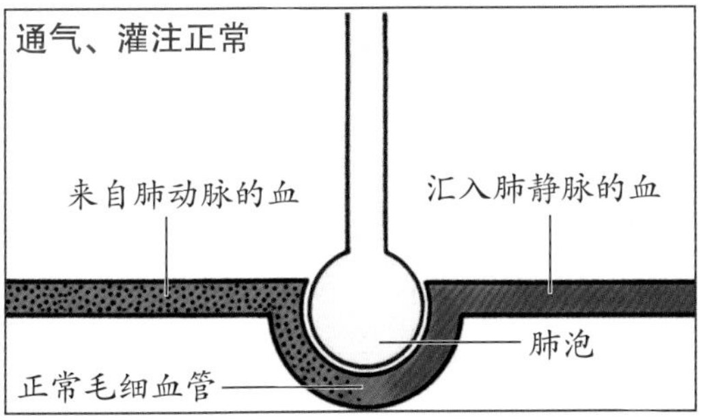

当 V/Q 相匹配时，未经氧合、携带二氧化碳的静脉血回到右心，通过肺动脉到肺，再通过动脉分支进入肺泡毛细血管，在此进行气体交换。

1 分流

（每个肺单元的通气减少，灌注正常）未经氧合的血液直接从右心经左心到体循环，可由解剖畸形或气道阻塞所致。

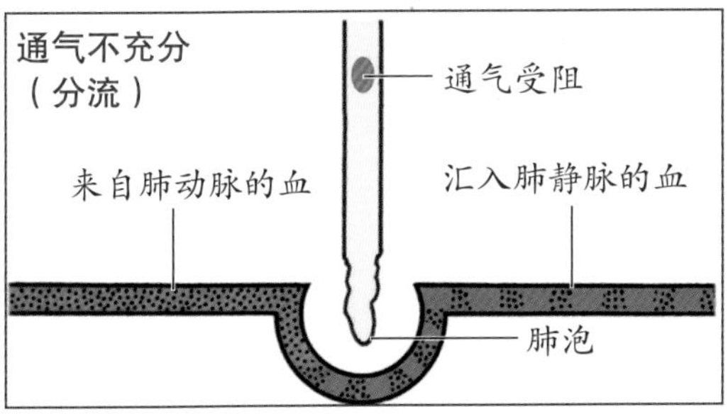

当 V/Q 比值较低、肺循环充分时，肺泡内氧气不足，无法正常弥散，流经肺血管的一部分血液无法充分氧合。

2 无效腔通气

（每个肺单元的灌注减少，通气正常）当肺泡没有足够的血液供应来进行气体交换时即可发生，如肺栓塞和肺梗死时。

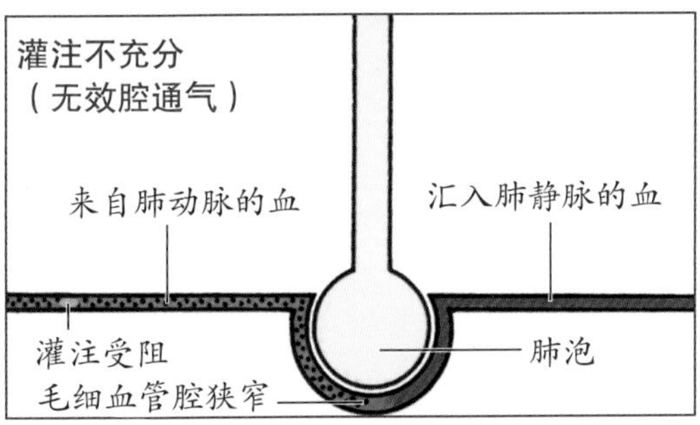

当 V/Q 比值较高时，即通气正常，但肺泡灌注减少或消失。毛细血管狭窄说明灌注不良，这通常是由于灌注缺陷，如肺栓塞或心排出量减少的疾病引起。

3 “哑”单元（silent unit）

（既存在分流，也存在无效腔通气）在很少或没有通气及灌注时发生，如气胸和急性呼吸窘迫综合征时。

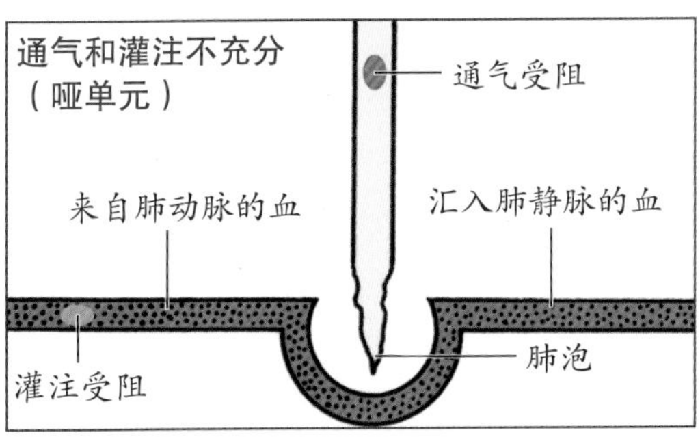

“哑”单元是指既没有通气，也没有灌注的肺部区域。可以通过向通气良好的肺部区域输送血液来帮助补偿 V/Q 失衡。

认识循环系统

循环系统：

- 与肺一起工作，将维持生命的氧气和血液中的营养物质输送到全身所有细胞中。
- 通过血液将细胞中的代谢废物清除。

心脏是一个位于纵隔内的锥形肌性器官，外面被心包包裹保护。心脏自身的主要供血血管是从主动脉根部分支出来的左冠状动脉和右冠状动脉。心脏分为四个腔：左、右心房和左、右心室。右心输送低氧血到肺，是低压系统；左心输送氧合血到全身，是高压系统。

心脏瓣膜促进血液向前流动。房室瓣是三尖瓣和二尖瓣，半月瓣是肺动脉瓣和主动脉瓣。三尖瓣位于右心房和右心室之间，二尖瓣位于左心房和左心室之间。肺动脉瓣位于右心室和肺动脉之间，主动脉瓣位于左心室和主动脉之间。

心脏结构近观

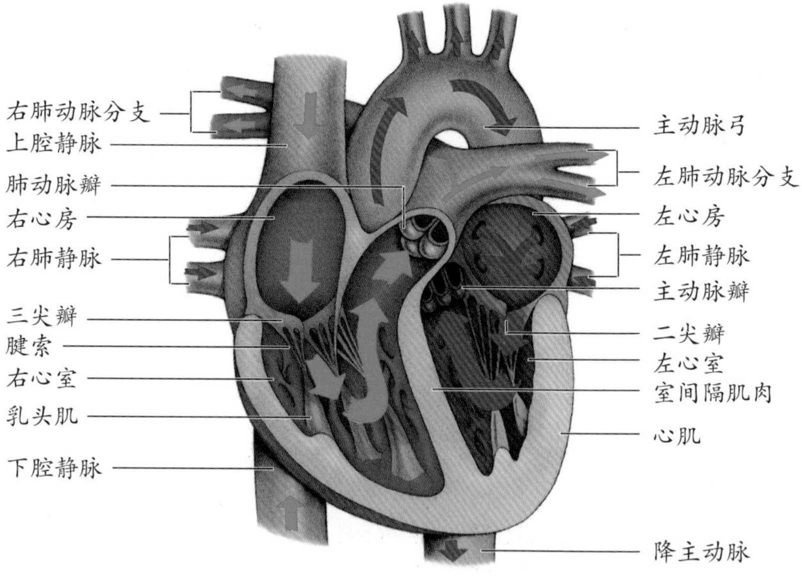

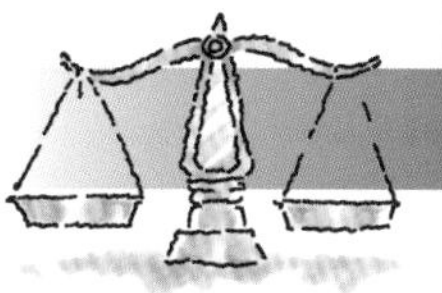

测量值

正常心内压

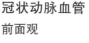

结构	压力正常值
右心房	0~8 mmHg
右心室	收缩期：15~25 mmHg
	舒张期：0~8 mmHg
肺动脉	收缩期： 15~25 mmHg
	舒张期：8~15 mmHg
左心房	4~12 mmHg
左心室	收缩期：110~130 mmHg
	舒张期：4~12 mmHg
主动脉	收缩期：110~130 mmHg
	舒张期：70~80 mmHg

冠状动脉血管

前面观

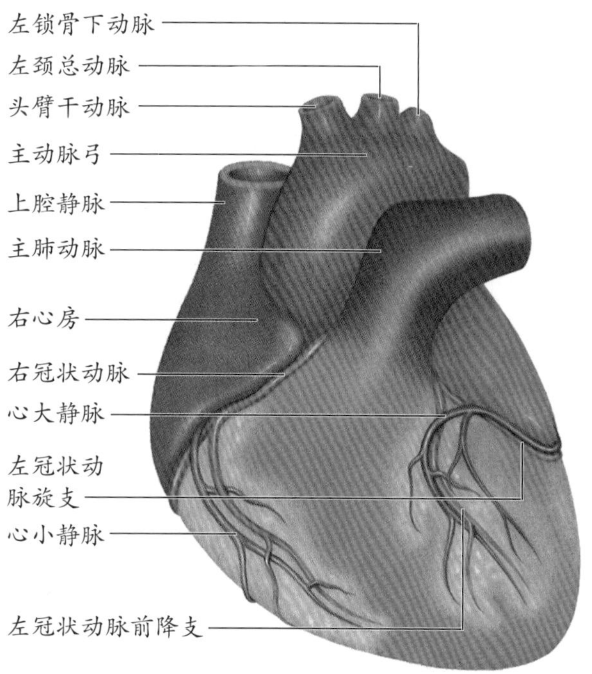

后面观

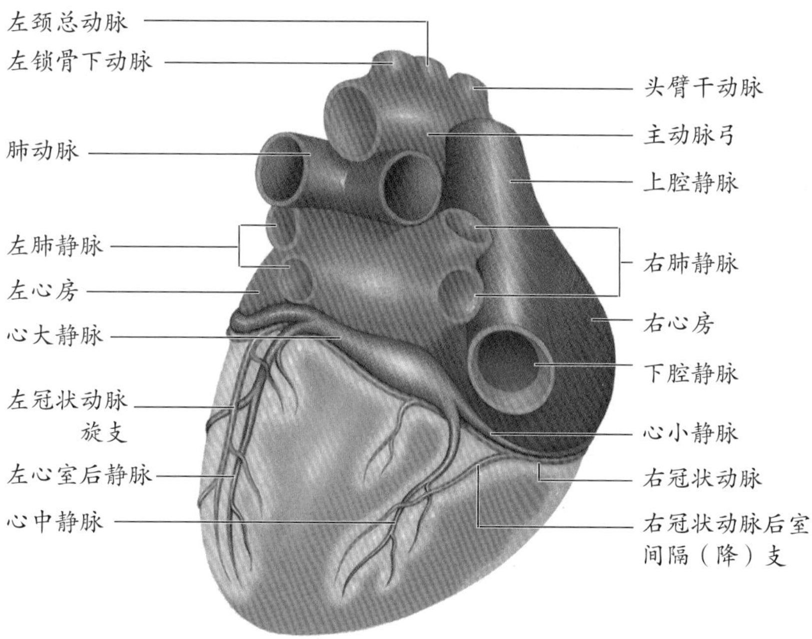

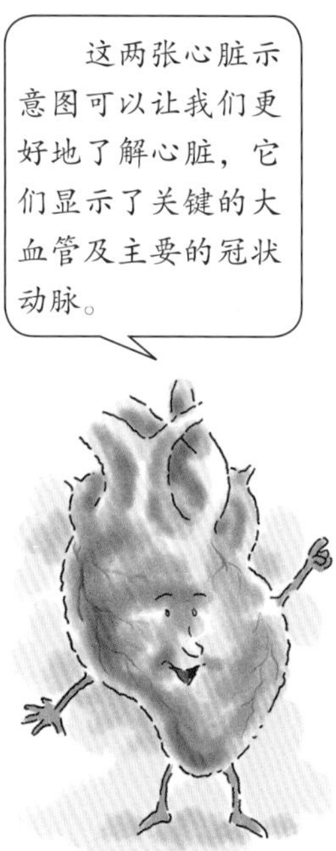

这两张心脏示意图可以让我们更好地了解心脏，它们显示了关键的大血管及主要的冠状动脉。

心脏传导系统

心脏的传导系统从心脏的起搏点——窦房结——开始。电冲动离开窦房结后，沿着Bachmann束和结间束穿过心房，到达房室结和心室。当电冲动通过房室结后，首先沿着希氏束，然后沿着左、右束支，最后沿着浦肯野纤维到达心室。

心脏传导系统

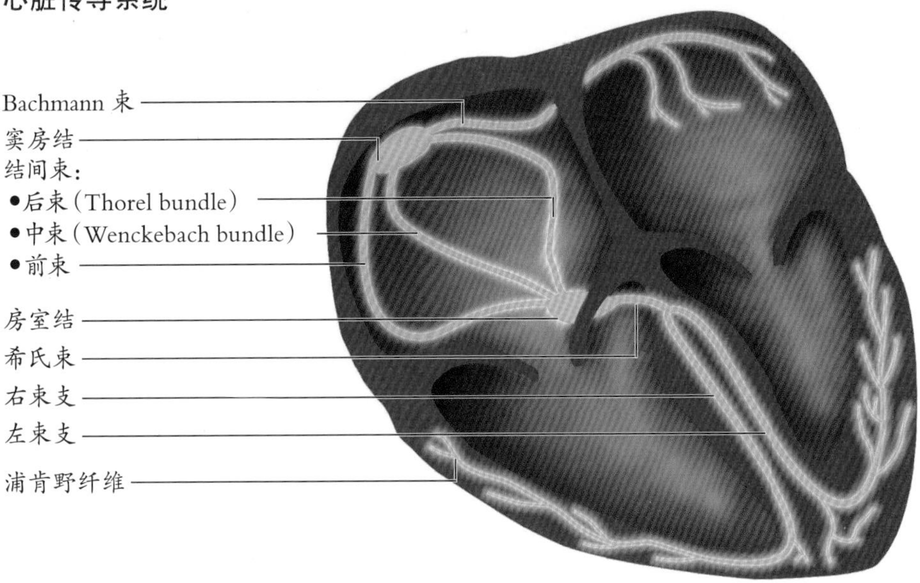

记忆板（memory board）

用下列记忆法记住心脏传导的路径：

Some Believe In Acting
Badly Before Performing.

窦房结（Sinoatrial node）
Bachmann 束（Bachmann bundle）
结间束（Internodal pathways）
房室结（Atrioventricular node）
希氏束（Bundle of His）
左、右束支（Bundle branches）
浦肯野纤维（Purkinje fibers）

沿着Bachmann束穿行心房，通过结间束到达房室结，然后到达心室。

心脏周期

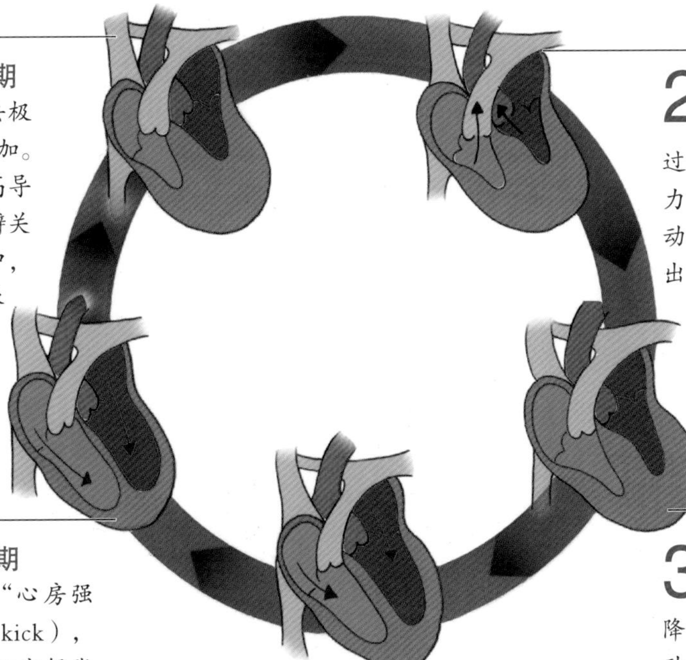

1 等容收缩期
随着心室去极化，心室的张力增加。心室内压力的升高导致二尖瓣和三尖瓣关闭。在整个过程中，肺动脉瓣和主动脉瓣保持关闭。

2 射血期
当心室压力超过主动脉和肺动脉压力时，主动脉瓣和肺动脉瓣打开，心室排出血液。

3 等容舒张期
当心室压力下降至低于主动脉和肺动脉的压力时，主动脉瓣和肺动脉瓣关闭。在此阶段，所有瓣膜都关闭。心房舒张，血液充满心房。

4 心室充盈期
当心房压力超过心室压力，二尖瓣和三尖瓣开放，血液被动地流入心室。大约 70% 的心室充盈发生在此阶段。

5 心房收缩期
即所谓的“心房强力收缩”（atrial kick），心房收缩期（与心室舒张末期同时发生）为心室提供每一次心跳所需的剩余的 30% 血液。

心血管环路

心血管环路是由动脉、毛细血管和静脉组成的一个连续、封闭、充满液体的弹性系统。心脏是这个系统的泵。

血液循环

舒张期，血液从腔静脉进入右心房，再流入右心室。收缩期，心肌收缩将血液通过主肺动脉输送到肺部进行氧合。氧合血通过肺静脉回流到左心房，然后流入左心室。心肌再次收缩，使血液通过主动脉进入人体的动脉系统。随着动脉越来越细，血液到达毛细血管床，氧气被释放到器官和组织的细胞中。然后静脉将低氧的血液输送回腔静脉。

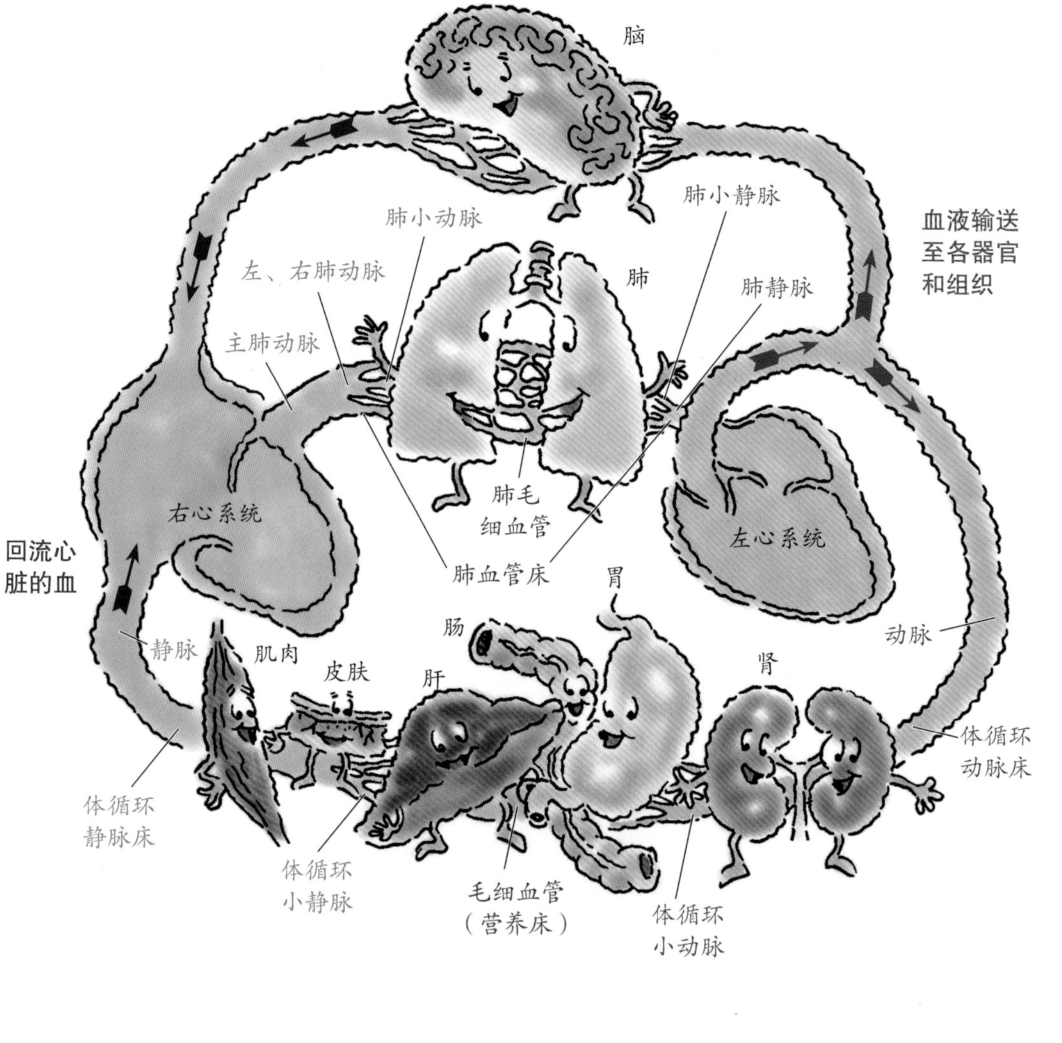

体循环血管阻力

体循环血管阻力（SVR）是指左心室泵血通过整个体循环的阻力。SVR 可受下列因素影响：

- 血管张力和直径。
- 血液黏度。
- 血管内壁的阻力。

SVR 通常与心排出量成反比，即 SVR 降低时心排出量增加，心排出量降低时 SVR 增加。

虽然较新的电子监测仪可以根据血流动力学测量自动计算出 SVR，但也可以用以下公式手动计算：

$$SVR=\frac{平均动脉压-中心静脉压}{心排出量}\times 80$$

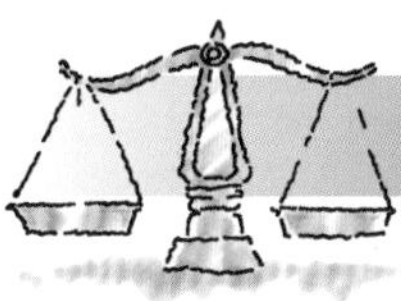

测量值

SVR 的测量值

SVR 正常值范围：770~1500 dyn/（s·cm^5）。1dyn/cm^2=0.1 Pa

SVR 增加的情况：

- 低体温
- 低血容量
- 嗜铬细胞瘤
- 应激反应
- 低心排出量综合征

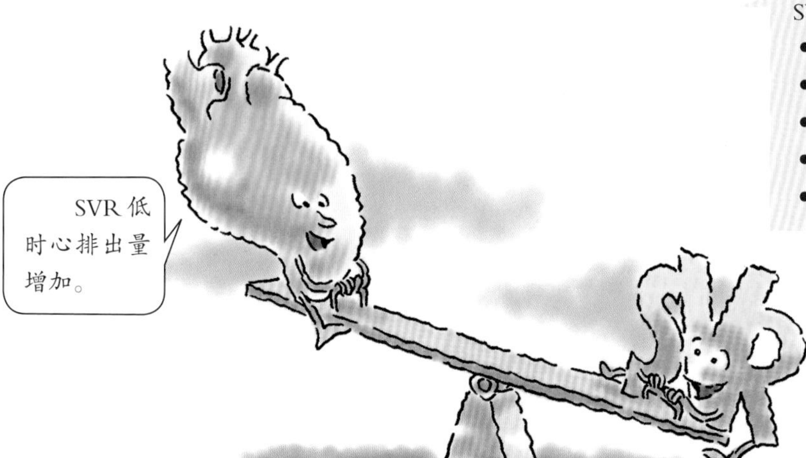

SVR 降低的情况：

- 过敏性和神经源性休克
- 贫血
- 肝硬化
- 血管扩张

心排出量

心排出量是指心脏在 1 min 内泵出的血液量，它等于心率乘以每搏输出量（每次心跳排出的血液量）。

心排出量 = 心率 × 每搏输出量

每搏输出量取决于 3 个因素：

1. 前负荷　2. 心肌收缩力　3. 后负荷

每搏输出量和心排出量的影响因素

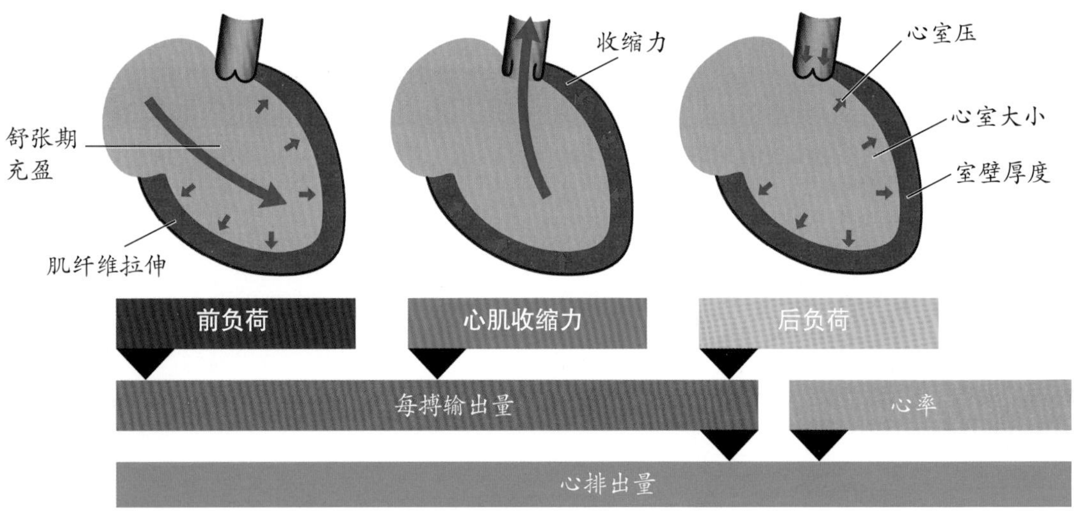

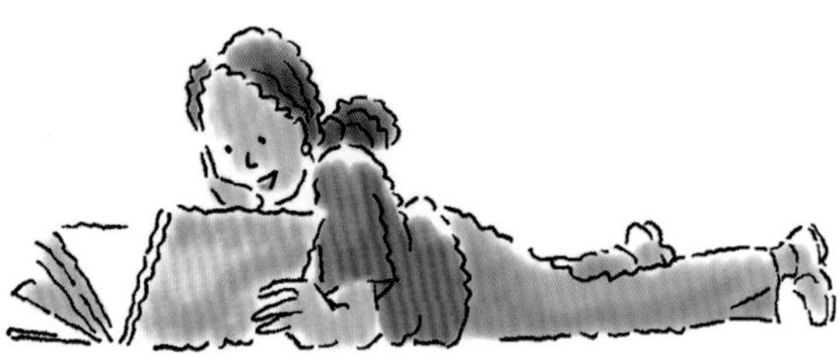

前负荷、收缩力、后负荷

将心脏想象成一个气球，有助于理解前负荷、收缩力、后负荷。

前负荷

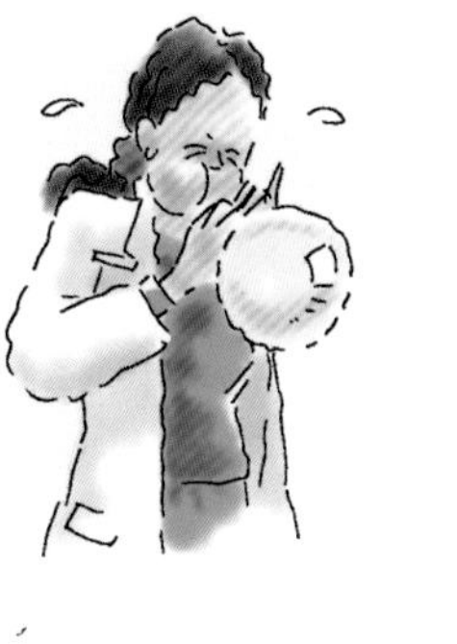

吹气球

前负荷是心室肌纤维的拉伸，这种拉伸是由舒张末期的心室血容量产生的。根据Starling定律，舒张期心肌伸展得越显著，收缩期收缩就越有力。前负荷就好比往气球里吹空气，空气越多，伸展越大。

心肌收缩力

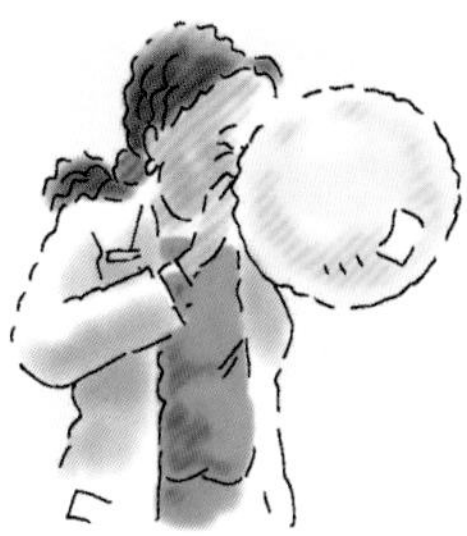

气球伸展

收缩力是指心肌固有的正常收缩能力。收缩力受前负荷的影响。拉伸越大，收缩力就越大，也就是说，气球里的空气越多，拉伸就越大，当空气排出时，气球飞得就越远。

后负荷

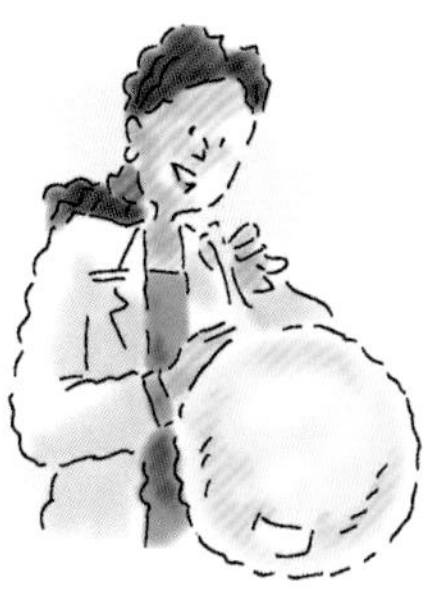

系气球的结

后负荷是指心室肌肉为克服主动脉中更高的压力所必须产生的压力，这样才能将血液泵出心脏。阻力相当于气球末端上的一个结，气球必须与之对抗才能排出空气。

前负荷和后负荷对心脏的影响

因素	可能原因	对心脏的影响
前负荷增加	• 液体量增加 • 血管收缩	• 每搏输出量增加 • 心室做功增加 • 心肌氧需求增加
前负荷减少	• 低血容量 • 血管扩张	• 每搏输出量减少 • 心室做功减少 • 心肌氧需求减少
后负荷增加	• 低血容量 • 血管收缩	• 每搏输出量减少 • 心室做功增加 • 心肌氧需求增加
后负荷减少	• 血管扩张	• 每搏输出量增加 • 心室做功减少 • 心肌氧需求减少

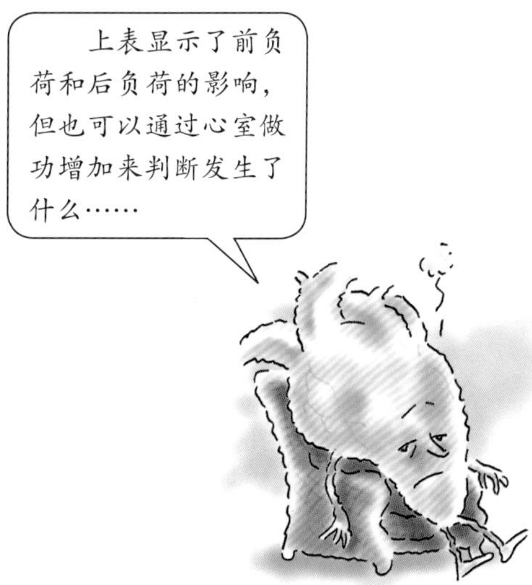
上表显示了前负荷和后负荷的影响，但也可以通过心室做功增加来判断发生了什么……

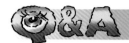

Q&A

画　图

追踪血液流经心脏的路径。蓝色表示低氧血流动的区域，红色表示氧合血流动的区域。

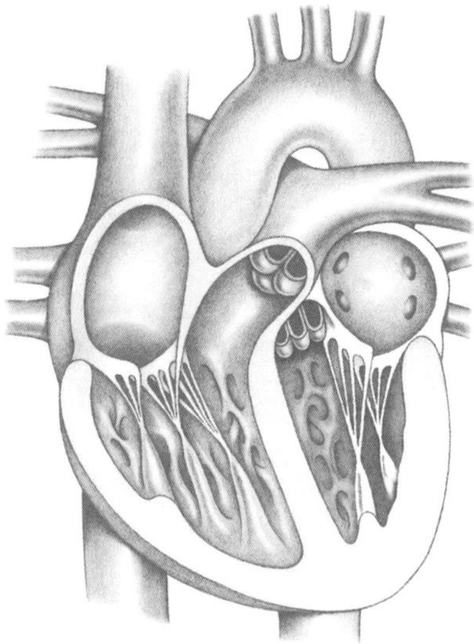

连　线

连线每个术语及其定义。

1. 心排出量	A. 为了克服主动脉中较高的压力，心室肌肉必须产生的压力
2. 每搏输出量	B. 心室肌纤维的拉伸
3. 前负荷	C. 心脏 1 min 泵出的血量
4. 后负荷	D. 心脏每次跳动泵出的血量
5. 心肌收缩力	E. 心肌固有的正常收缩能力

答案 画图：参考第 8 页插图画出正确路线和颜色。连线：1. C，2. D，3. B，4. A，5. E。

参考文献

Burns SM, Delgado S, 2018. AACN Essentials of Critical Care Nursing. 4th ed. New York: McGraw-Hill.

Diepenbrock N, 2015. Quick Reference to Critical Care. 5th ed. Philadelphia: Lippincott Williams & Wilkins.

Good V, Kirkwood P, 2017. Advanced Critical Care Nursing. 2nd ed. Philadelphia: Elsevier.

Hartjes T, 2006. Core Curriculum for High Acuity, Progressive and Critical Care Nursing. Philadelphia: W.B. Saunders Co.

McCance K, Huether S, 2019. Pathophysiology: The Biologic Basis for Disease in Adults and Children. 8th ed. Philadelphia: Elsevier.

McLaughlin MA, 2019. Cardiovascular Care Made Incredibly Easy. 4th ed. Philadelphia: Lippincott Williams & Wilkins.

第 2 章

压力监测系统

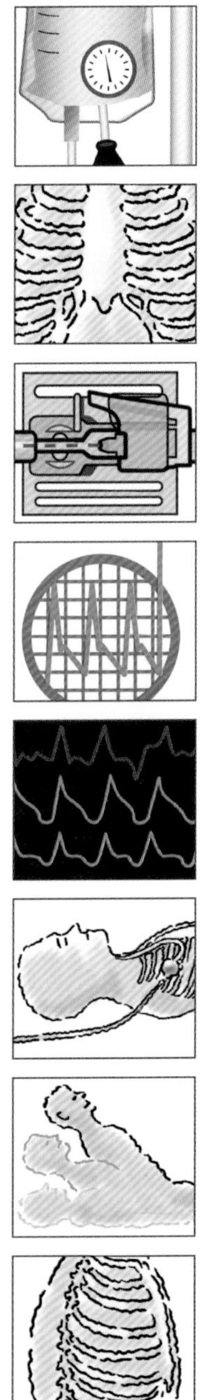

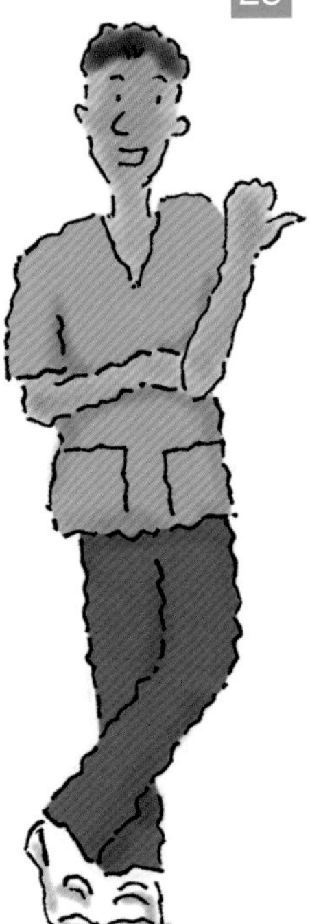

压力监测系统组件

血流动力学监测适用于：

- 诊断、管理和治疗心肺功能不全。
- 管理和治疗休克。
- 评估肺血管功能。
- 评估心功能。

心血管压力可通过压力监测系统来测量。让我们来仔细看看这个系统。

多压力传感器系统

多压力传感器系统可以监测两种或多种类型的压力，例如肺动脉压和中心静脉压。可以使用两种方法来设置这种类型的系统：

1. 向单压力系统添加第二个装置（带有单独的冲管溶液袋、压力传感器和导线）。明确标示测压管路。

2. 用“Y”形管连接两个压力传感器时，仅需要一袋冲管溶液，但需两根压力导线。

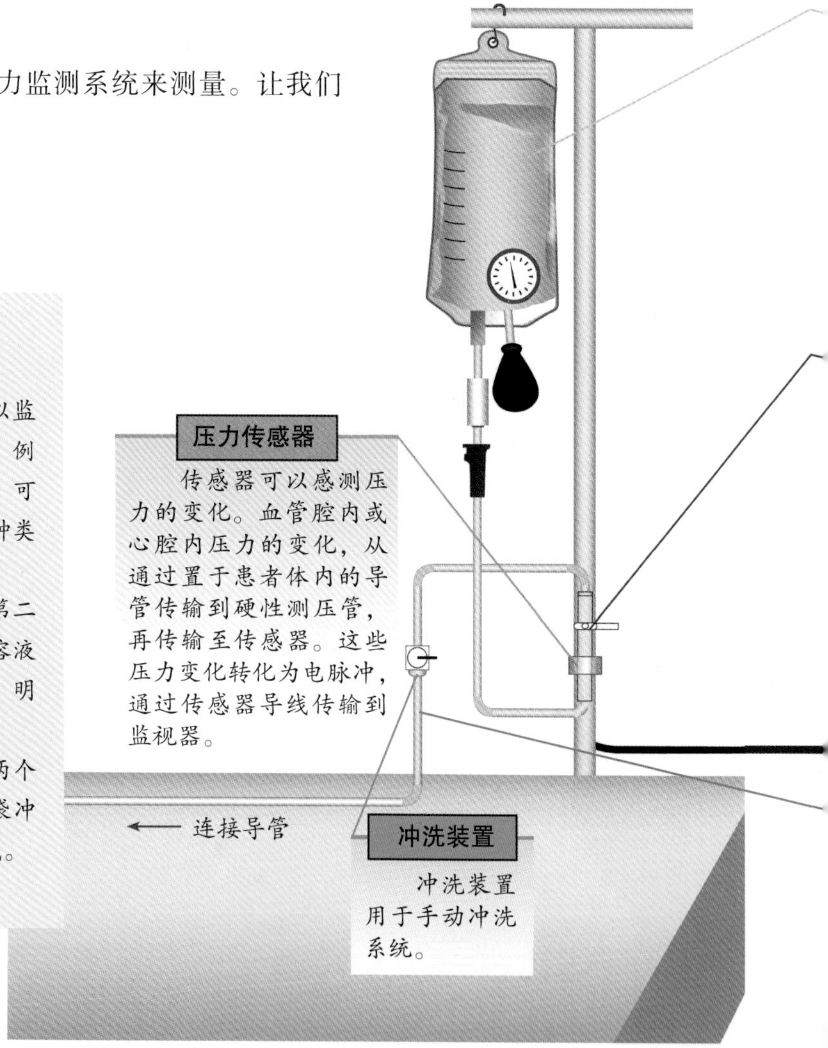

压力传感器
传感器可以感测压力的变化。血管腔内或心腔内压力的变化，从通过置于患者体内的导管传输到硬性测压管，再传输至传感器。这些压力变化转化为电脉冲，通过传感器导线传输到监视器。
连接导管
冲洗装置
冲洗装置用于手动冲洗系统。

压力监测系统近观

液体输注

将加压袋充气至300 mmHg，通过传感器和冲洗装置保持压力恒定，使冲洗溶液（通常是生理盐水或肝素化生理盐水）以约3mL/h的低速连续冲洗测压管，保持其通畅，同时防止血液回流，以进行精确的压力传导。

压力监测

监视器将传感器的电信号转换为压力曲线（波形），并在屏幕上显示相应的数值。

三通旋塞阀

三通旋塞阀是一种控制静脉液体输注的装置。

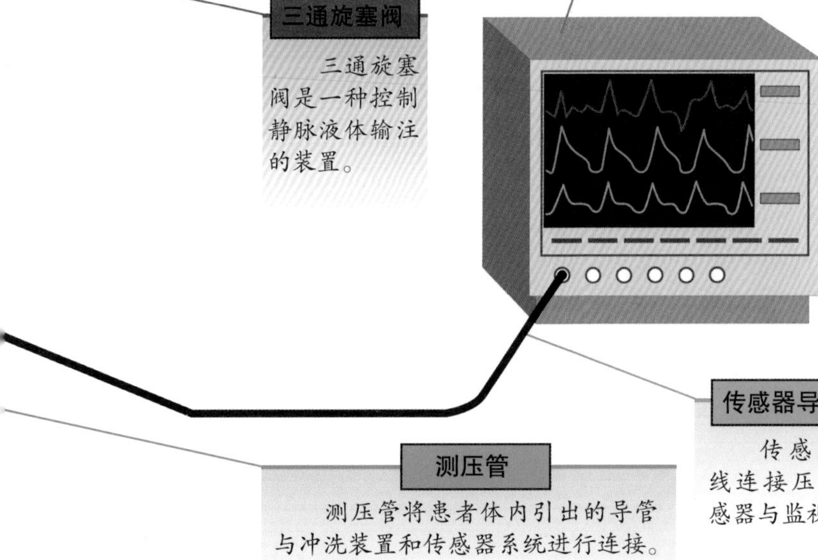

传感器导线

传感器导线连接压力传感器与监视器。

测压管

测压管将患者体内引出的导管与冲洗装置和传感器系统进行连接。该管道为刚性、不可弯曲，以传输最准确的压力测量值。

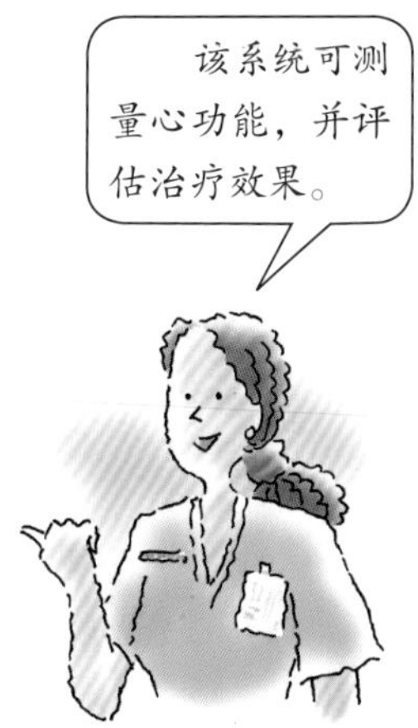

该系统可测量心功能，并评估治疗效果。

传感器调平

为确保血流动力学测量的准确性，在系统调零之前，必须保证传感器与患者在同一水平高度上。进行调平操作时，应将可与空气连通的三通或传感器的气液交界面与零压力平面平齐。具体而言，就是将与空气连通的三通或传感器气液交界面调至与导管尖端相同高度的平面。

护士们会使用很多工具，甚至是木工用的水平仪也可用来方便地协助血流动力学监测。

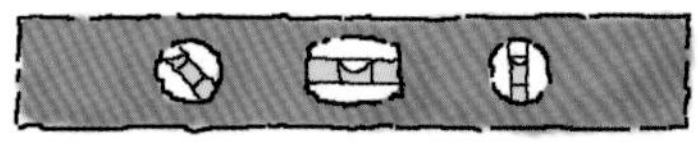

调　平

1 确定零压力平面

零压力平面也称静水压平面（即患者心房水平），是压力监测系统的零位参考点。当患者平躺在床上时，此平面恰位于第 4 肋间隙腋中线水平。

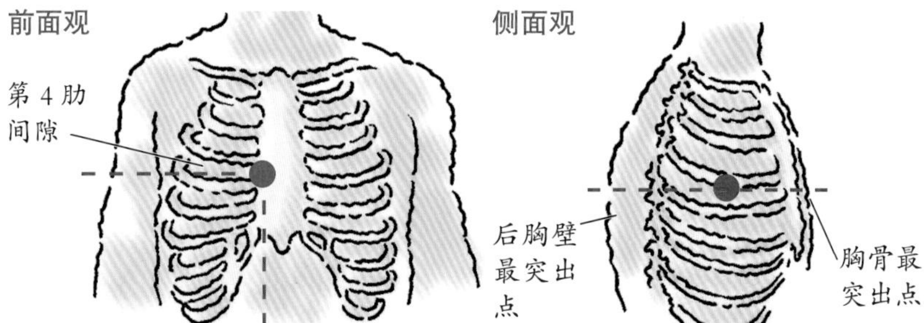

2 系统调平

使用木工用的水平仪，将与空气相通的三通或传感器的气液交界置于静水压水平。

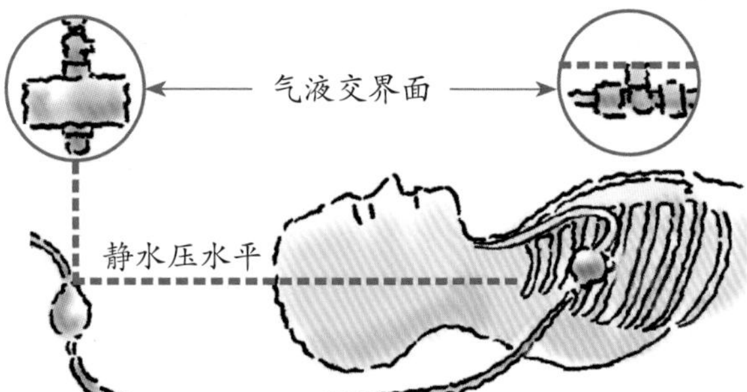

3 必要时重新调平

如果患者的床头位置发生变化（升高或降低），则参照水平也会改变。为精准测量，此时需重新调平和调零。

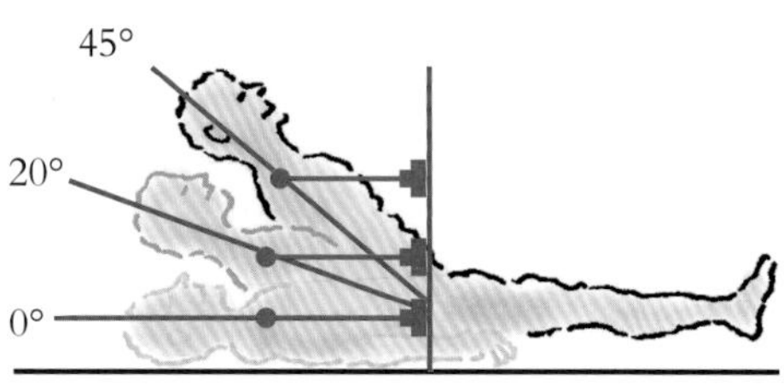

体位改变对血流动力学测量的影响

导管尖端和传感器圆顶在同一水平面上

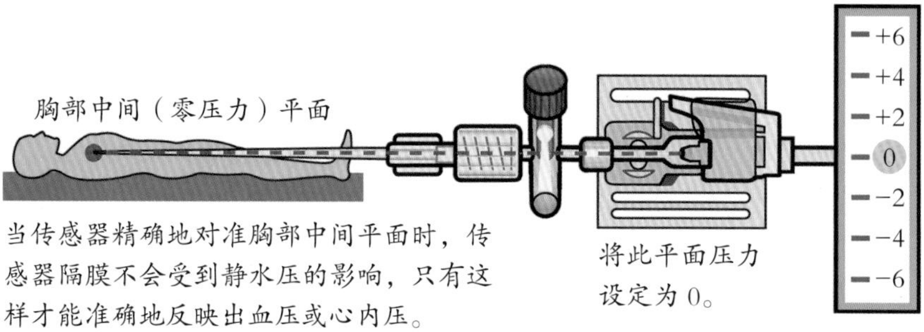

当传感器精确地对准胸部中间平面时，传感器隔膜不会受到静水压的影响，只有这样才能准确地反映出血压或心内压。

气液交界平面低于导管尖端 7.6 cm（3 in）

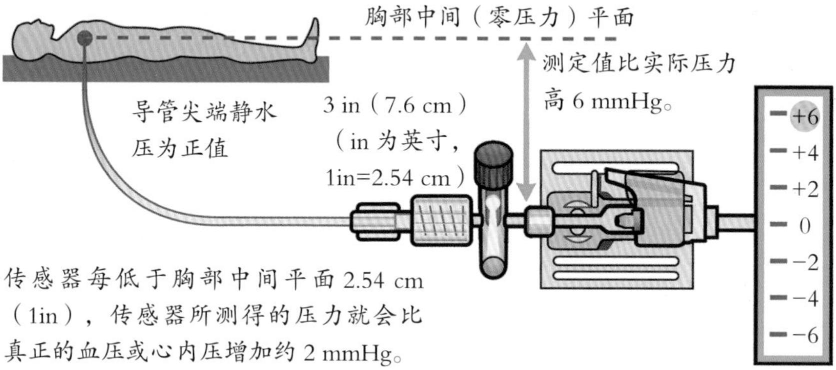

传感器每低于胸部中间平面 2.54 cm（1in），传感器所测得的压力就会比真正的血压或心内压增加约 2 mmHg。

气液交界平面高于导管尖端 7.6 cm（3 in）

传感器每高于胸部中间平面 2.54 cm（1in），显示的血压或心内压就会比实际值低 2 mmHg。

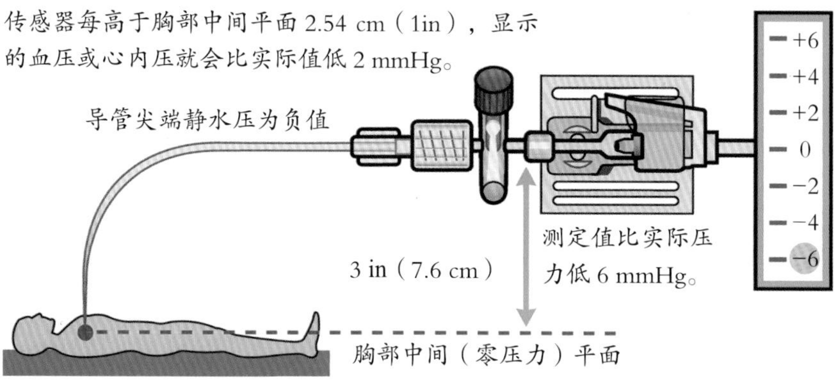

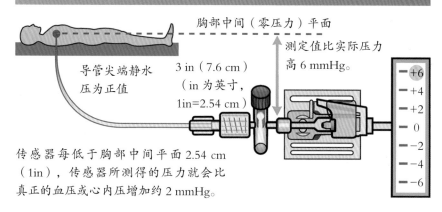

传感器调零

压力监测系统调平后，就该传感器调零了。传感器调零是指当传感器与大气连通时，读取的压力为 0。调零很重要，因为动脉血压等生理压力都是相对于大气压而言的。通过对传感器调零可消除大气压的影响，监测系统可以在 0mmHg 的基础压力点开始测量。建立这个基础压力点，可以确保压力测量值只反映被监测的血管或心腔中的压力。

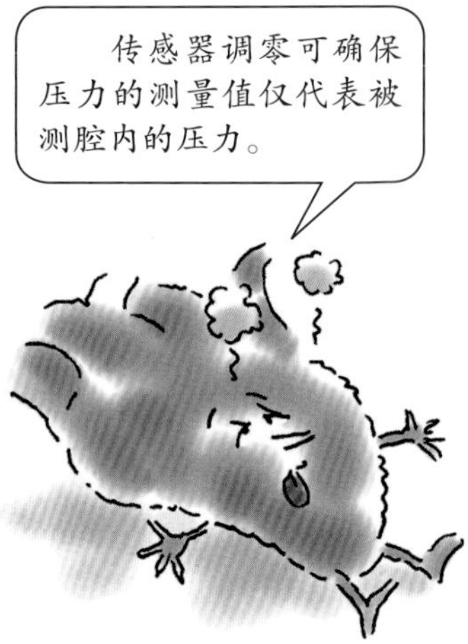

传感器调零可确保压力的测量值仅代表被测腔内的压力。

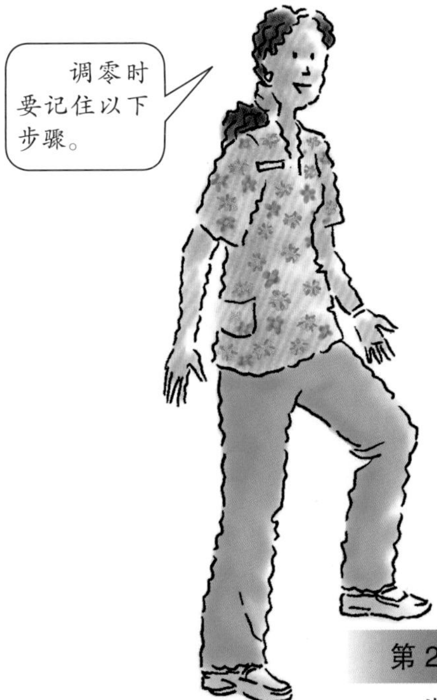

调零时要记住以下步骤。

第 1 步

传感器调平。

第 2 步

旋转传感器三通，关闭与患者的连通，同时开放与大气的连接。

第 3 步

将与大气连接的三通分支上的盖子取下，置于已打开的无菌纱布包装内，防止污染。

第 4 步

打开监视器上的归零功能键，开始进行传感器调零。

第 5 步

当监视器显示系统已正确地完成调零后，旋紧三通盖，转动三通旋塞阀，使其对大气关闭、对患者侧打开。现在就可以开始测量了。

方波测试

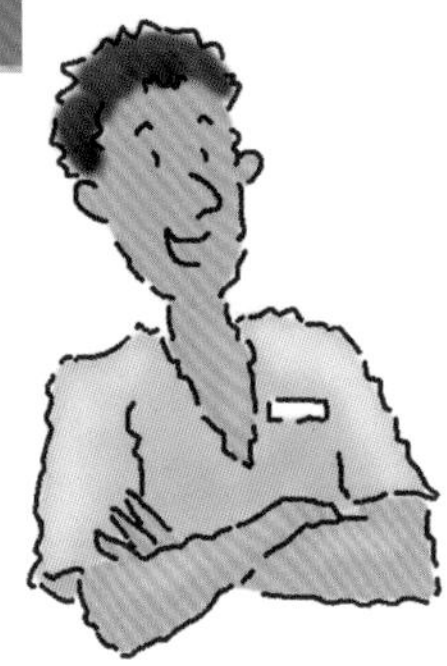

方波测试是评估压力监测系统动态响应的一个简单过程。在执行此测试时，如果可以获得最佳的波形，则可以确信压力监测系统所提供的压力数据和波形是准确的。

方波测试的实施与说明

方波测试时，首先打开快速冲洗设备 1~2 s，然后立即评估监视器上的图形。监视器上显示的患者压力波形将被方波代替。

最优阻尼

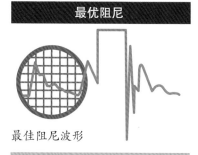

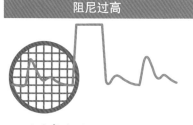

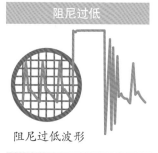

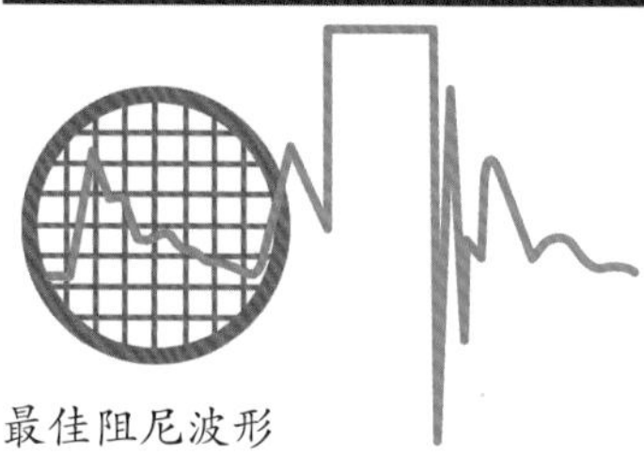

最佳阻尼波形

特征

- 从基线处垂直向上的直线。
- 水平直线。
- 回至基线的垂直向下的直线，其后伴随一个或两个快速振荡（最重要的组成部分）。

干预

- 无须处理。

阻尼过高

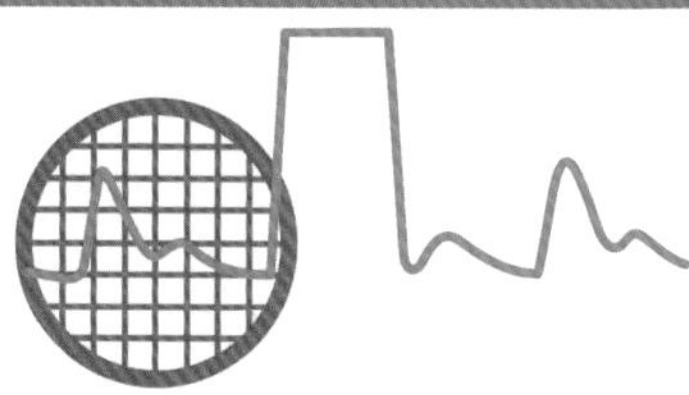

阻尼过高波形

特征

- 方波的上升支和下降支并非垂直。
- 没有基线的快速振荡。

干预

- 检查整个系统，从导管到传感器。检查导管或管道中是否有血凝块，或取样后留下的血液，或任何位置存在的气泡，如有则清理干净。
- 确定使用的测压管长度小于 1.2 m，且无弯折（硬管）。
- 确保系统所有组件都安全连接，管路没有打结。

阻尼过低

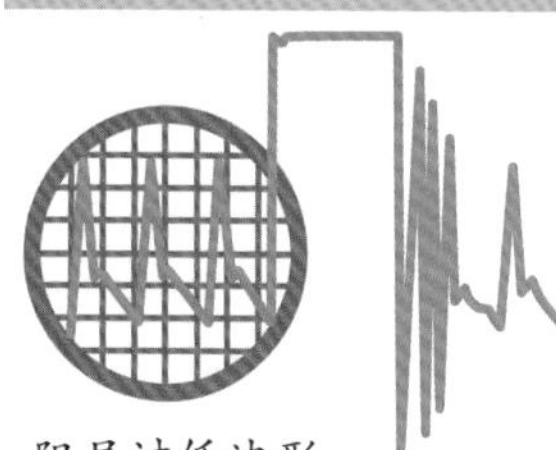

阻尼过低波形

特征

- 快速冲洗装置启动后，基线出现大量振荡波。

干预

- 检查管路，去除系统中的所有气泡。

压力监测系统故障排除

问　题	可能原因	护理干预
没有波形	• 电源关闭 • 监视器屏幕上压力范围设置过低 • 线路连接松动 • 传感器未连接放大器 • 旋塞阀患者端关闭 • 导管堵塞或脱出血管	• 检查电源开关 • 必要时调高监视器屏幕上的压力范围设置 • 重新平衡和校准设备 • 拧紧松动的连接 • 调正旋塞阀位置 • 使用快速冲洗阀冲洗管路，或尝试从导管中吸出血块。如果管路仍然堵塞，通知医生准备更换管路
波形漂移	• 预热不当 • 导线扭结或受压 • 室温或静脉冲洗液的温度发生改变	• 监视器和传感器需预热 10~15 min • 将连接监视器的导线放在不能踩到或受压的地方 • 定期调零，在完成设置 30 min 后，校准设备，此时冲管溶液的温度已升至室温
无法冲洗测压管路	• 旋塞阀位置不正确 • 加压袋压力不足 • 测压管扭结 • 导管内有血块	• 调正旋塞阀位置 • 确保加压袋读数为 300 mmHg • 检查测压管是否扭结 • 试着用注射器抽吸血块。如果管路仍不能冲洗，通知医生，必要时准备更换管路 *切记：勿使用注射器冲洗血流动力学监测管路*
伪影（波形干扰）	• 患者活动 • 电干扰 • 导管位置发生改变（肺动脉导管尖端在大血管或心腔内可发生快速移动）	• 等到患者安静下来再读数 • 确保电设备正确连接和接地 • 通知医生，可能需要给导管重新定位
读数虚高	• 传感器平面低于患者右心房水平 • 冲洗液流速过快 • 系统进气 • 导管位置发生改变（肺动脉导管尖端在大血管或心腔内快速移动）	• 将传感器平面提高至患者右心房水平 • 检查冲洗液流速，维持在 3~4 mL/h • 排出管路和传感器中的空气 • 通知医生，可能需要给导管重新定位

（续）

问　题	可能原因	护理干预
读数虚低	• 传感器平面高于患者右心房水平 • 传感器失衡 • 连接松动	• 将传感器平面调低，与患者右心房平齐 • 确保传感器的连接管道没有扭结或堵塞，并重新平衡和校准设备 • 拧紧松动的连接
阻尼波形	• 气泡 • 导管内有血块 • 血液倒流 • 传感器位置错误 • 动脉导管脱出血管或顶在血管壁上	• 确保所有连接正确 • 去除管道和传感器中的空气 • 检查并更换有裂纹的设备 • 请参阅“无法冲洗测压管路” • 确保旋塞阀位置正确，拧紧松动的连接，更换破裂的设备，用快速冲洗阀冲洗管路；如果有血液回流，则更换传感器圆顶 • 确保传感器始终保持在右心房水平，位置不正确会产生虚高或虚低的压力读数 • 如果导管顶着血管壁，则重新定位导管 • 尝试抽血以确定导管在血管内位置正确。如果不能抽到血，通知医生并准备更换管路。 *注意：如果在插管部位发现出血，表明导管可能发生移位，立即通知医生*

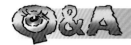

Q&A

识别下图所示的压力监测系统中的设备部件。

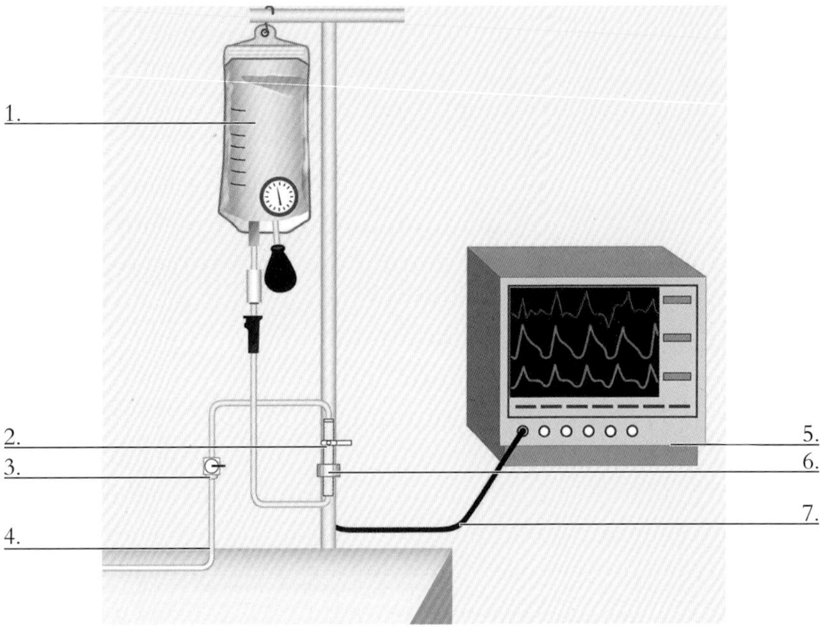

将以下压力监测问题与其原因相匹配：

1. 没有波形 ____________　　A. 气泡
2. 波形漂移 ____________　　B. 传感器失衡
3. 无法冲洗测压管路 ______　　C. 冲洗液流速过快
4. 伪影 ______________　　D. 旋塞阀位置不正确
5. 读数虚高 ____________　　E. 电干扰
6. 读数虚低 ____________　　F. 线路连接松动
7. 阻尼波形 ____________　　G. 导线扭结

答案 识别设备：参阅第20~21页。匹配：1. F，2. G，3. D，4. E，5. C，6. B，7. A。

参考文献

Burns SM, Delgado S, 2018. AACN Essentials of Critical Care Nursing. 4th ed. New York: McGraw-Hill.

Diepenbrock N, 2015. Quick Reference to Critical Care. 5th ed. Philadelphia: Lippincott Williams & Wilkins.

Good V, Kirkwood P, 2017. Advanced Critical Care Nursing. 2nd ed. Philadelphia: Elsevier.

Hartjes T, 2017. AACN Core Curriculum for High Acuity, Progressive and Critical Care Nursing. 7th ed. Philadelphia: W.B. Saunders Co.

Lippincott Nursing Procedures. 8th ed. Philadelphia: Lippincott Williams & Wilkins, 2018.

McLaughlin MA, 2019. Cardiovascular Care Made Incredibly Easy. 4th ed. Philadelphia: Lippincott Williams & Wilkins.

Morton PG, Fontaine DK, 2017. Critical Care Nursing: A Holistic Approach. 11th ed. Philadelphia: Lippincott Williams & Wilkins.

第 3 章

血管插管

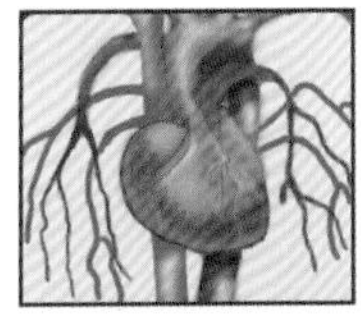
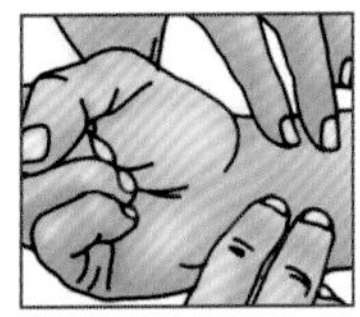
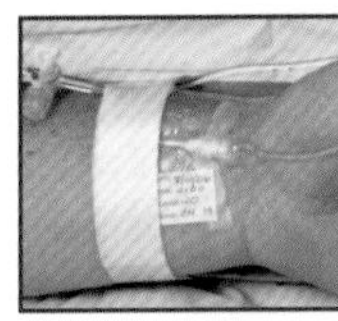
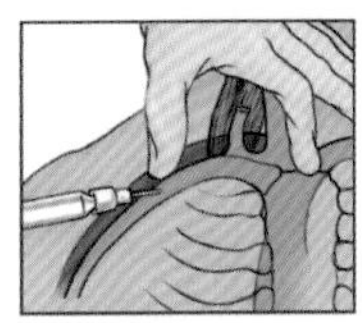
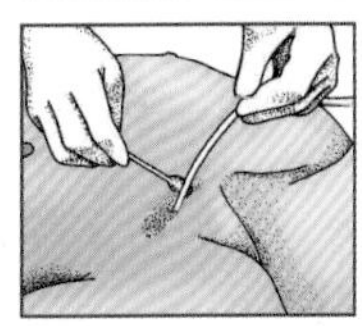
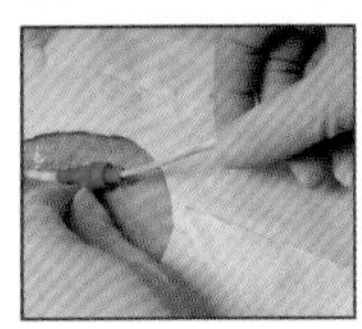
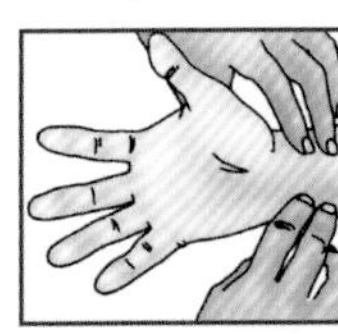
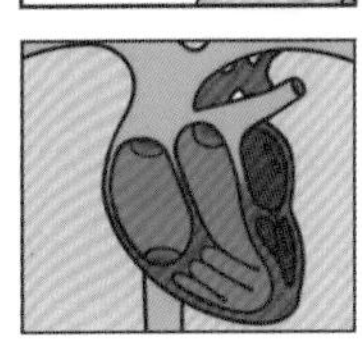

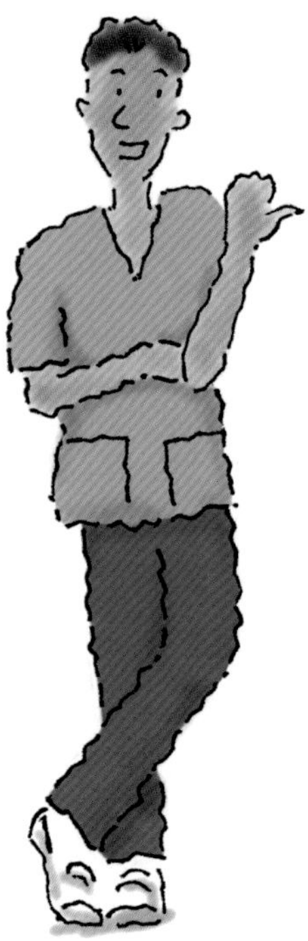

动脉插管

动脉插管的部位

动脉插管

动脉插管是行有创性动脉血压监测（如连续血压监测）的通道，并可在需要频繁抽血时获取血液样本，包括动脉血气采样。一般情况下，用标准的 18~20 G 导管针插入外周动脉，通常是桡动脉、肱动脉或股动脉。桡动脉是首选穿刺点 。

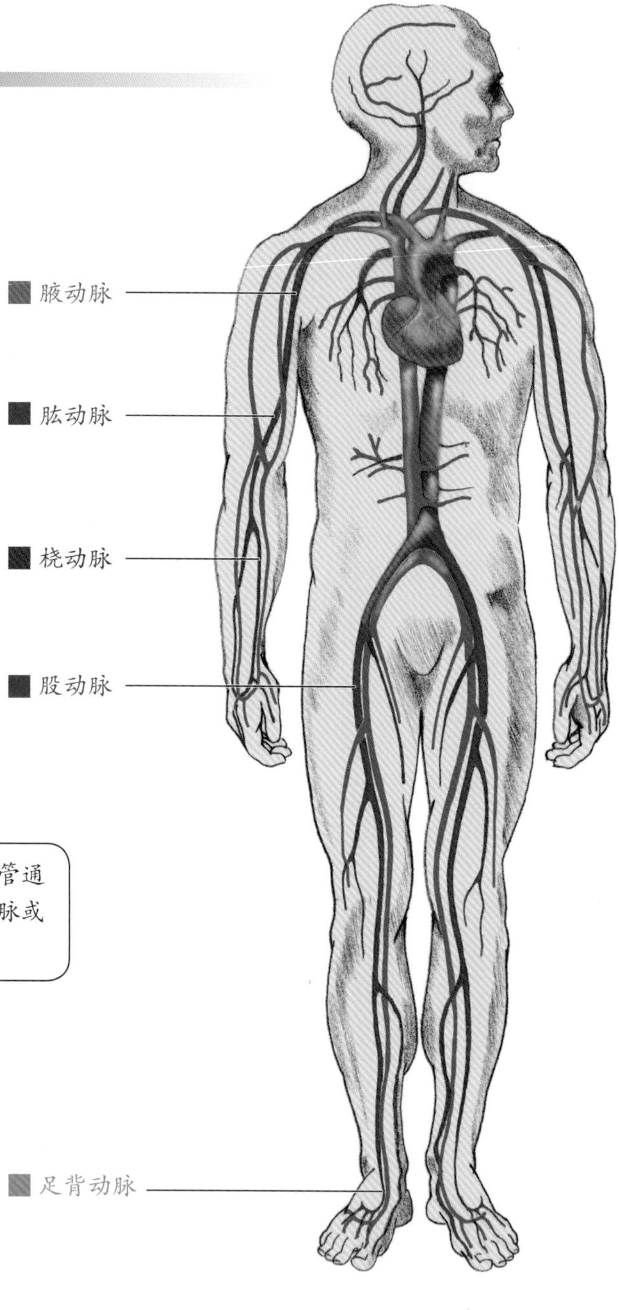

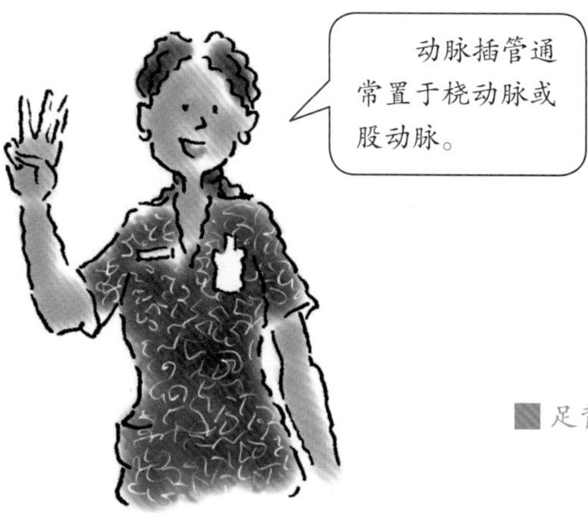

动脉插管位置的选择

当患者需要动脉压力监测时，可能会选择桡动脉插管。如果该部位不合适，可选择股动脉、肱动脉、腋动脉或足背动脉。不论选择哪个部位，应确保此部位具有足够空间可容纳动脉插管，且不妨碍远心端血流，其附近应无感染灶或损伤。超声引导下更容易插管。

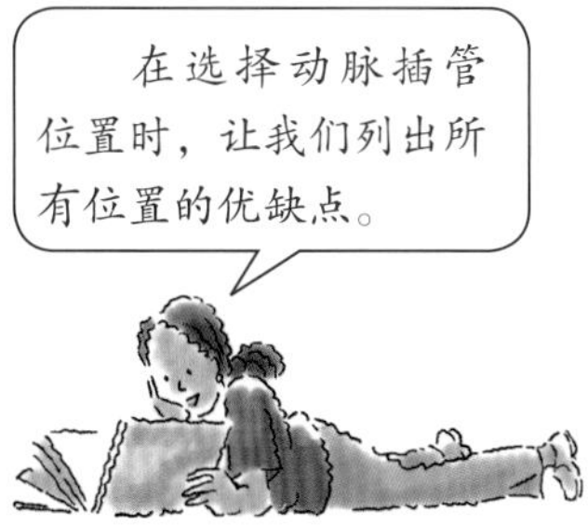
在选择动脉插管位置时，让我们列出所有位置的优缺点。

插管位置	优　点	缺　点
桡动脉	• 容易固定 • 尺动脉可为手部提供良好的侧支循环 • 易于观察和维护 • 解剖稳定（桡骨可作为天然夹板） • 患者舒适	• 管腔相对较小，可能导致插入困难和疼痛 • 由于血管细小、穿刺针尺寸小，长时间使用时，血栓形成的风险较高 • 插管时导致的血肿或外伤有引发神经损伤的风险 • 由于距离心脏较远，有可能出现读数虚高
肱动脉	• 比桡动脉大，易于定位 • 易于观察和维护 • 肘关节血管可提供良好的侧支循环 • 通常通过直接按压就可控制或预防出血	• 插管时存在正中神经损伤的风险 • 难以固定（患者的肘关节必须用夹板固定，这可能导致关节僵硬） • 如果动脉细小（儿童和体型小的妇女），或患者心排出量低，则有血栓形成的风险
股动脉	• 因为管腔很大，可能是在紧急情况下最容易定位和穿刺的动脉（当外周血管脉搏不可触及时） • 解剖稳定（股骨可作为天然夹板）	• 如果存在动脉粥样硬化斑块，很难插管；此外，如果受到扰动，斑块可能会形成栓塞 • 插管时可能损伤附近的股静脉和主要神经 • 如果动脉因侧支循环不足而闭塞，可能会造成组织损伤 • 受下肢移动影响，导管的皮肤固定困难 • 难以控制或防止出血 • 由于靠近会阴区，长时间置入存在感染风险
腋动脉	• 由于尺寸大，长时间使用并发症少 • 由于侧支血流量充足，远端供血不足的风险较低 • 适用于严重外周血管疾病的患者	• 插管困难，引起患者不适 • 存在血肿形成的风险，可增加发生神经血管并发症的可能性 • 冲洗管路或抽血取样时，存在脑气栓或血栓的风险
足背动脉	• 当其他部位因烧伤或其他损伤而无法使用时，可选择此部位	• 由于血管内径小，只能插入小口径穿刺管，血栓形成的风险很高 • 引起患者不适，且难以固定（在拔除插管之前，患者将不能站立或行走）

Allen 试验

在进行桡动脉插管前，必须检查患者的尺桡循环是否存在侧支。因为如果桡动脉被血凝块阻塞（动脉插管的常见并发症），尺动脉必须为手部供血。一个简单、可靠的循环测试——Allen 试验——就可明确操作侧手掌是否为双动脉供血。

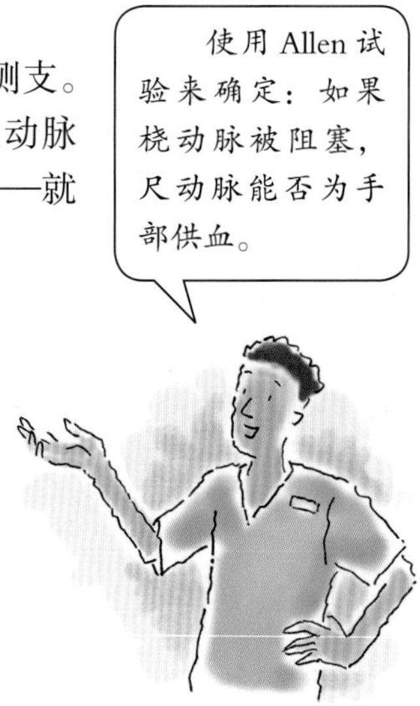
使用 Allen 试验来确定：如果桡动脉被阻塞，尺动脉能否为手部供血。

Allen 试验步骤

1 将患者的手臂放在平坦的表面，如床垫或床头柜上，用卷起来的毛巾托住手腕。让患者握紧拳头。然后，检查者用食指和中指触摸、按压患者桡动脉和尺动脉，保持这个姿势几秒钟。

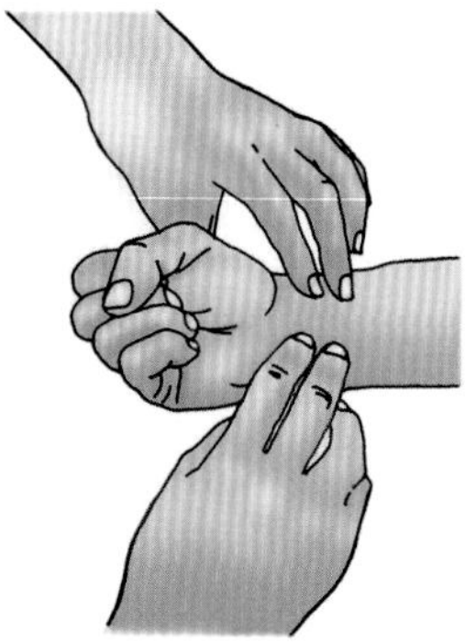

2 检查者的手指不要从患者动脉上移开，让患者松开拳头，手处于放松的姿势。可见手掌会变白，因为检查者手指的压力已经阻止了正常的血液流动。

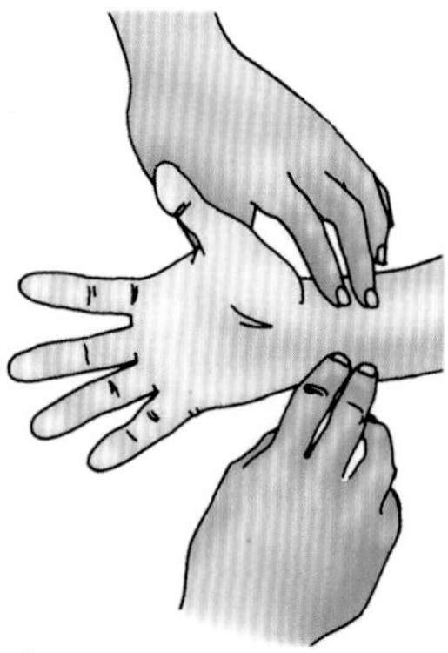

3 松开压在患者尺动脉上的手指，但保持压迫桡动脉，如右图所示。观察手掌是否迅速恢复颜色或充血，正常应在 7 s 内恢复（显示尺动脉通畅，手部血流充足）。如果颜色在 7~15 s 内恢复，则表明血供受损；如果颜色在 15 s 后恢复，则认为血供不足。

如果血流受损或不足，则不应使用该侧的桡动脉。这时，可用另一只手进行 Allen 试验。如果两侧血供均存在问题，则可考虑在肱动脉部位插管。

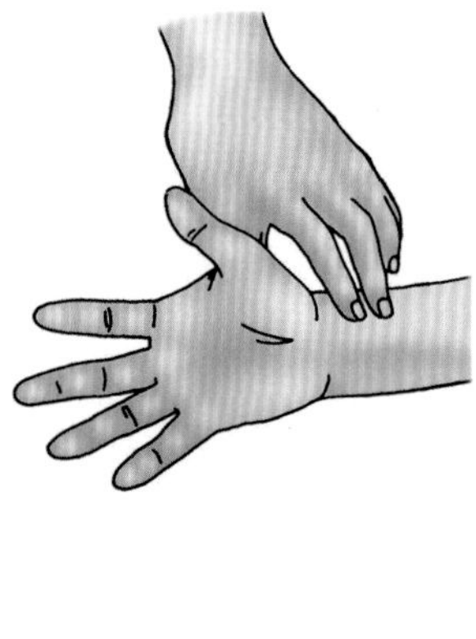

动脉插管的护理

动脉插管的基本护理包括3个步骤：

1.敷 料 **2.固 定** **3.评 估**

敷 料	固 定	评 估
置入动脉插管后，覆盖敷料，并根据需求进行更换。建议更换无菌敷料。在穿刺点通常选择透明敷料，易于观察，在透气及确保水分能蒸发的同时，也提供了屏障保护。	插管处需要制动。将关节或肢体置于中立位，以防止关节屈曲或伸展，否则可能导致动脉插管扭结或移位。如果在桡动脉插管，注意不要过度外展手腕，否则可能造成神经肌肉损伤。肢体制动后，评估所有相关的测压点。定期评估动脉插管的功能状态，防止发生扭结。	必须每小时评估一次动脉插管的功能状态，评估内容包括： • 检查穿刺点有无发红、渗出、瘀斑或苍白（使用透明敷料的好处在此时就很明显）。触碰该区域是否坚硬或肿胀。 • 通过以下几方面来评估肢体末端循环情况：皮肤颜色、温度、毛细血管再灌注、末梢搏动（如适用）以及运动和感觉功能。

动脉插管近观

下图显示了一条桡动脉插管（冲管方法见第4章）。

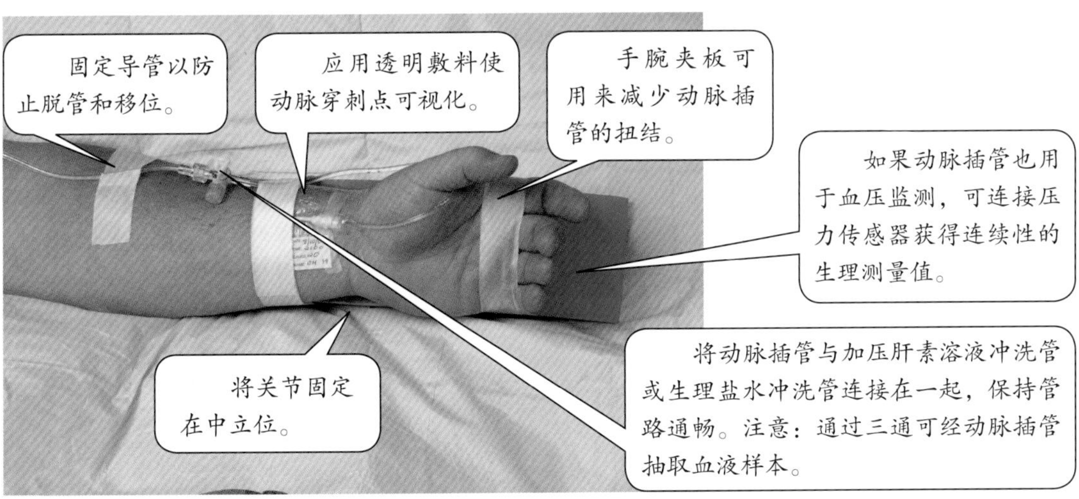

固定导管以防止脱管和移位。
应用透明敷料使动脉穿刺点可视化。
手腕夹板可用来减少动脉插管的扭结。
如果动脉插管也用于血压监测，可连接压力传感器获得连续性的生理测量值。
将关节固定在中立位。
将动脉插管与加压肝素溶液冲洗管或生理盐水冲洗管连接在一起，保持管路通畅。注意：通过三通可经动脉插管抽取血液样本。

中心静脉和肺动脉插管

中心静脉和肺动脉插管的部位

经皮穿刺置入中心静脉（CV）或肺动脉（PA）导管，最常选用的部位包括颈内静脉、锁骨下静脉和股静脉。右颈内静脉被认为是最安全的插入点。尽管锁骨下静脉很容易穿刺，但存在一定的风险；最主要的风险是气胸，这是由于在锁骨以上水平插管时易刺穿肺。此外，在锁骨下静脉导管或穿刺鞘插入过程中，可能发生弯曲或扭结。股静脉虽然很容易穿刺，但由于靠近腹股沟，会增加感染的风险。

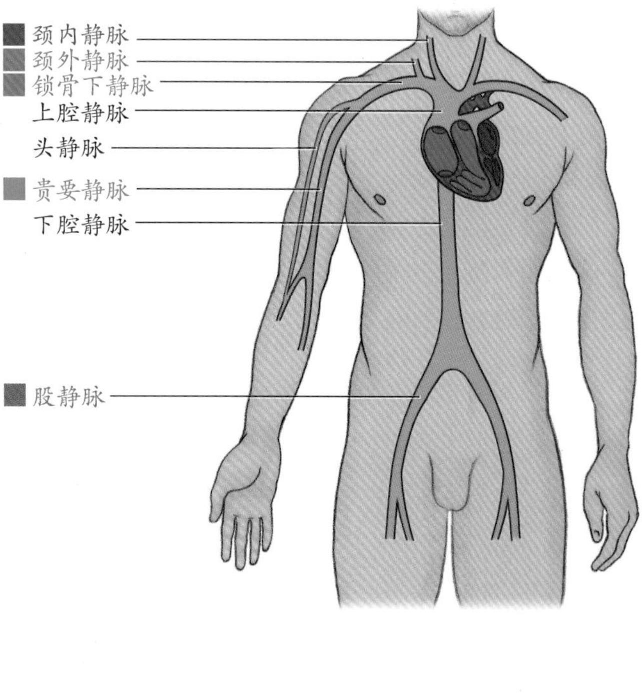

CV 和 PA 插管

CV 和 PA 导管可以帮助我们评估患者的心血管和肺部状况、抽取血样及输注溶液。需在外科无菌条件行颈静脉、锁骨下静脉、股静脉或贵要静脉插管，在血流的引导下，可将导管送达右心房内或附近的位置（CV 导管），或通过右心房和右心室送达肺动脉（PA 导管）。

- 可在经胸超声心动图或荧光透视成像的引导下插管。此外，当导管穿过右心房、右心室时，操作者可在波形引导下将其插入肺动脉。

CV 或 PA 插管位置的选择

下表说明了 CV 或 PA 最常用的插管位置及其优缺点。导管相关感染是所有插管部位都面临的最常见风险，发生率高达 5%。

插管位置	优　点	缺　点
颈内静脉	• 提供了一条短的、直接到上腔静脉或右心房的通路 • 导管移位风险低 • 气胸或刺穿动脉的发生率低于选择锁骨下静脉 • 由于可以快速输液，因此发生血栓的风险较低	• 几种可能的并发症包括： – 气栓 – 刺穿颈总动脉 – 刺穿气管或气管插管（ET）气囊 – 气胸（多见于左颈内静脉插管） – 胸导管损伤（仅见于左颈内静脉插管）
颈外静脉（外周通路）	• 位置表浅，易于穿刺 • 气胸或刺穿颈动脉的风险低	• 难以进入中心静脉 • 由于必须减慢输注速度，因此血栓形成的风险增加 • 无菌敷料难以持久，尤其是在气管切开的情况下 • 几种可能的并发症包括： – 刺穿颈总动脉 – 气胸 – 误入腋静脉
锁骨下静脉	• 易于穿刺 • 易于保持敷料的无菌和完整 • 允许患者自由活动颈和手臂 • 固定后导管移位的风险最低 • 允许快速输注，血栓形成的风险降低	• 几种可能的并发症包括： – 气栓 – 刺穿锁骨下动脉 – 危及生命的失血（因为不能对撕裂的锁骨下静脉前壁施压） – 气胸 – 膈神经或臂丛神经损伤 – 刺穿气管插管（ET）气囊
股静脉	• 易于穿刺 • 对于锁骨下静脉和颈静脉曲张的患者（如老年患者），此处更易穿刺 • 不存在气胸风险，气栓风险也很小	• 肥胖患者可能难以穿刺 • 由于靠近腹股沟，感染风险增加 • 难以保持敷料无菌、完整 • 难以固定，导管移位的风险增加 • 几种可能的并发症包括： – 意外插入局部小静脉 – 血栓
贵要静脉（外周通路）	• 无气胸或大出血风险 • 穿刺部位的出血更易控制	• 肥胖或水肿患者难以穿刺 • 难以将导管由远心端送至中心静脉 • 导管移位的风险增加 • 几种可能的并发症包括： – 血栓 – 静脉痉挛

插管术

在插管前，应评估患者的生命体征，向患者或家属解释操作过程并获得同意，准备好合适的导管。

CV 和 PA 导管有着相同的置入方法——无菌技术下的外科切开技术或经皮穿刺技术。

外科切开技术包括确定用于插管的静脉、局部麻醉和在血管正上方做一个小切口，而后通过对血管的直接针刺或在血管上切开一个小切口插入导管，然后缝合。此技术通常是经贵要静脉插入中心导管，或在无法经皮穿刺插入时采用。

经皮穿刺技术更常用，需使用导引鞘才能进入血管。首先将定位针插入静脉，然后将导丝穿过定位针，取出定位针针头，沿导丝置入导引鞘管，取出导丝，把鞘管留在血管腔内，然后将 CV 或 PA 导管经导引鞘插入。如下图所示，可使用预包装的导引鞘包，以便于收集和准备设备。

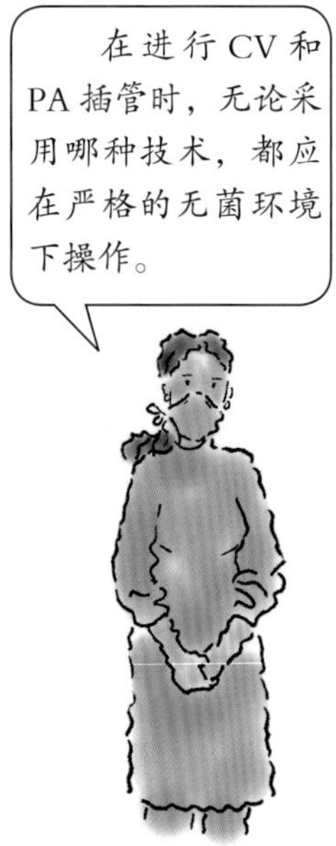

在进行 CV 和 PA 插管时，无论采用哪种技术，都应在严格的无菌环境下操作。

导引鞘包

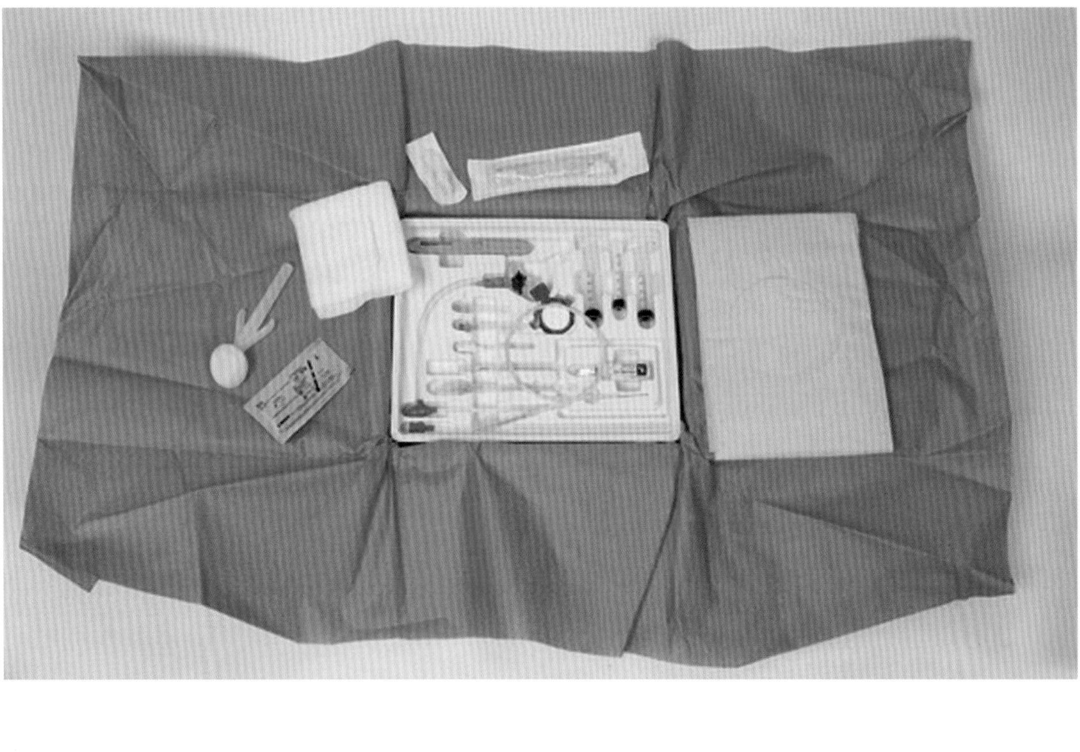

患者体位

CV 或 PA 插管时，正确的患者体位对于实施最优操作和防止污染至关重要。下面这些指南将帮助操作者根据不同的插管位置摆好患者体位：

- 将患者置于 Trendelenburg 体位（头低脚高位），以扩张静脉，并降低气栓的风险（如果使用的是股静脉，则不需要采用此体位）。
- 行锁骨下静脉穿刺时，可在患者双肩之间纵向放置一条卷起的毯子或毛巾，以增加静脉充盈度。
- 颈静脉插管时，在对侧肩下放置一条卷起的毯子或毛巾，使颈部延伸、后展，这将使解剖标志更加明显。
- 为预防空气中的病原体可能造成的污染，可给患者戴口罩或将患者的头转向对侧，这样做也会使穿刺更易进行。
- 其他通路可能包括股静脉和肘前静脉。

穿刺中或插管后可能的并发症

- CV 或 PA 插管过程中的潜在并发症包括气胸、气栓、误穿动脉及出血。此外，PA 插管时可能诱发心律失常。CV 和 PA 插管后的并发症包括血栓和感染。

锁骨下静脉穿刺患者的体位

除了在患者的肩膀之间纵向放置一条卷起的毯子或毛巾外，患者的体位还包括使其头部转向对侧、下巴朝上，如图所示。此外，给患者戴口罩也可降低穿刺部位感染的风险。

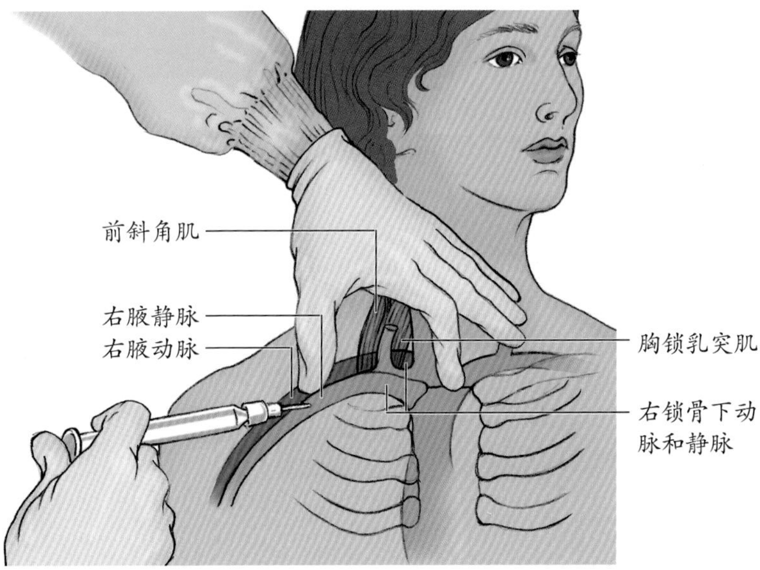

插管术近观

下图显示了在经皮穿刺过程中通过导引鞘插入 PA 导管。

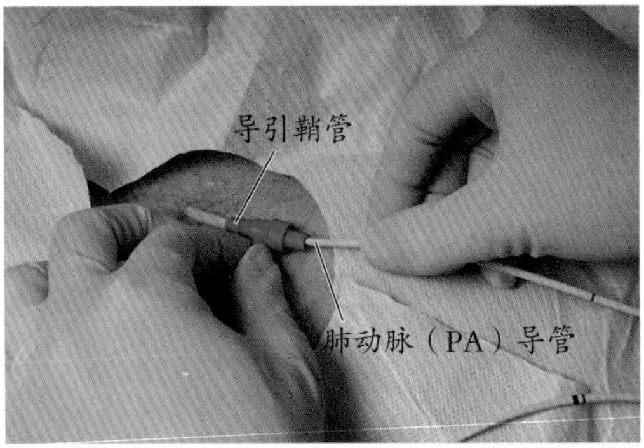

1 导引鞘管就位后，插入 PA 导管。

2 由于导引鞘管完全占据了皮肤破口和血管穿刺点，因此，穿刺部位的出血量很小。

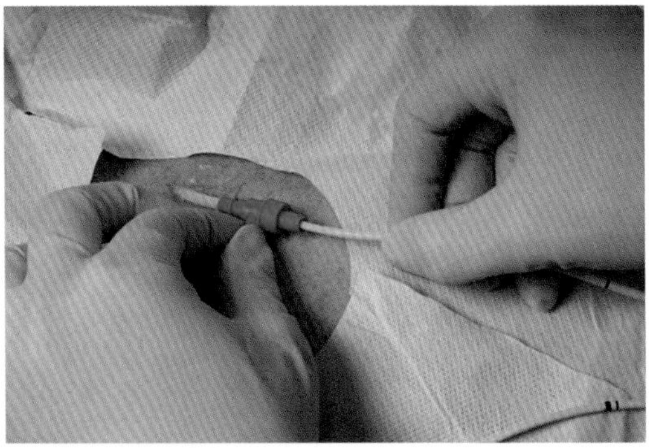

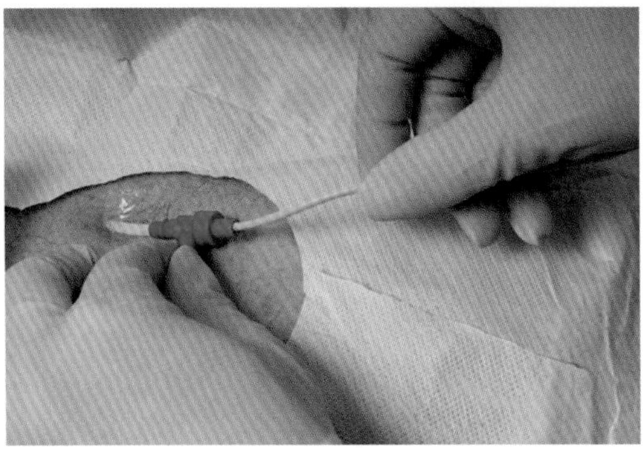

3 PA 导管从颈内静脉或右锁骨下静脉插入后，行进 12.5~15 cm，到达上腔静脉。如果选择股静脉插管，则行进的距离需更长。

更换 CV 导管敷料的关键步骤

根据疾病预防控制中心（CDC）的要求，如果 CV 导管的敷料是纱布，则每 48 h 应更换一次；如果选择透明敷料或敷料的完整性受到破坏时，则至少每 7 d 应更换一次。当敷料变脏、潮湿或松脱时，应及时更换。下图显示了将要执行的关键步骤。

首先，戴上口罩和清洁手套，向导管穿刺点方向撕拉敷料，然后将其移除。该方法可避免拔除导管。如果在穿刺点使用了氯己定（洗必泰）消毒片，则一并移除。取下并丢弃手套。

接下来，戴上无菌手套，用抗菌皮肤清洁剂（通常是氯己定）从一侧到另一侧彻底清洁导管周围的皮肤（如下所示）。

让皮肤完全干燥。如果需要，可使用新的氯己定消毒片。

消毒液干燥后，用敷料（如下图所示的透明半透膜敷料）覆盖穿刺点。并在敷料上标明更换日期和时间。记录更换敷料的情况，包括插管处外观。

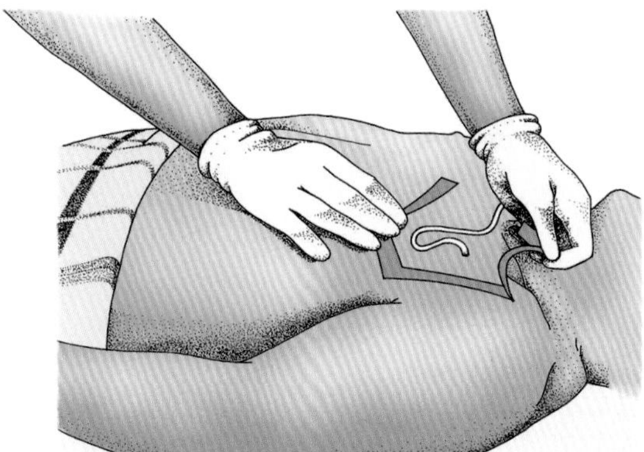

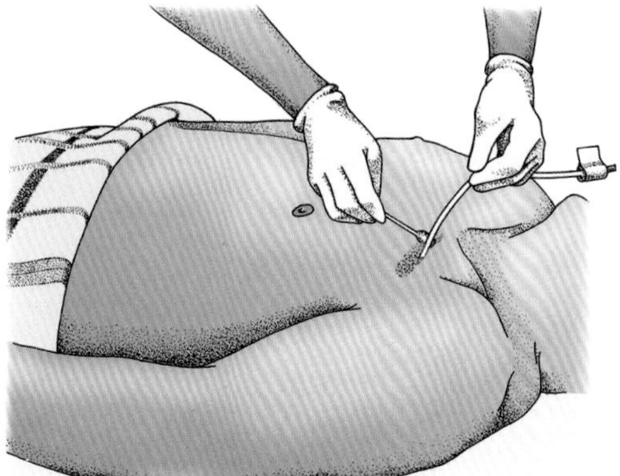

CV 和 PA 导管的插管指征

这两种类型的插管有助于评估急症患者的容量状态，同时也有助于评估患者的容量状态变化及左心功能不全的状况。PA 导管可专门用于 PA 压力的连续监测，并可用于测量心排出量。CV 导管或 PA 导管提供的压力数据有助于指导液体治疗和（或）血管活性药物（如多巴胺）的使用。

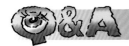

Q&A

贴标签

写出下图中的动脉插管位置。

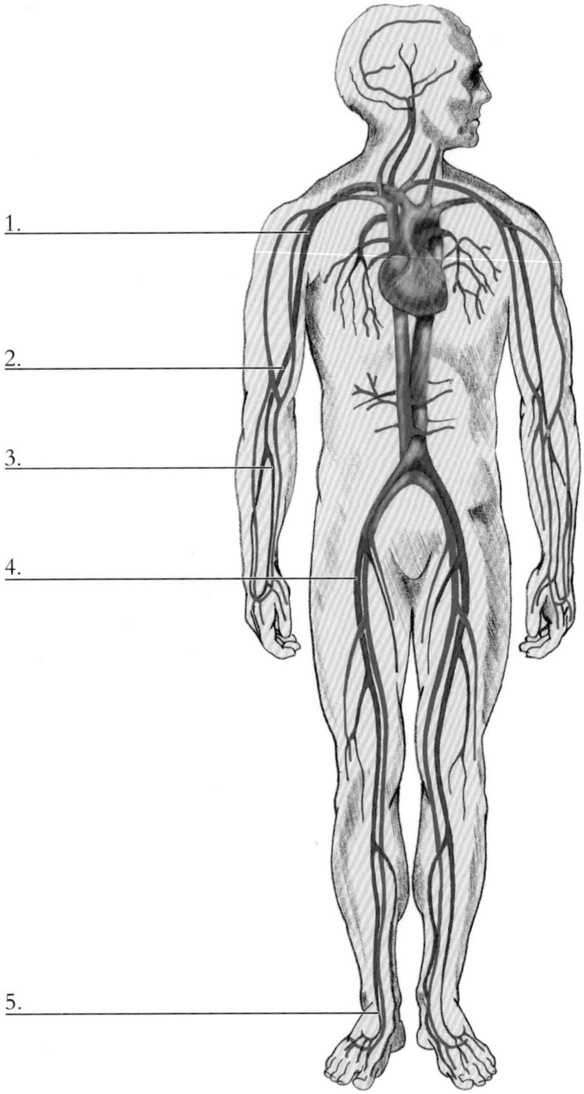

判断对错

1. 动脉插管可测量中心静脉压。

2. 用于维持动脉插管通畅的冲洗液始终是肝素。

选择题

3. 下列哪个是最常用的动脉插管部位？

A. 尺动脉

B. 肱动脉

C. 桡动脉

D. 颈内动脉

4. 当使用肺动脉插管获得肺动脉楔压（PAWP）时，还可以间接获得以下哪一项压力读数？

A. 左心房压

B. 肺动脉压

C. 上腔静脉压

D. 冠状动脉压

5. 通过肺动脉插管可以获得下列哪个数值？

A. 血压

B. 每搏输出量

C. 氧饱和度

D. 肺动脉平均压

答案 贴标签：1.腋动脉，2.肱动脉，3.桡动脉，4.股动脉，5.足背动脉。判断对错：1.错，2.错。选择题：3.C，4.A，5.D

参考文献

Burns SM, Delgado SA, 2019. AACN Essentials of Critical Care Nursing. 4th ed. New York: McGraw-Hill.

Cisar NS, et al, 2010. Changing the Environment of Care for Patients with a Pulmonary Artery Catheter. Critical Care Nurse, 30(2), 34–44.

Cronin B, et al, 2018. Pulmonary Artery Catheter Placement Aided by Transesophageal Echocardiography versus Pressure Waveform Transduction. Journal of Cardiothoracic and Vascular Anesthesia, 32(6):2578–2582.

Diepenbrock N, 2016. Quick Reference to Critical Care. 5th ed. Philadelphia: Wolters Kluwer.

Good V, Kirkwood P, 2017. AACN Advanced Critical Care Nursing. 2nd ed. St. Louis: Saunders Elsevier.

Hartjes T, 2017. Core Curriculum for Critical Care Nursing. 7th ed. Philadelphia: W.B. Saunders Elsevier.

Hill BT, 2018. Role of Central Venous Pressure Monitoring in Critical Care Settings. Nursing Standard, 32(23):41–48.

Lippincott Nursing Procedures. Philadelphia: Wolters Kluwer, 2019.（注：英文原著中该条参考文献未提供作者，故保留原参考文献格式）

McLaughlin MA, 2014. Cardiovascular Care Made Incredibly Easy. 3rd ed. Philadelphia: Lippincott Williams & Wilkins,.

Morton PG, Fontaine DK, 2018. Critical Care Nursing: A Holistic Approach. 11th ed. Philadelphia: Wolters Kluwer.

Parry A, Higginson R, 2016. How to Manage An Arterial Catheter. Nursing Standard, 30(29):36–39.

Scales K, Collie E, 2007. A Practical Guide to Using Pulmonary Artery Catheters. Nursing Standard, 21(43): 42–48.

Schmidt GA, et al, 2019. Ultrasound-Guided Vascular Access in Critical Illness. Intensive Care Medicine, 45(4):434–446.

Weigand DL, 2017. AACN Procedure Manual for High Acuity, Progressive, and Critical Care. 7th ed. St. Louis: Elsevier.

Woods S, et al, 2010. Cardiac Nursing. 6th ed. Philadelphia: Lippincott Williams & Wilkins.

第 4 章

动脉压监测

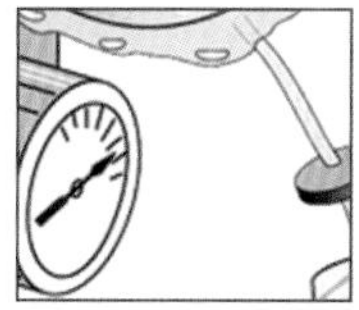
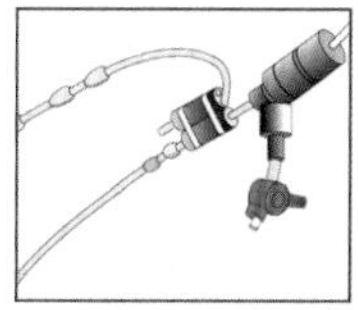
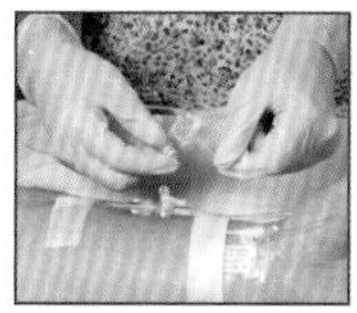
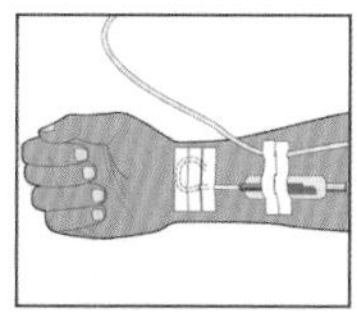
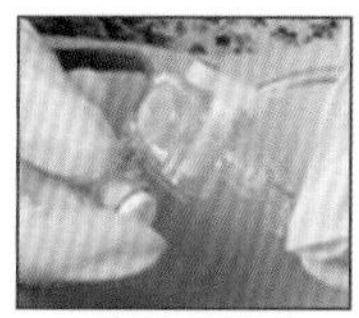
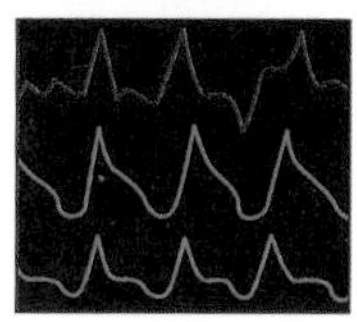
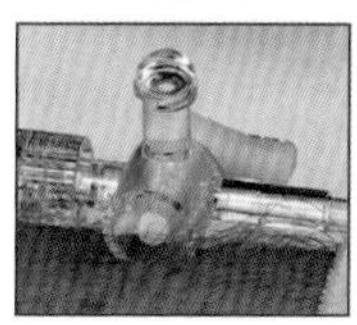
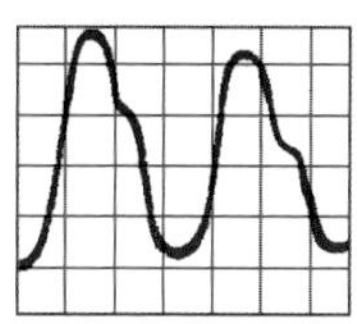

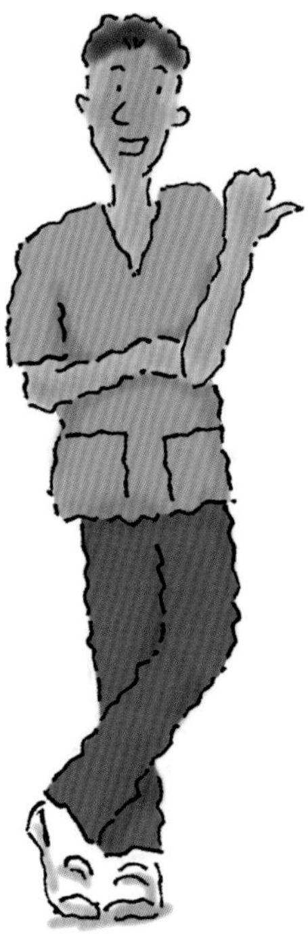

动脉压监测基础

动脉压监测系统近观

动脉压监测

动脉压监测是指通过驻留于动脉内的测压管直接测量动脉血压。该测压管与外部的压力传感器和充液管路连接。充液管的一端连接一个装有盐水或肝素冲洗液的加压袋，传感器连接在监视器上。压力传感器将压力转换成电信号，该电信号在监视器上以连续波形显示出来。同时，压力也可以显示为数字读数。

由于桡动脉很容易穿刺成功，因此成为最常用的动脉测压管置入点，当然，有时也会选择肱动脉或足背动脉。

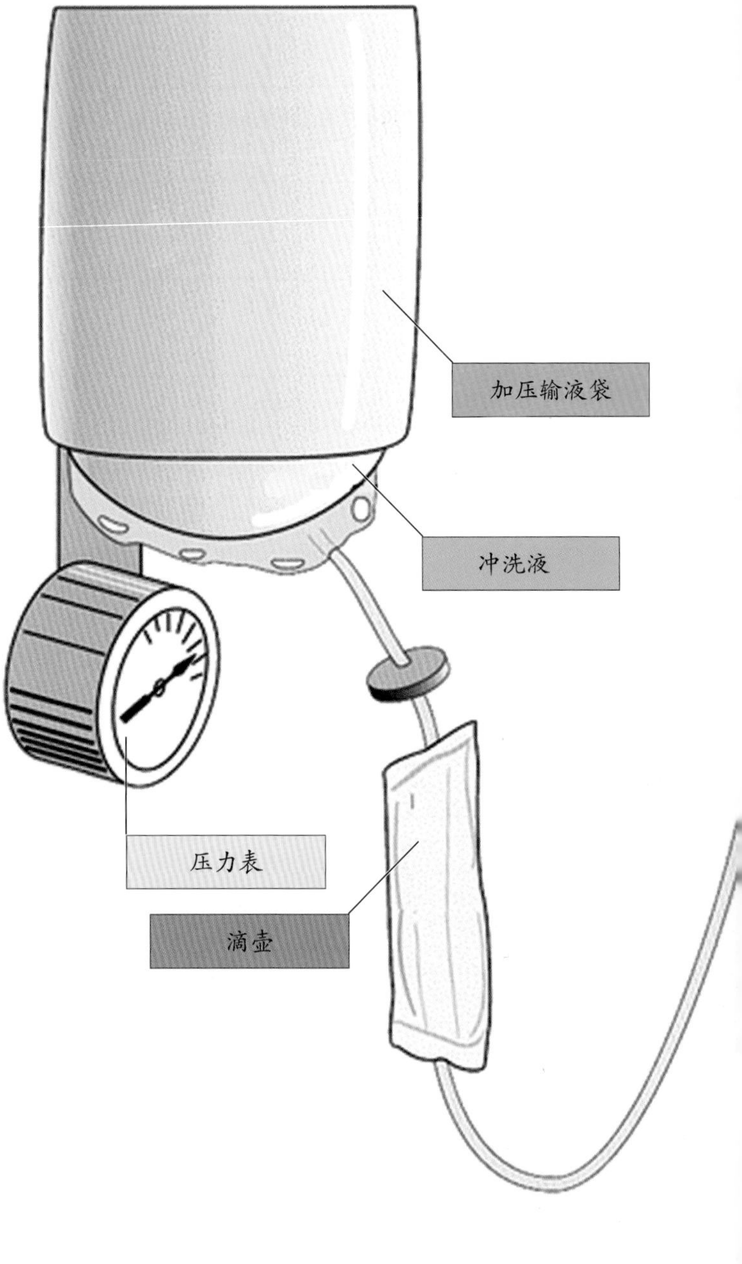

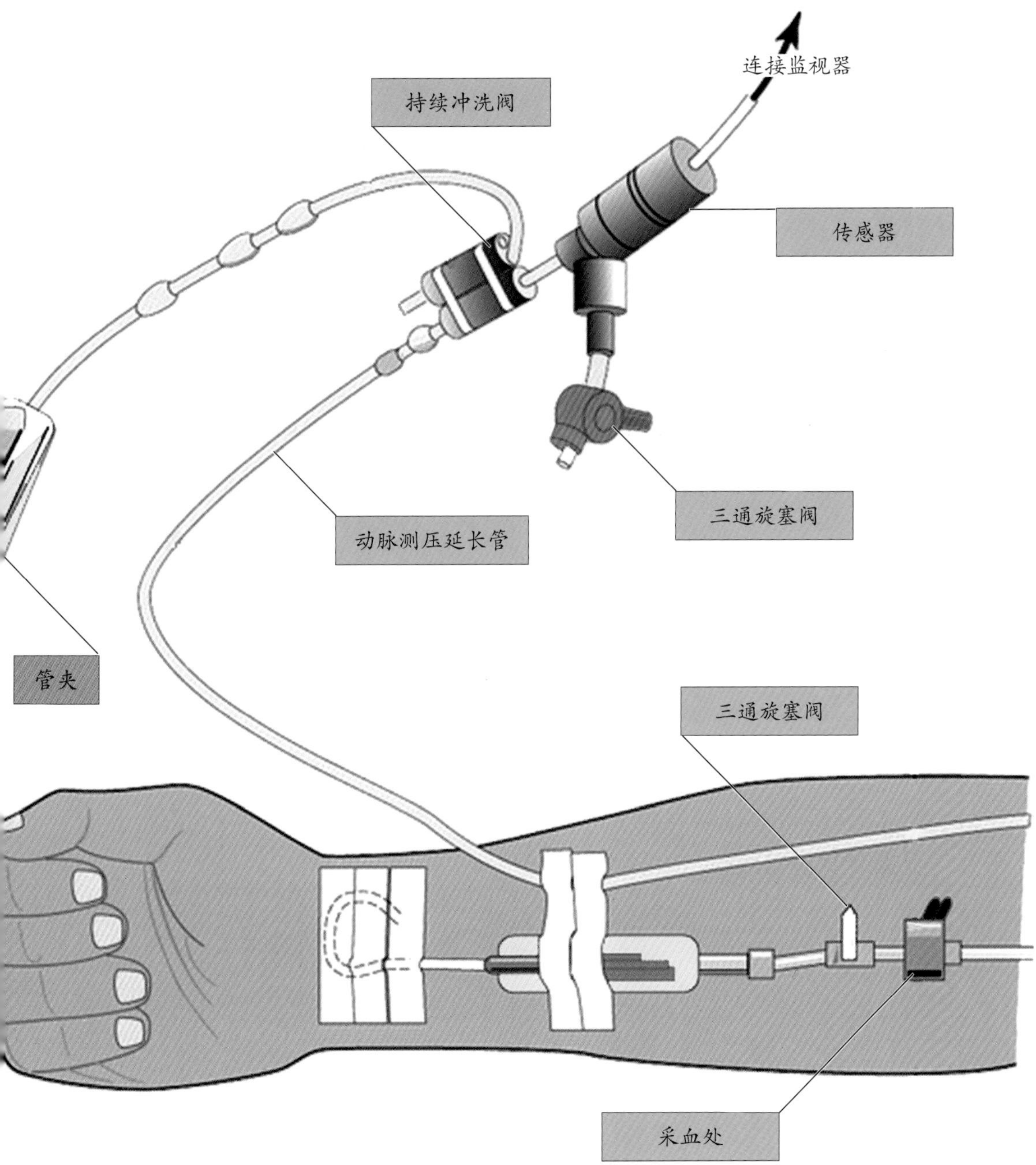

连接监视器
持续冲洗阀
传感器
三通旋塞阀
动脉测压延长管
管夹
三通旋塞阀
采血处

动脉压监测的应用

直接的动脉压监测可以连续测量收缩压、舒张压和平均压，同时方便动脉血取样。由于直接测量所反映的是体循环血管阻力和血流，因此，通常会比基于血流的间接测量方法（如触诊和听诊Korotkoff音）更准确。此外，直接动脉压监测有助于获得平均动脉压（MAP），这是反映组织灌注的一个重要指标。

＋ 适应证

- 当需要高度精确或频繁的血压测量时
- 接受持续滴注血管活性药物的患者
- 需频繁采血的患者

－ 禁忌证

- 外周血管疾病
- 出血性疾病
- 使用抗凝或溶栓剂时

不适合穿刺的部位

- 活动性感染区域或植入了人工材料的区域
- 曾行血管手术的部位

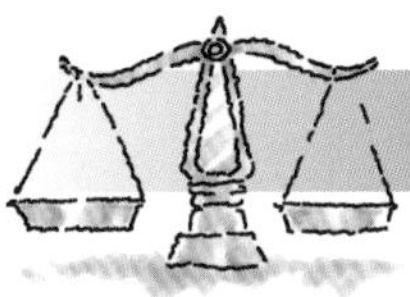

测量值

正常动脉血压参数

通常，动脉收缩压反映了左心室产生的峰值压力，它也反映了大动脉的顺应性或外周阻力。动脉舒张压反映了动脉系统，特别是小动脉的流出速度和弹性。

平均动脉压是指动脉系统收缩和舒张过程中的平均压力。它反映了驱动或灌注压力，由动脉血容量、血管弹性和阻力决定。可使用以下公式计算平均动脉压：

$$平均动脉压 = \frac{收缩压 + 2 \times 舒张压}{3}$$

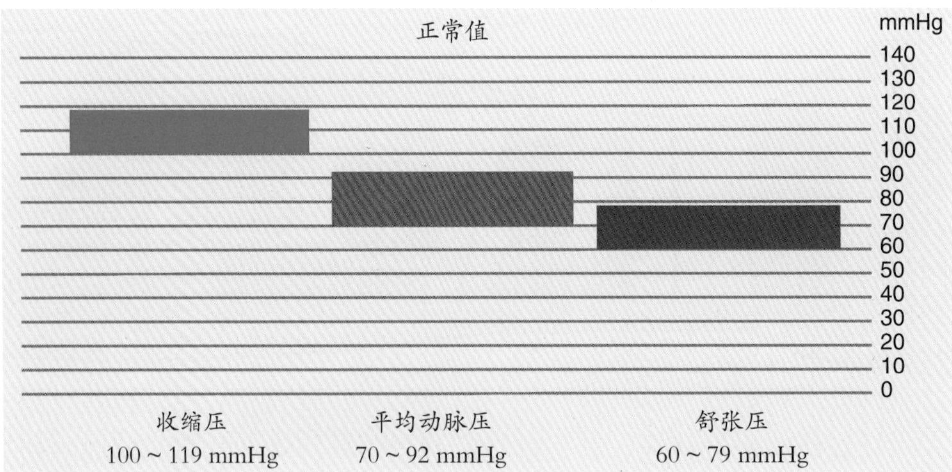

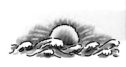

波形分析

了解动脉波形

正常动脉血压产生代表心室收缩和舒张的特征性波形。动脉血压波有 5 个不同的组成部分：

- 上升支
- 收缩峰压
- 下降支
- 重搏切迹
- 舒张末压

上升支是波形的初始上升行程，是血液通过开放的主动脉瓣、迅速地从心室喷射到主动脉中产生的。快速喷射导致动脉压力急剧上升，出现波形的最高点。这一点叫作收缩峰压。

随着血液继续流入外周血管，动脉压开始下降，波形也随之下降，这部分被称为下降支。动脉压通常持续下降，直到心室内的压力小于主动脉根部的压力。当这种不平衡的压力发生时，主动脉瓣关闭，此时在波形的下方出现一个小切迹，称为重搏切迹。

随着主动脉瓣关闭，心室开始舒张，直至主动脉根部压力逐渐降至最低点。在波形上，这就是所谓的舒张末压。

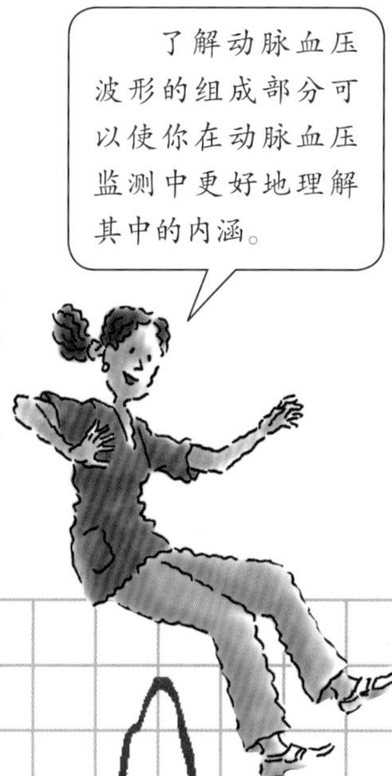

了解动脉血压波形的组成部分可以使你在动脉血压监测中更好地理解其中的内涵。

正常动脉波形

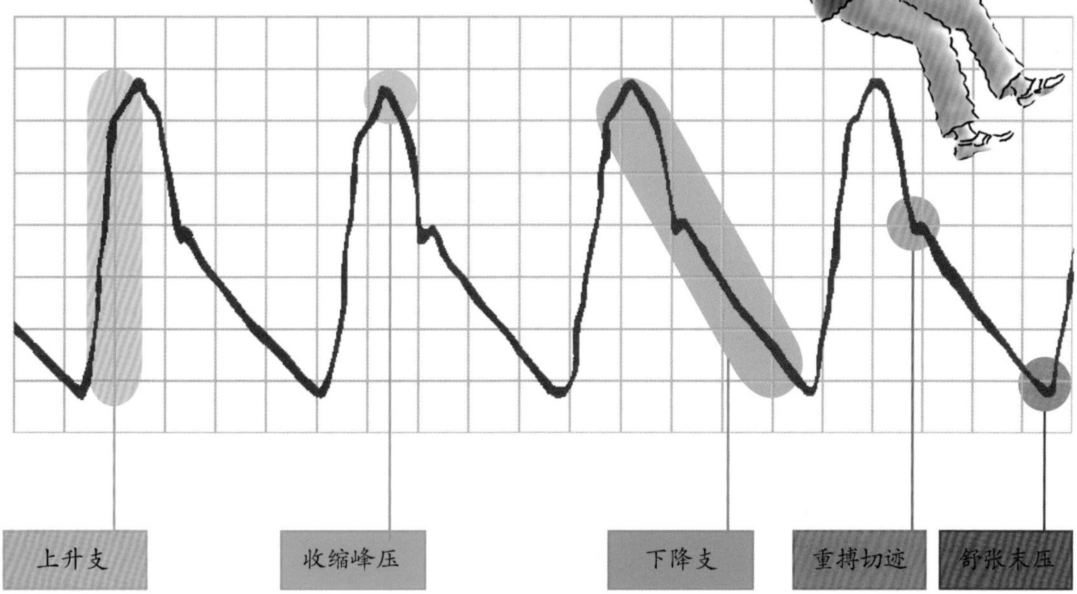

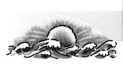

波形分析

认识异常动脉压力波形

了解正常的动脉波形是相对简单的，而一个异常波形的意义并不容易被破解。但异常状态和标志可能为探索患者的心血管状态提供重要的诊断线索，当然，这也可能只是监测仪出现的显示故障。使用下面的图表有助于识别和解决波形异常。

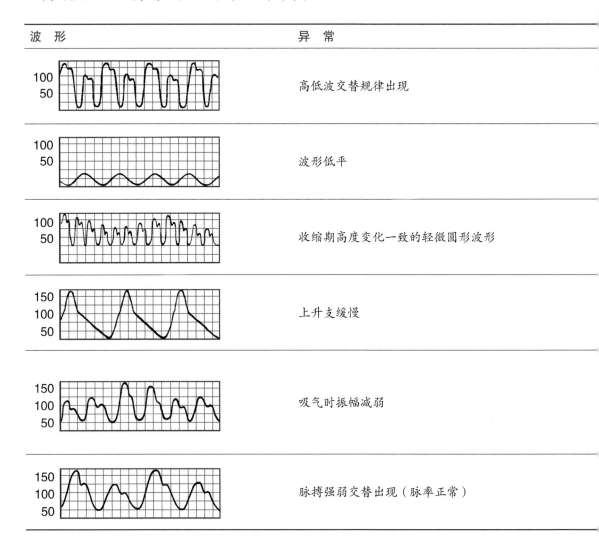

波　形	异　常
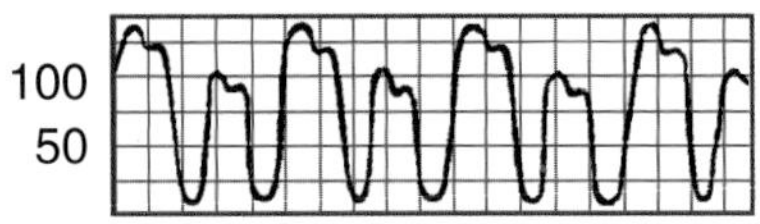	高低波交替规律出现
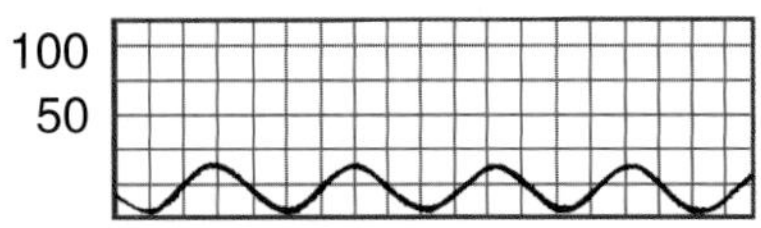	波形低平
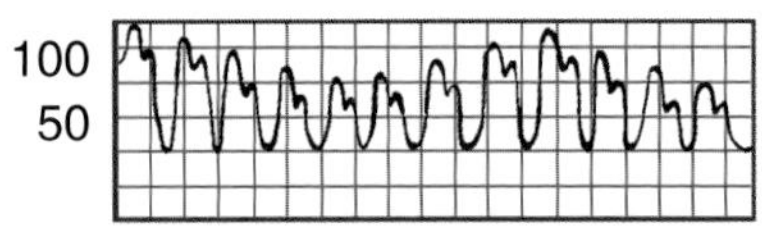	收缩期高度变化一致的轻微圆形波形
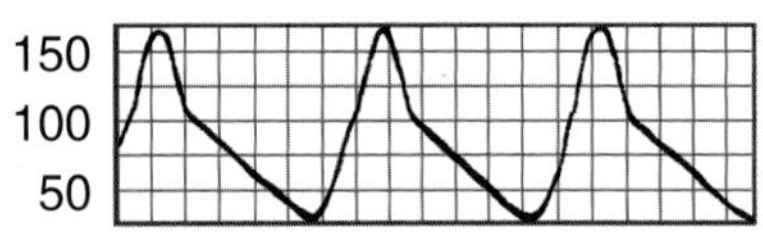	上升支缓慢
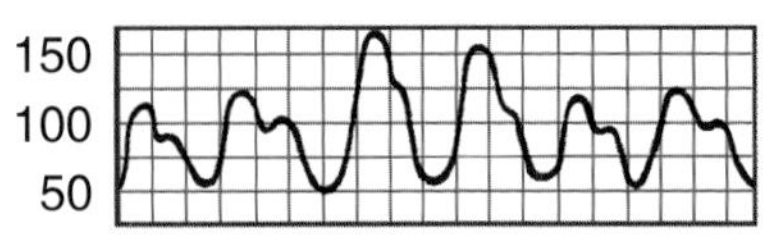	吸气时振幅减弱
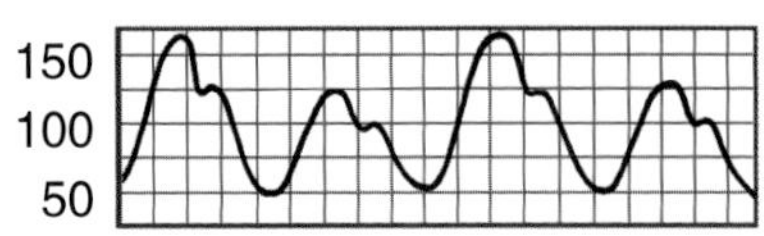	脉搏强弱交替出现（脉率正常）

可能原因	护理干预
• 室性期前收缩（早搏）二联律	• 复查心电图，以确认室性早搏二联律。波形所示反映了每两次心搏中有一次室性早搏
• 高阻尼波形或低血压患者	• 用血压计复验患者的血压。如果读数较高，应怀疑高阻尼，通过尝试抽吸动脉测压管来纠正这一问题。如果成功地修正了波形，应冲洗测压管路。如果读数很低或不存在，应怀疑低血压
• 呼气末正压通气的患者	• 定期检查患者的收缩压。最高收缩压和最低收缩压之间的差值应小于 10 mmHg。如果差异超过这一数值，需要怀疑奇脉，可能是心脏压塞所致
• 主动脉瓣狭窄	• 检查患者的心音是否有主动脉瓣狭窄的征象。同时通知医生，医生会在病历中记录疑似主动脉瓣狭窄
• 奇脉，可能来自心脏压塞、缩窄性心包炎或肺疾病	• 注意吸气相和呼气相的收缩压，如果吸气时比呼气时低 10mmHg 以上，请告知医生 • 如果在同时监测肺动脉压，应观察舒张平台。当平均中心静脉压（右心房压）、平均肺动脉压和平均肺动脉楔压（肺动脉阻塞压）之间的步进差值在 5mmHg 以内时，就会出现这种异常
• 交替脉，可能提示左心室衰竭	• 观察患者的心电图，注意波形中的任何偏差 • 如果这是一个新出现的突发异常，请提醒医生注意

系统调零

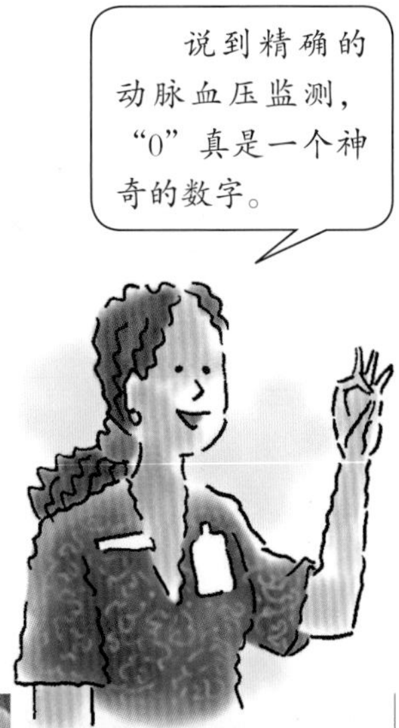

说到精确的动脉血压监测，“0”真是一个神奇的数字。

由于整个动脉压监测系统被液体充满，而非直通大气，因此系统必须调零。调零会使传感器与大气保持压力平衡，即在旋塞阀大气端打开时读数为 0 mmHg。第 2 章详细介绍了监控系统调零的步骤。下图强调了外周动脉导管进行调零的一些关键步骤。

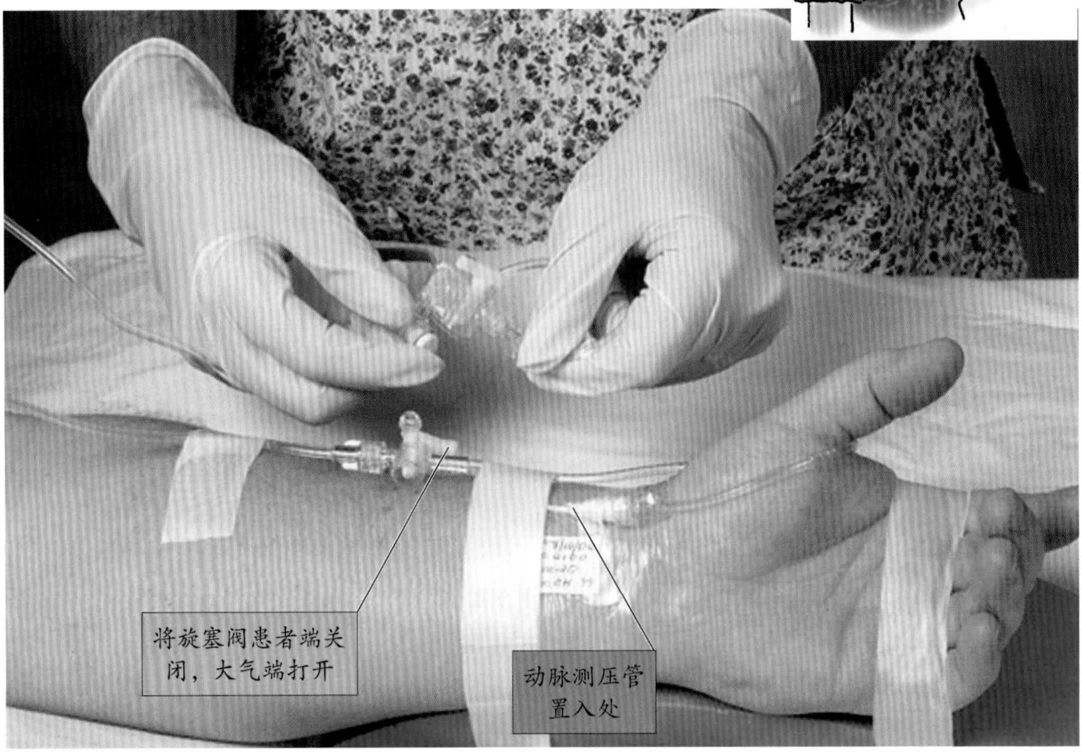

记忆板

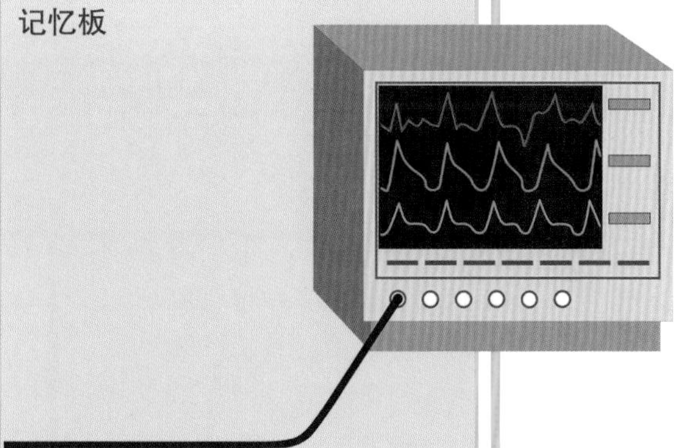

当系统调零时，传感器读数应为0mmHg，这意味着此时传感器压力和大气压力之间的差值为0。

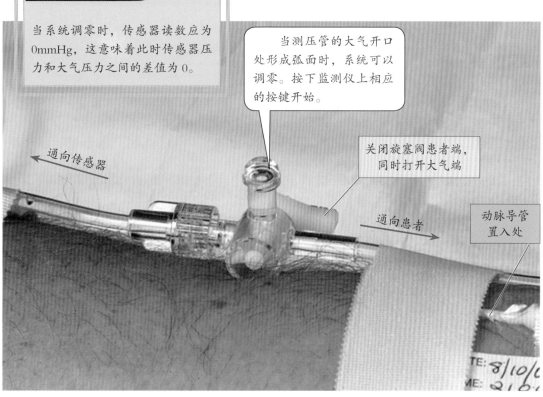

当测压管的大气开口处形成弧面时，系统可以调零。按下监测仪上相应的按键开始。
通向传感器
关闭旋塞阀患者端，同时打开大气端
通向患者
动脉导管置入处

如何处理动脉导管移位

如果动脉导管脱出或移位，患者有发生失血性休克的危险。

首先要做什么

立即对穿刺点进行加压止血，同时报告医生。由于动脉压处于较高的水平，因此务必要对穿刺点实施稳定的、直接的加压，时间不少于 5 min，从而促进穿刺点形成血凝块。

检查患者的静脉输液管，如果需要，可根据医嘱暂时加快补液速度以补偿失血。

出血停止后

使用无菌敷料加压包扎。

重新评估患者的意识水平（LOC）和定向力，消除患者的疑虑。

根据观察及患者血压和心率的变化来估计失血量。

协助医生置入另一根动脉导管。确保患者手臂制动，固定动脉导管和测压延长管。

遵医嘱抽取血液进行血常规和动脉血气分析。

接下来的护理

反复评估患者的生命体征、意识水平、肤色和体温，以及穿刺处及周围皮肤的循环。

观察穿刺处是否有进一步的出血或血肿形成。

当患者病情稳定后，降低静脉输液速度。保持静脉通畅。

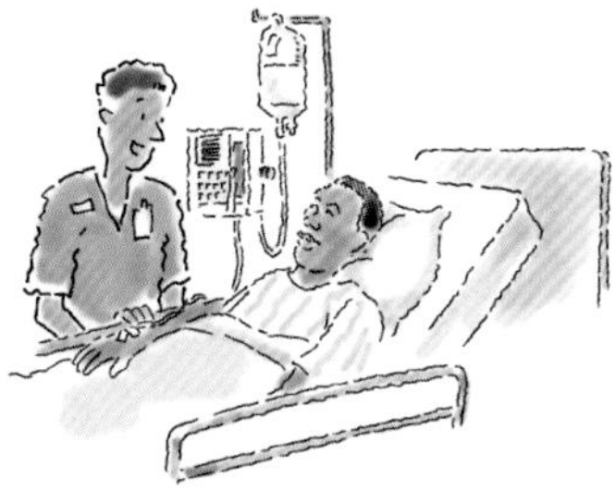

减少动脉压监测的并发症

对大多数危重患者来说，动脉测压管的利大于弊。但是，任何有创血流动力学监测都存在一定的风险，因此需要仔细观察患者是否有动脉插管相关的并发症。

并发症及体征	可能原因	护理干预	预　防
血栓 • 动脉穿刺点以远部位脉搏消失或减弱 • 动脉穿刺点以远皮温下降、感觉和活动能力下降、颜色苍白 • 监测仪显示或打印出阻尼或直线波形	• 插管时或插管后动脉损伤 • 冲洗液流速缓慢 • 冲洗液中肝素量不足 • 未常规定期冲洗导管，抽取血样后未能常规冲洗导管 • 用注射器冲洗导管中的血凝块	• 通知医生，有可能需要拔除导管 • 记录并发症和干预措施	• 插管后即刻检查、之后每小时检查患者的脉率 • 用夹板固定动脉插管的肢体，并用胶带固定导管，减少对动脉的损伤 • 每小时检查冲洗液流速，维持在 3~4 mL/h • 检查加压输液袋，确保压力维持在 300mmHg • 根据常规配制肝素冲洗液 • 每小时以及采血后冲洗导管 • 不要向动脉测压管内推注液体以期维持管路的通畅，这样做会导致血凝块进入血管

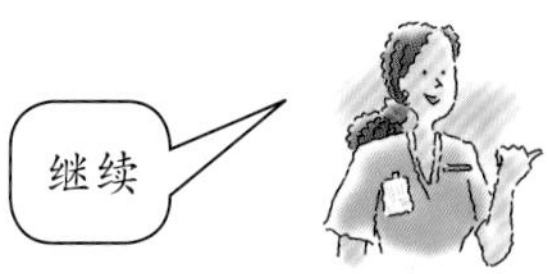

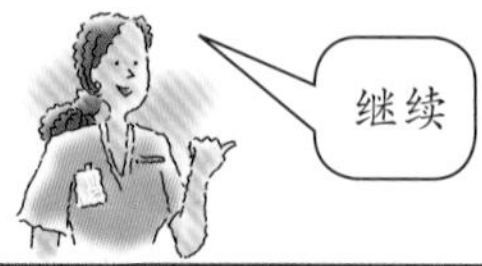

（续）

并发症及体征	可能原因	护理干预	预　防
失血 • 出血浸透敷料，动脉导管连接脱出处出血	导管移位或连接管路脱开，可能导致失血。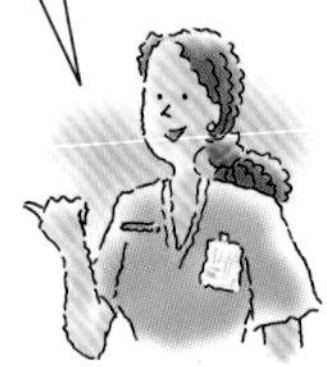	• 止血 • 检查患者的生命体征 • 如果失血多或患者生命征出现改变，请通知医生 • 如果管路断开，请避免重新连接；相反，应立即更换受污染的部件 • 如果导管从动脉中脱出，将其取出并直接按压该部位；然后通知医生 • 当出血停止后，经常检查患者的脉搏和插管处是否有血栓或血肿的迹象 • 记录并发症和干预措施	• 经常检查管路连接和插管部位 • 用胶带固定导管，并用夹板固定动脉插管的肢体 • 确保监测仪报警功能已启用
气栓或血栓 • 血压下降 • 中心静脉压升高 • 脉搏细速 • 发绀 • 意识丧失 • 阻尼波形	• 管路中有气泡 • 连接松动	• 将患者置于左侧卧位，并取头低脚高位（Trendelenburg）。如果空气已经进入心腔，这个位置可以使空气保持在心脏的右侧。肺血管可以吸收小气泡 • 检查动脉管路是否泄漏 • 立即通知医生，并检查患者生命体征 • 遵医嘱可吸氧 • 记录并发症和干预措施	• 在与患者动脉测压管连接之前，排出管路中的所有空气 • 确保所有连接都牢固，然后定期检查连接 • 在冲洗液袋排空前更换冲洗液 • 用肝素冲洗液保持动脉管通畅，防止血栓栓塞
全身感染 • 体温和脉率突然升高 • 寒战 • 血压改变	原因可能包括无菌操作欠佳、使用受污染的设备或冲洗栓塞的导管。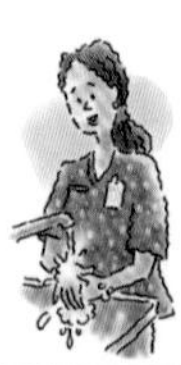	• 首先寻找其他感染源，按要求留取尿液、痰和血液标本进行培养和其他分析 • 通知医生。医生可以更换管路，并送到实验室检测 • 记录并发症和干预措施	• 检查护理操作程序并确保无菌操作 • 患者洗澡时注意不要污染动脉插管处 • 如果管路的任何部分意外断开，不要重新连接；相反，应选用无菌材料进行替换 • 按照指南更换系统部件（静脉冲洗液和压力管每 96 h 更换一次，透明敷料每 7 d 更换一次，非透明敷料每 24~48 h 更换一次）

（续）

并发症及体征	可能原因	护理干预	预　防
动脉痉挛 • 插管处以远部位脉搏间歇性消失或减弱 • 监测仪显示或打印出不规则波形	• 插管时损伤血管 • 插管后导管刺激动脉	• 通知医生 • 准备利多卡因，医生可直接将其注入动脉测压管以缓解痉挛。注意：确保不要使用含有利多卡因和肾上腺素的复合药品，此产品中的肾上腺素可能导致进一步的动脉收缩 • 记录并发症和干预措施	• 用胶带固定导管，防止导管在动脉中移动 • 用夹板固定患者的肢体，以稳定导管
血肿 • 插管处的肿胀和插管侧肢体的肿胀 • 插管处出血	• 导管周围的血液渗漏（由动脉收缩减弱或受损引起） • 拔除导管后，无法维持插管处血压	• 止血 • 如果动脉测压管没有移位却出现血肿，通知医生 • 如果在拔管后 30 min 内出现血肿，应冰敷；否则，用温热湿润的敷料加压可帮助加速血肿的吸收 • 记录并发症和干预措施	• 用胶带固定导管，并用夹板固定插管处，以防止损伤动脉 • 拔管后，应稳定地手动加压插管点至少 5 min，或直到出血停止
血压读数不准确	读数虚高 • 传感器位置太低 • 动脉导管内有小气泡 读数虚低 • 传感器位置太高 • 动脉导管内有大气泡	• 重新调平和调零传感器系统 • 排出气泡 • 记录并发症和干预措施	• 确保传感器系统精确调零和校准 • 将传感器正确调平至患者右心房水平（静水压平面） • 防止空气进入压力管路或系统 • 检查动脉波形是否异常

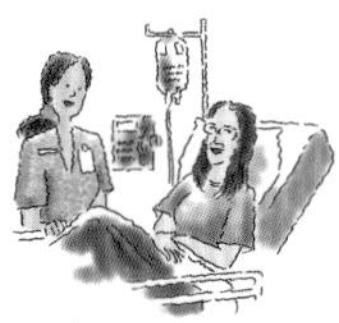
压力读数不准确的明确征象是什么？患者的临床表现与压力值不一致。

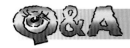

Q&A

列举 6 个动脉血压监测的并发症：

1. ______________________________
2. ______________________________
3. ______________________________
4. ______________________________
5. ______________________________
6. ______________________________

配对选择

将右栏中的异常动脉波形与左栏中的描述相匹配。

问题：压力读数不准确可能是由哪条管路上的气泡引起的？

答案：__________

1. 高低波交替规律出现__________________

2. 波形低平__________________

3. 收缩期高度变化一致的轻微圆形波形__________

4. 上升支缓慢__________________

5. 吸气时振幅减弱__________________

6. 脉搏强弱交替出现（脉率正常）__________

A.
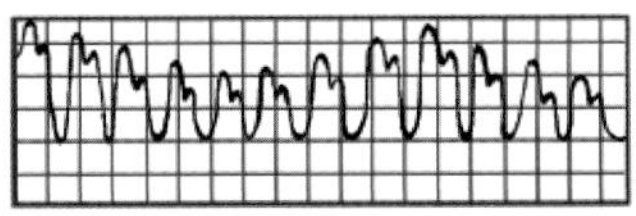

B.
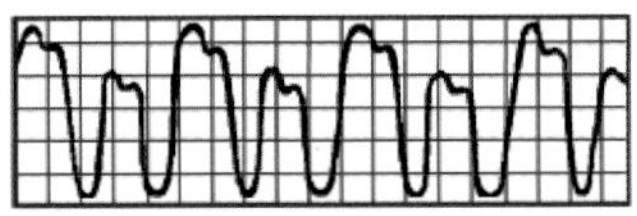

C.
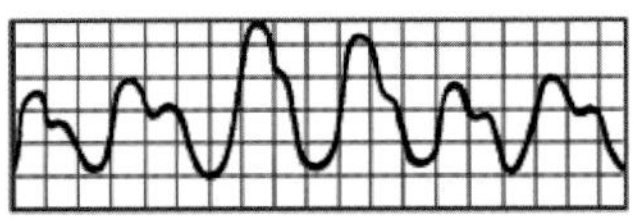

D.
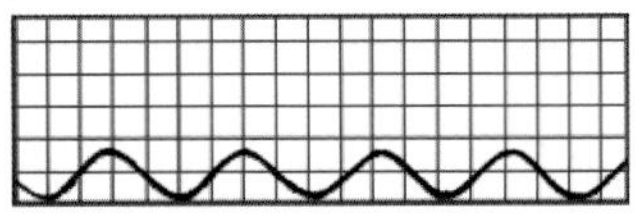

E.
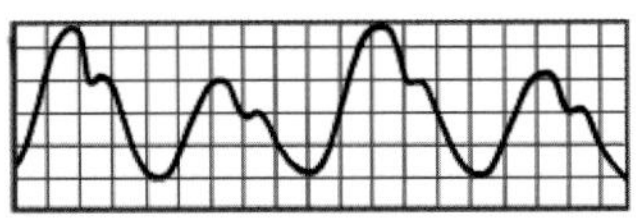

F.
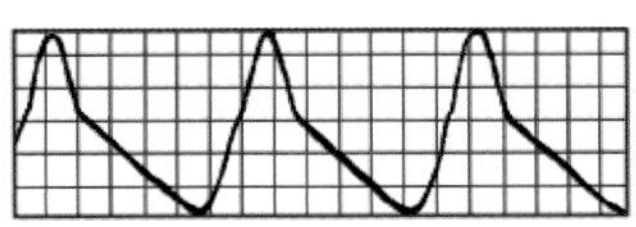

答案 列举：血栓、失血、栓塞、血肿、动脉痉挛、全身感染。配对选择：1.B，2.D，3.A，4.F，5.C，6.E。

参考文献

Alspach JG, 2006. Core Curriculum for Critical Care Nursing. 6th ed. Philadelphia: W.B. Saunders Co.

Burns S, Delgado S, 2018. AACN Essentials of Critical Care Nursing. 4th ed. New York: McGraw-Hill.

Carlson KK, 2018. AACN Advanced Critical Care Nursing. 2nd ed. Philadelphia: Elsevier.

Diepenbrock N, 2015. Quick Reference to Critical Care. 5th ed. Philadelphia: Lippincott Williams & Wilkins.

Lippincott's Nursing Procedures & Skills. Philadelphia: Lippincott Williams & Wilkins, 2009.（注：英文原著中该条参考文献未提供作者，故保留原参考文献格式）

McLaughlin MA, 2020. Cardiovascular Care Made Incredibly Easy. 4th ed. Philadelphia: Lippincott Williams & Wilkins.

Morton PG, Fontaine DK, 2017. Critical Care Nursing: A Holistic Approach. 11th ed. Philadelphia: Lippincott Williams & Wilkins.

O'Grady NP, et al, 2011. Centers for Disease Control. 2011 Guidelines for the Prevention of Intravascular Catheter-Related Infections.[2020-03-13]. https://www.cdc.gov/infectioncontrol/guidelines/BSI/index.html.

Weigand DL, 2016. AACN Procedure Manual for Critical Care. 7th ed. St. Louis: Elsevier Saunders.

Woods S, et al, 2010. Cardiac Nursing. 6th ed. Philadelphia: Lippincott Williams & Wilkins.

第5章

中心静脉压监测

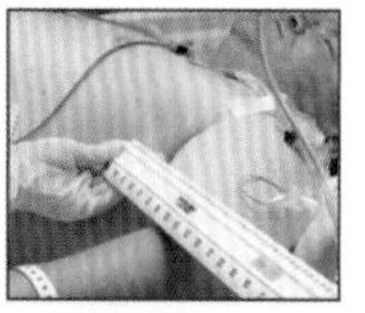
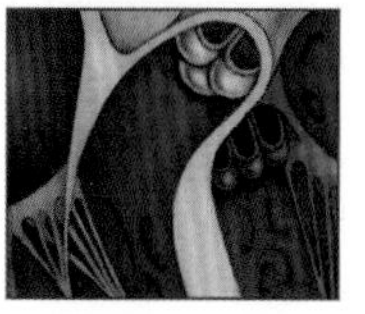
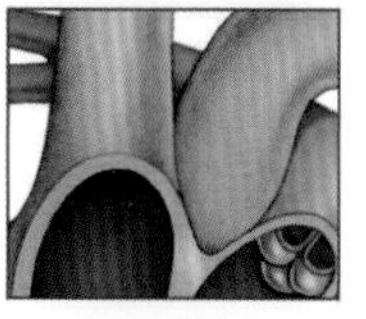
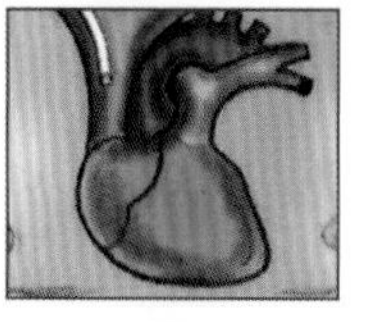
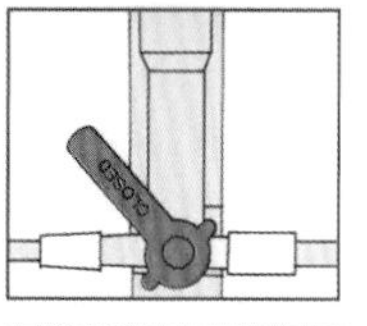
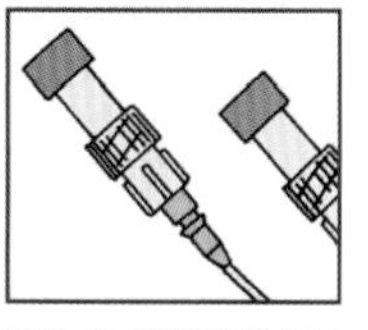
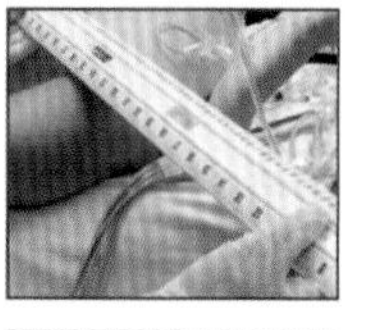
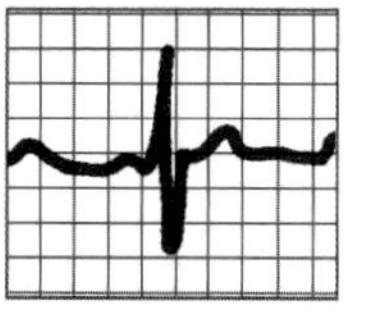

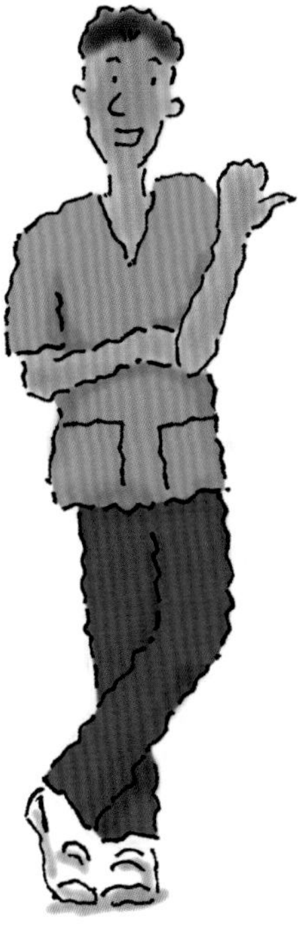

中心静脉压监测

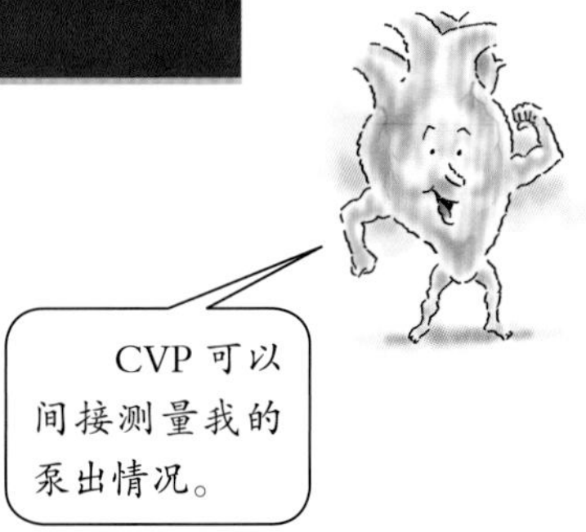

CVP 可以间接测量我的泵出情况。

中心静脉导管近观

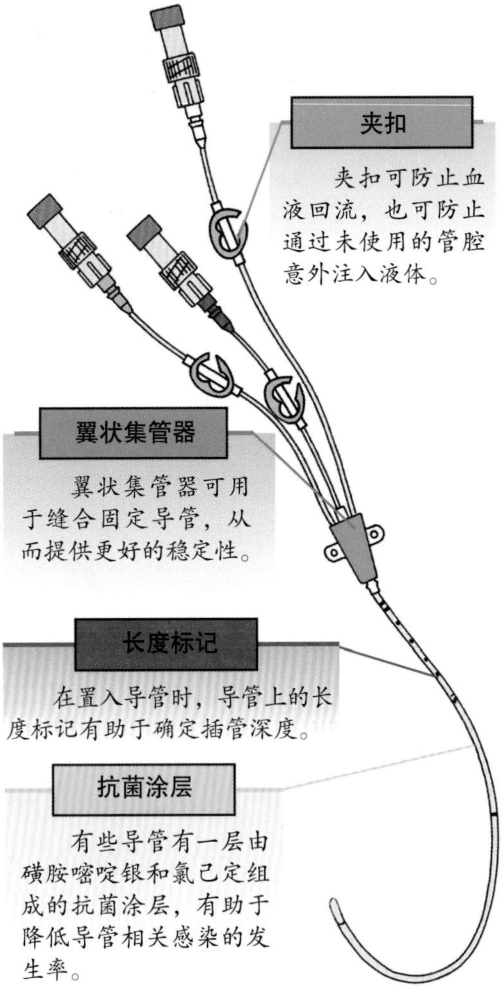

夹扣
夹扣可防止血液回流，也可防止通过未使用的管腔意外注入液体。
翼状集管器
翼状集管器可用于缝合固定导管，从而提供更好的稳定性。
长度标记
在置入导管时，导管上的长度标记有助于确定插管深度。
抗菌涂层
有些导管有一层由磺胺嘧啶银和氯己定组成的抗菌涂层，有助于降低导管相关感染的发生率。

中心静脉压监测

在行中心静脉压（CVP）监测时，医生或者获得许可的独立操作者可行经静脉置入导管，推进后使其尖端位于或接近右心房。由于腔静脉和右心房的交界处没有大的静脉瓣，所以舒张末期的压力会直接作用于导管。将导管与传感器或压力计连接后，导管测量的 CVP 将直接反映右心房的压力，也可间接反映右心室的前负荷。

作　用

CVP 监测有助于分析心功能、评估静脉回流状况及机体的容量状态。中心静脉（CV）导管还为快速、大量输液或给药提供了大血管通道，并允许频繁采血行实验室检查。

间歇还是连续?

CVP 监测可以间歇或连续进行。通常，间歇压力监测时采用一次性塑料水压力计、单腔中心静脉导管。CVP 以厘米水柱（cmH_2O）或毫米汞柱（mmHg）为单位记录压力计读数。然而，更常见的是使用压力传感器系统来连续测量 CVP。单一的 CVP 没有多大意义，趋势图对判断临床状况更为重要。

中心静脉压测量

1 确保中心静脉导管或肺动脉导管的近端管腔与系统相连（如果患者的中心静脉管有多个管腔，一个管腔可用于 CVP 的连续监测，另一个管腔用于输液）。

2 设置压力传感器系统。CVP 集管器和传感器之间使用无弹性的硬质压力管连接。然后将冲洗液容器连接至冲洗装置。

3 要获取数值，需先将患者放平。如患者无法耐受，可把床头抬高 30°。通过确定静水压平面定位右心房水平（0mmHg）平面。传感器归零，将传感器的气 – 液接口旋塞阀与右心房调平，如右图所示。从监测仪上读取 CVP 值，并记录波形。在读取数据时，为防止出现伪影，应确保患者安静。后续所有读数及传感器调零，均使用此位置（平卧或床头抬高 30° ）。

4 胸内压会随呼吸发生改变，影响 CVP 值。因此，测量 CVP 的最佳时间点是在呼气末，此时胸内压最接近大气压。

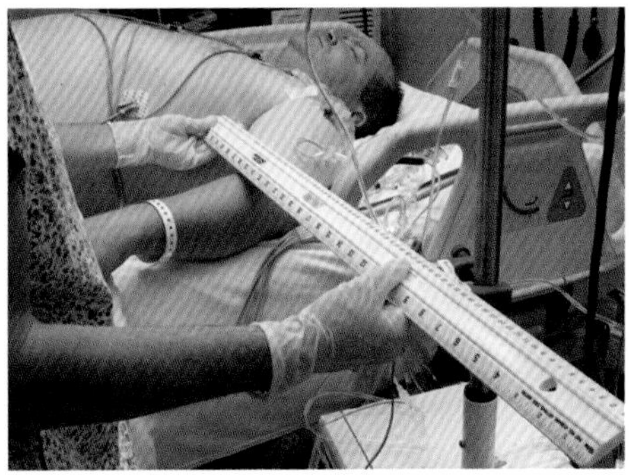

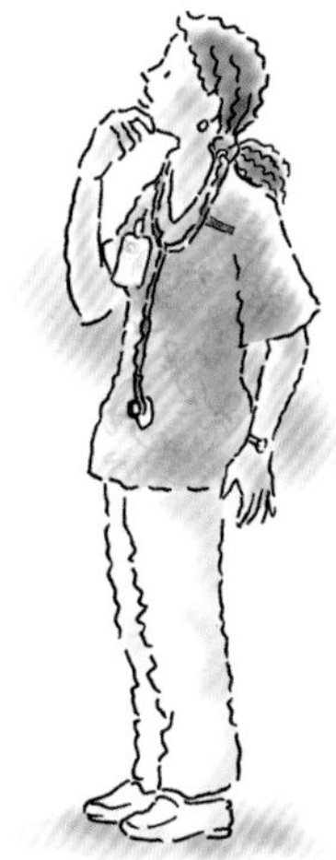

CVP 与心功能的相关性

本质上，CVP 可以反映在心脏周期中出现的情况，因此可用于评估心功能。

在心室舒张过程中，房室瓣开放

当舒张结束时，开放的瓣膜使一侧的心房和心室可被视为一个共同心腔

心室充盈而产生的压力将作用于心房，因此，此时测得的右心房压力可间接地反映右心室的容量状态（前负荷）

在收缩期，房室瓣关闭、半月瓣开放

此时，在心房测得的压力代表心房的充盈情况

中心静脉导管通路

下图显示了几种常见的中心静脉导管置入点。一般情况下，选择锁骨下静脉或颈内静脉。

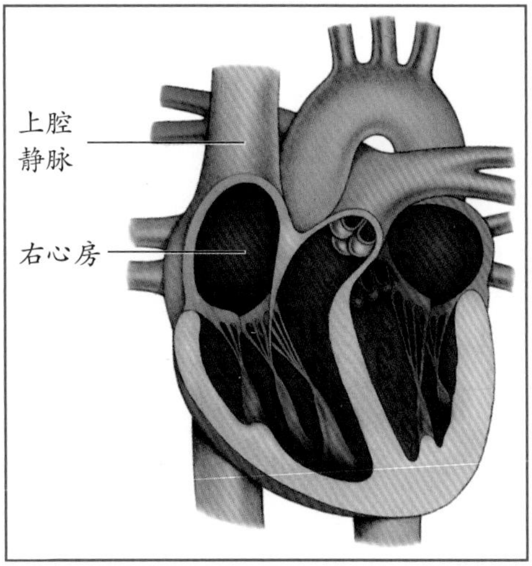

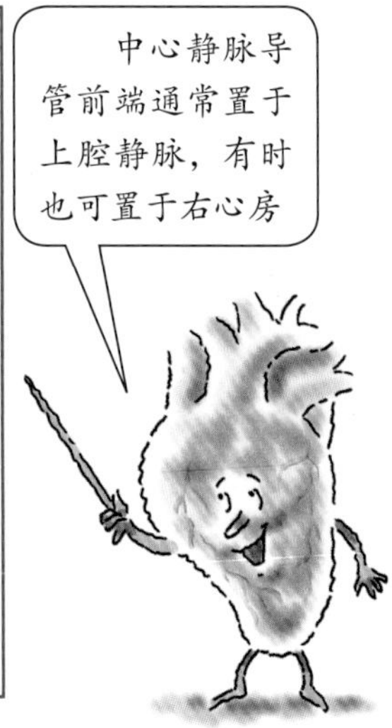
中心静脉导管前端通常置于上腔静脉，有时也可置于右心房

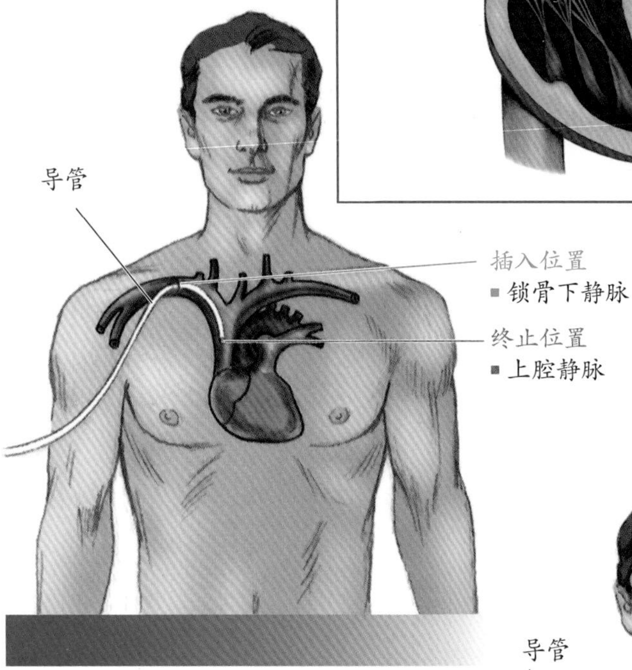

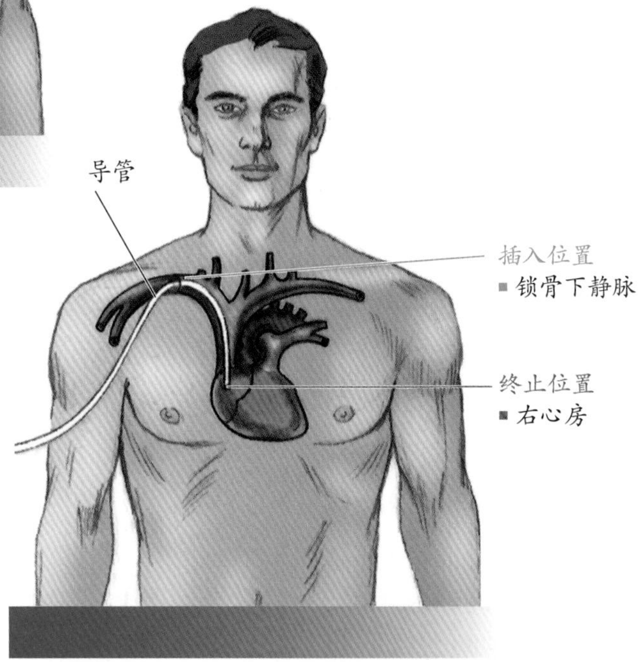

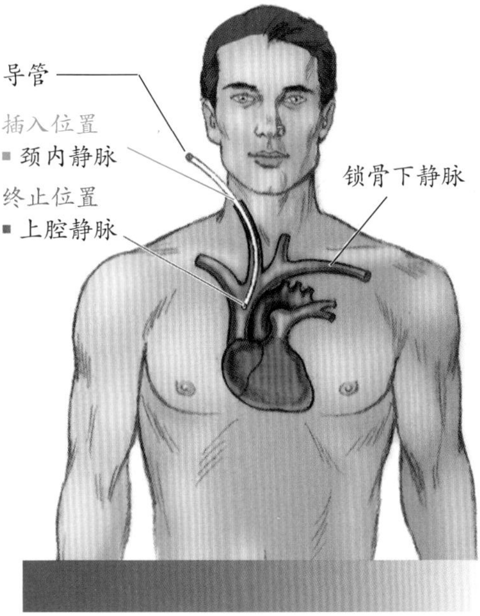
导管
插入位置
■ 颈内静脉
终止位置
■ 上腔静脉
锁骨下静脉

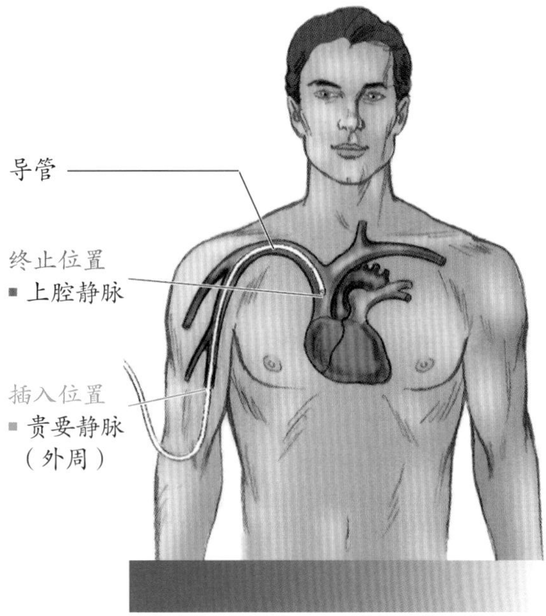
导管
终止位置
■ 上腔静脉
插入位置
■ 贵要静脉（外周）

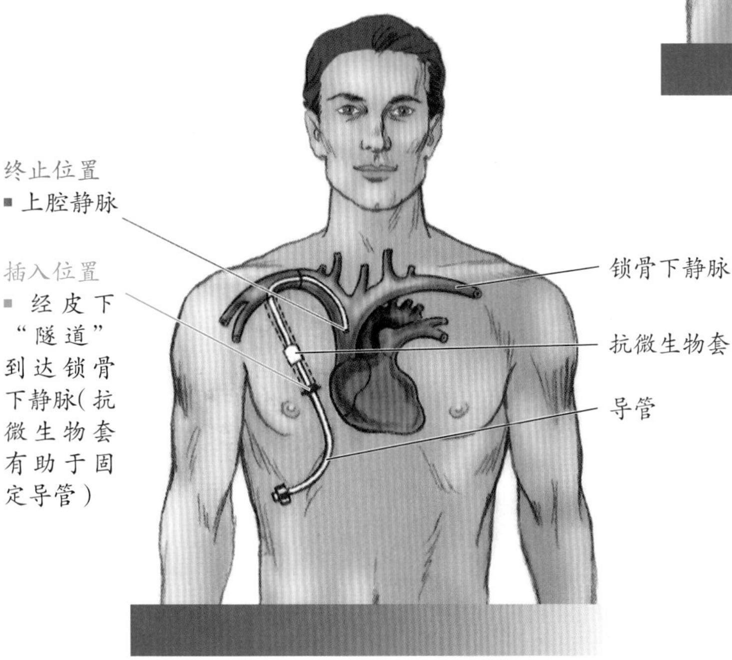
终止位置
■ 上腔静脉
插入位置
■ 经皮下“隧道”到达锁骨下静脉(抗微生物套有助于固定导管)
锁骨下静脉
抗微生物套
导管

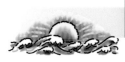

波形分析

了解 CVP 波形

当中心静脉导管连接到压力监测系统时，床旁监测仪通常可以显示 CVP 数值、波形和心电图（ECG）。将 CVP 波形与 ECG 同步有助于识别波形的各个组分。应记住：心脏电活动在时间上早于心脏收缩和舒张的机械活动。

电活动对照

心电图上的 P 波反映心房去极化，然后心房收缩，心房压力增加。对应于心电图上的 PR 间期，CVP 波形上的 a 波代表心房收缩。

CVP 波形上的 x 波代表了当心房将血液排入心室后心房松弛，心房收缩后压力下降。

伴随心动周期的进展，三尖瓣关闭，产生一个小的后凸，称为 c 波。

在舒张过程中，静脉血充盈心房，产生另一个压力升高即 v 波，这与 ECG 上的 T 波相对应。

心房充盈后，三尖瓣开放。右心房的大部分血液被动地排空入右心室，导致心房压力下降。在 CVP 波形上，这种下降表现为 y 下降支。

a 波和 v 波的高度几乎相同，表明心房收缩和心房舒张产生的压力大致相同。因此，右心房压力记录为平均值。

正常波形

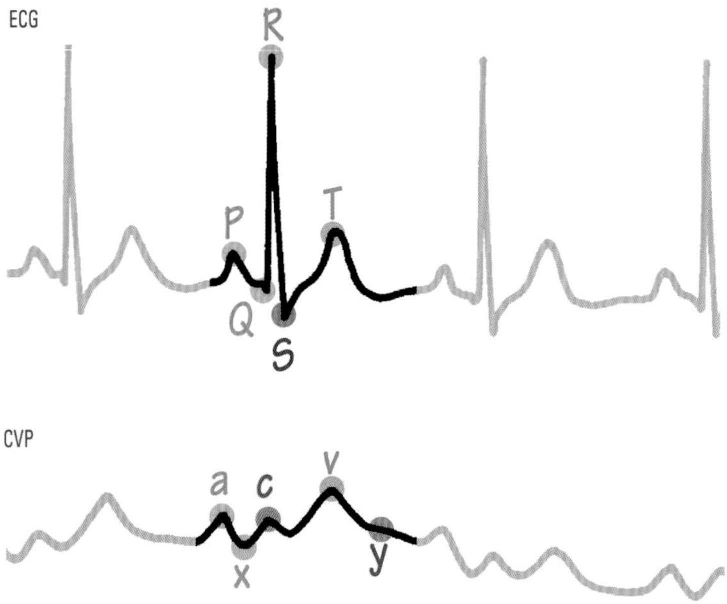

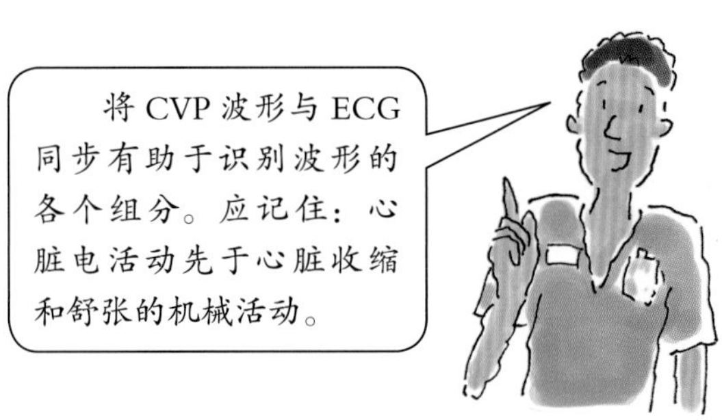
将 CVP 波形与 ECG 同步有助于识别波形的各个组分。应记住：心脏电活动先于心脏收缩和舒张的机械活动。

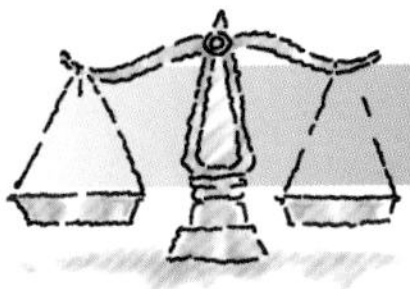

测量值

CVP 正常值

CVP 或右心房压反映右心室功能和舒张末压。

导致 CVP 上升的原因

- 右心衰竭
- 容量超负荷
- 三尖瓣狭窄或反流
- 缩窄性心包炎
- 肺动脉高压
- 心脏压塞
- 右心室心肌梗死

正常值

正常平均压范围：2~6 mmHg（3~8 cmH_2O）

导致 CVP 下降的原因

- 循环血容量减少

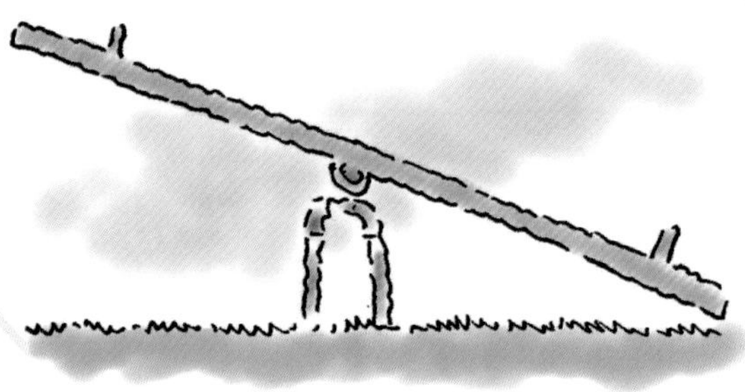

CVP 关键点：

- CVP 的重要性在于反映心脏与回心血液如何相互作用。
- 心室收缩开始前的 CVP 值代表了右心前负荷。
- CVP 正常值很低。
- 正常情况下，前负荷不是心排出量的主要决定因素，而是用于微调心排出量。
- CVP 值不应单独使用，而应结合临床背景，最好是在测量心排出量时使用。

[经许可，引自 Magder, S. Understanding Central Venous Pressure: Not A Preload Index?. Current Opinion in Critical Care, 2015, 21(5):369−375]

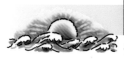

波形分析

认识异常 CVP 波形

a 波增高

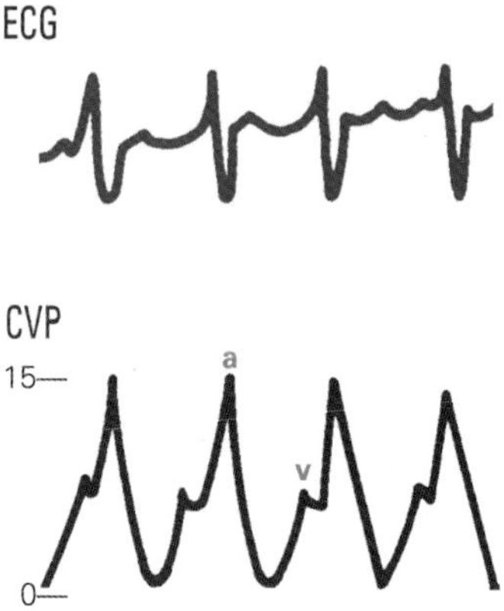

生理原因

- 心室的充盈阻力增加
- 心房收缩增强

相关疾病

- 心力衰竭
- 三尖瓣狭窄
- 肺动脉高压

v 波增高

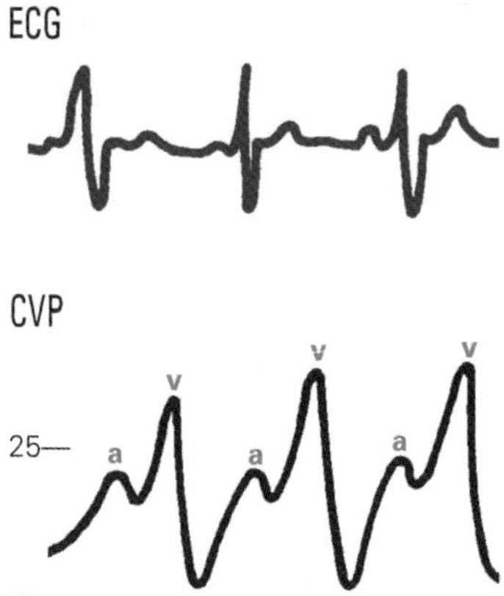

生理原因

- 反流

相关疾病

- 三尖瓣反流
- 因心力衰竭导致三尖瓣关闭不全

a 波缺失

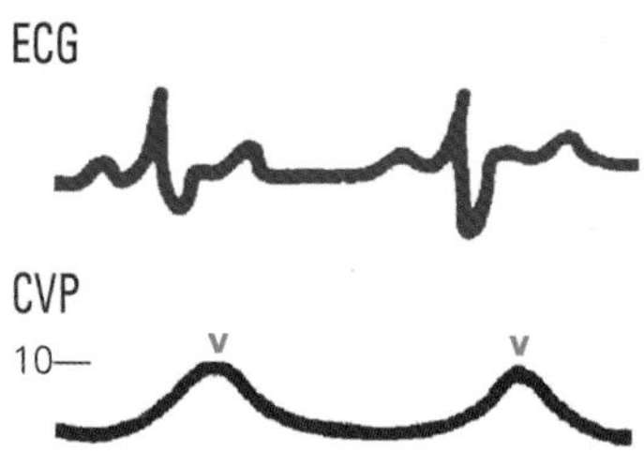

生理原因

- 心房收缩下降或缺失

相关疾病

- 房颤
- 交界性心律失常
- 心室起搏

a 波和 v 波均增高

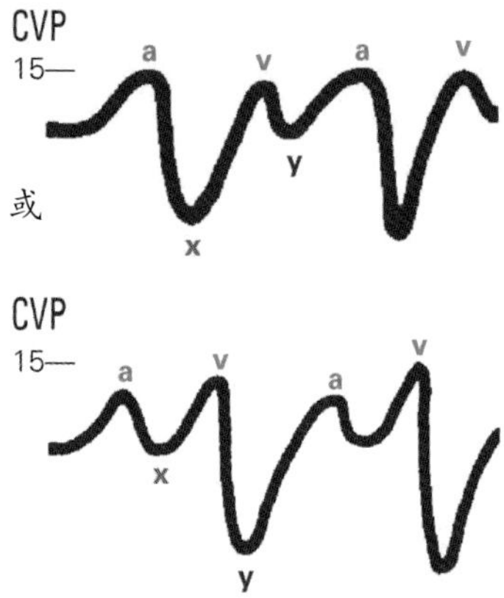

生理原因

- 心室充盈阻力增加导致 a 波增高
- 功能性反流导致 v 波增高

相关疾病

- 心脏压塞（y 降支比 x 降支更小）
- 缩窄性心包疾病（y 降支超过 x 降支）
- 心力衰竭
- 高血容量
- 心房肥厚

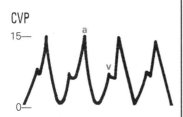

应用水压计测量 CVP

为了获得准确的 CVP 读数，需确保压力计底部与患者的右心房（零参考点）在同一平面。压力计通常包含一个调平杆，以方便快速找平零参考点。

调整压力计位置后，检查三通旋塞阀。按照下图所示，将其旋转到不同的位置可控制液体流向。也可采用四通旋塞阀。

所有通路被阻断

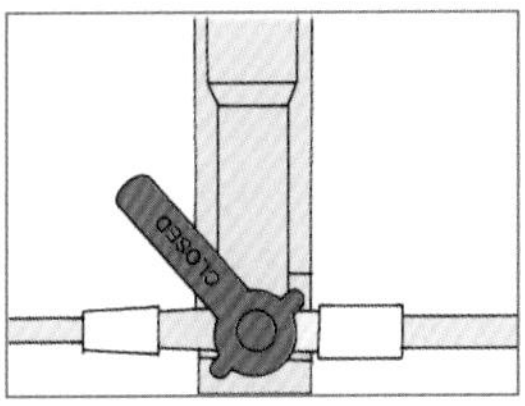

压力计与患者连通

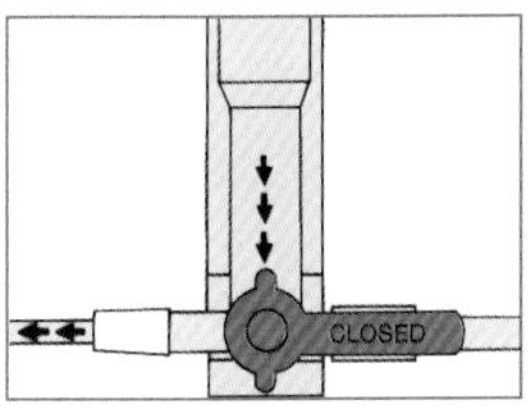

静脉输液管与压力计连通

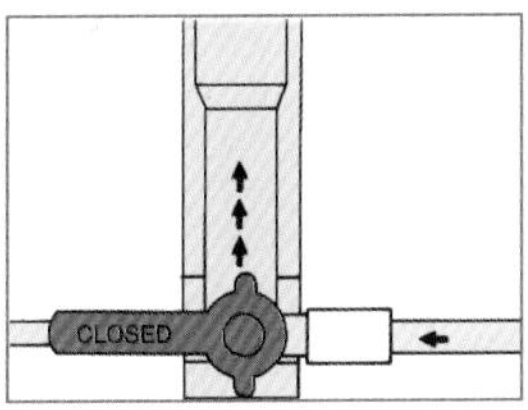

静脉输液管与患者连通

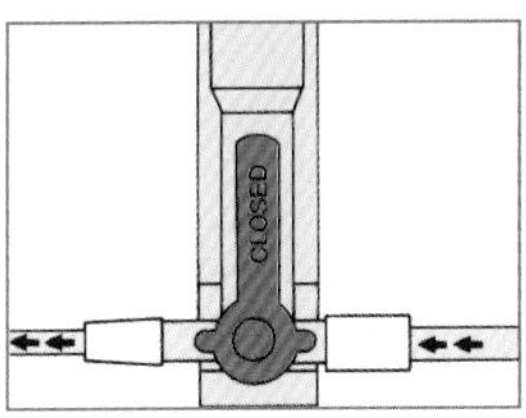

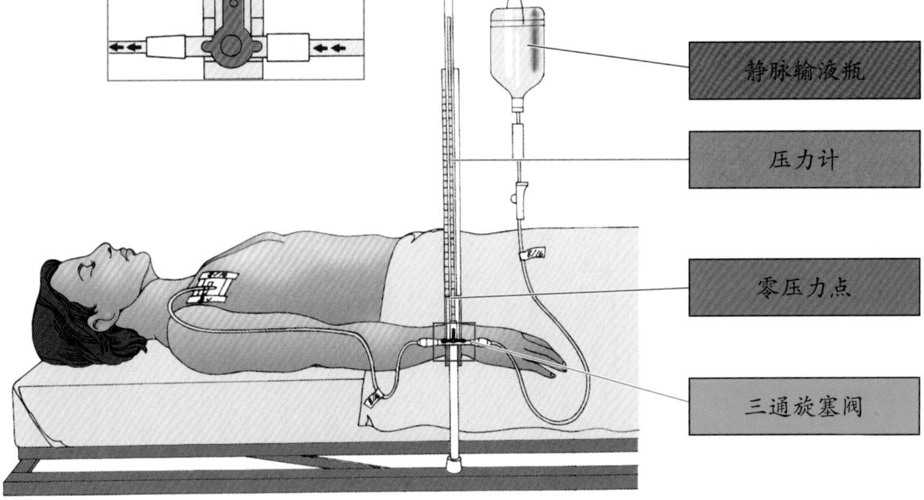

压力数值单位的转换

尽管目前大多数设备都使用压力传感器系统来测量 CVP，但仍有一些设备在沿用第一代测量 CVP 的装置——水压计。这两种方法都能测量右心房压力，压力传感器的测量值单位为 mmHg，水压计为 cmH_2O。如果您的设备同时使用压力传感器和水压计，可能需要转换压力值。

下列公式可将 cmH_2O 转换成 mmHg：

$$cmH_2O \div 1.36 = mmHg$$

相反，下列公式可将 mmHg 转换成 cmH_2O：

$$mmHg \times 1.36 = cmH_2O$$

减少 CVP 监测的并发症

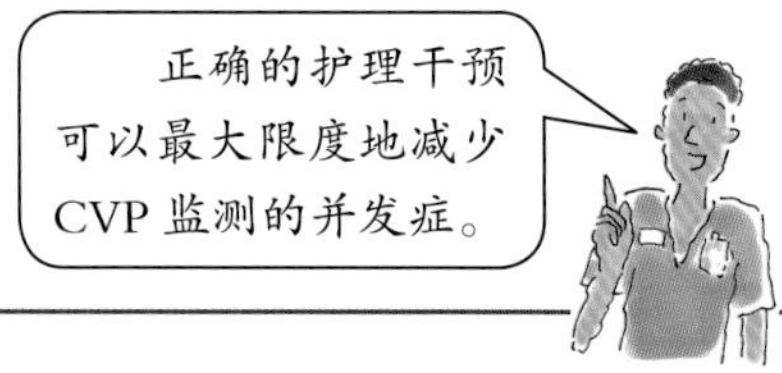
正确的护理干预
可以最大限度地减少
CVP 监测的并发症。

问 题	症状和体征	可能原因
感染	• 穿刺点红肿、发热、压痛、肿胀 • 可能有脓性物质渗出 • 局部皮疹或脓疱 • 发热、寒战、精神萎靡 • 白细胞增多	• 在置入导管或导管护理期间未能保持无菌操作 • 敷料潮湿或变脏 • 免疫功能低下 • 导管或经导管输注的溶液受到污染 • 频繁开放导管或长期使用单一静脉通路 • 在旋接静脉输液端口时，未使用良好的抗菌技术
肺炎，胸腔积血，乳糜胸，胸腔积液	• 受累侧呼吸音减弱 • 胸腔积血，由于出血导致血红蛋白下降 • 胸片异常	• 同一条静脉长期、重复使用 • 既往存在心血管疾病 • 导管置入或更换过程中刺伤肺 • 肺内或肺外的大血管刺伤出血 • 淋巴结刺伤伴淋巴液渗漏 • 通过渗漏的导管使溶液注入胸腔
气栓	• 呼吸窘迫 • 呼吸音不对称 • 脉搏减弱 • CVP 增加 • 血压降低 • 意识改变或丧失	• 在导管置入或更换过程中空气进入中心静脉系统；或导管发生意外的破损、切割或折断，使空气进入中心静脉系统
血栓	• 穿刺处水肿 • 红斑 • 同侧手臂、颈部和面部肿胀 • 静脉走行处疼痛 • 发热，精神萎靡 • 胸痛 • 呼吸困难 • 发绀	• 流速缓慢 • 导管材料的成分［聚氯乙烯（PVC）导管更容易形成血栓］ • 患者高凝状态 • 之前就存在肢体水肿 • 输注刺激性溶液

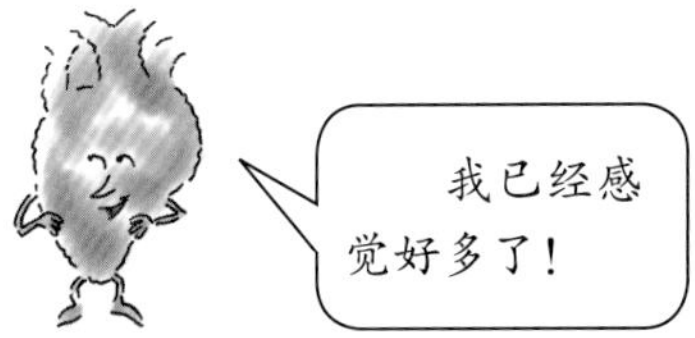

护理干预	预 防
• 密切监测生命体征 • 采用无菌技术重新更换导管敷料 • 使用氯己定浸渍海绵消毒穿刺点 • 根据培养结果，使用抗生素或抗真菌药物进行系统治疗 • 必要时拔除导管 • 抽取中心血和外周血进行培养；如果两种血液中都出现了同一病原体，则导管是主要的感染源，应拔除导管 • 如果培养结果并不相同，但呈阳性，也可移除导管或通过导管给药治疗感染 • 如果拔除导管，应按规定对导管尖端进行细菌培养 • 记录干预措施	• 保持无菌技术。适时使用无菌手套、口罩和无菌服 • 按规定在输液或抽血之前清洁端口 • 遵守敷料更换原则 • 立即更换潮湿或脏的敷料 • 如果导管位于腹股沟区或气管造口附近，则应提高敷料更换频率。如果需要进行气管切开处护理，应在完成导管敷料更换后进行 • 输液前检查溶液是否混浊，检查输液容器是否泄漏 • 导管可频繁更换 • 尽可能保持整个系统的密闭性
• 通知医生 • 拔除或辅助拔除导管 • 遵医嘱吸氧 • 准备并协助插入胸腔引流管 • 记录干预措施	• 插管时，将一毛巾卷置于双侧肩胛骨之间，使患者保持头低位，以尽量扩张和暴露颈内静脉或锁骨下静脉 • 评估是否存在液体渗漏的早期迹象（肩部、颈部、胸部和手臂肿胀） • 确保患者制动，做好插管准备。不能配合制动的患者可能需要镇静或送往手术室操作
• 立即夹闭导管 • 左侧卧位，头低位，使空气能够进入右心房。并保持此姿势 20~30min • 避免 Valsalva 动作，否则大量的气体进入血液会使情况恶化 • 吸氧 • 通知医生 • 记录干预措施	• 连接前，用注射器推注液体，清除管道中的所有空气 • 教导患者在插管和换管时行 Valsalva 动作 • 使用空气清除过滤器 • 使用具有空气检测能力的输液泵 • 使用可锁定接头的连接管，用胶带固定连接，或对所有连接使用锁定装置
• 通知医生 • 如有可能，移除导管 • 考虑抗凝或溶栓治疗 • 通过诊断性检查确诊血栓 • 局部采用温湿加压 • 不要使用患侧肢体进行后续静脉穿刺或血压测量 • 记录干预措施	• 使用输液泵稳定流速，或定期冲洗导管 • 使用不易形成血栓的材料制成的导管，或使用有抗凝涂层的导管，以防止血栓形成 • 稀释具有刺激性的溶液 • 使用 0.22μm 的滤器进行输液

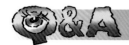

Q&A

看图回答

写出下面每个插图中中心静脉插管的位置。

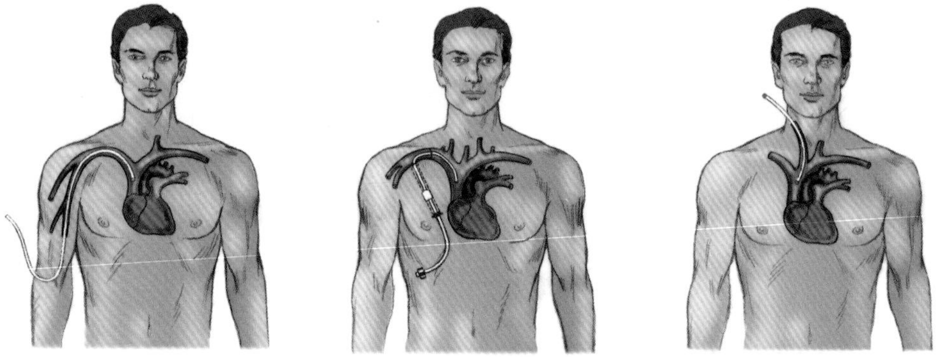

1. ____________ 2. ____________ 3. ____________

配对选择

将右图中的异常 CVP 波形与左列中的描述相匹配。

1. a 波增高____________

2. a 波缺失____________

3. v 波增高____________

4. a 波和 v 波均增高____________

A.

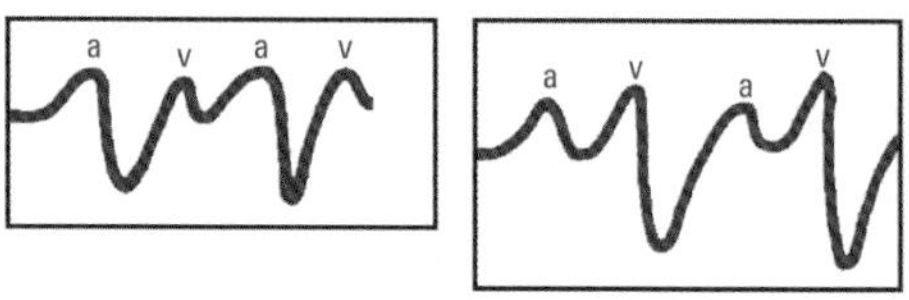

B.

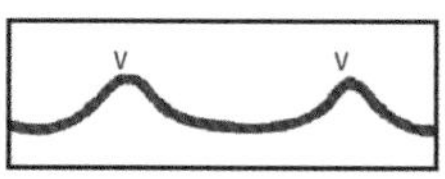

C.

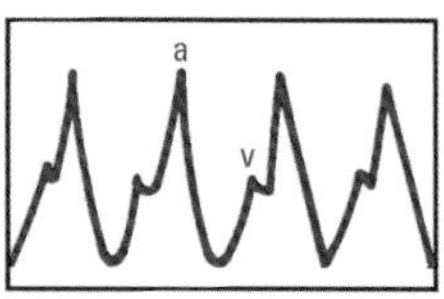

D.

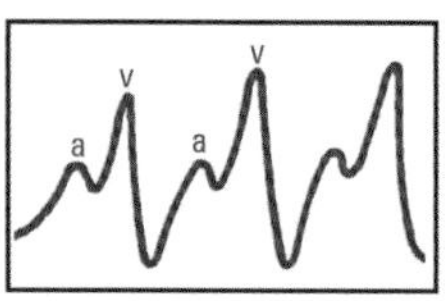

答案 看图回答：1. 贵要静脉，2. 锁骨下静脉，3. 颈内静脉。配对选择：1. C，2. B，3. D，4. A。

参考文献

Lippincott's Nursing Procedures & Skills. Philadelphia: Lippincott Williams & Wilkins, 2019.（注：英文原著中该条参考文献未提供作者，故保留原参考文献格式）

Magder S, 2015. Understanding Central Venous Pressure: Not a Preload Index? Current Opinion in Critical Care, 21(5): 369–375.

McLaughlin M A, 2014. Cardiovascular Care Made Incredibly Easy. 3rd ed. Philadelphia: Lippincott Williams & Wilkins.

Rajasekhar A, Streiff M B, 2017. How I Treat Central Venous Access Device-Related Upper Extremity Deep Vein Thrombosis. Blood, 129(20):2727–2736. DOI: 10.1182/blood-2016- 08-693671.

Taison B, O'Grady N P, 2017. Prevention of Central Line–Associated Bloodstream Infections. Infectious Disease Clinics of North America, 31(3):551–559.

Weigand D L, Carlson K K, 2017. AACN Procedure Manual for Critical Care. 7th ed. St. Louis: Elsevier Saunders.

第 6 章

肺动脉压监测

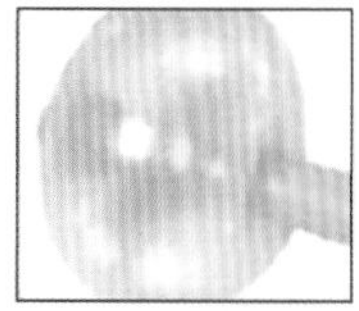

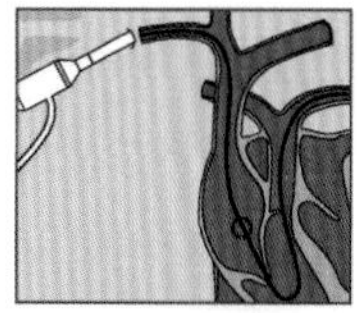

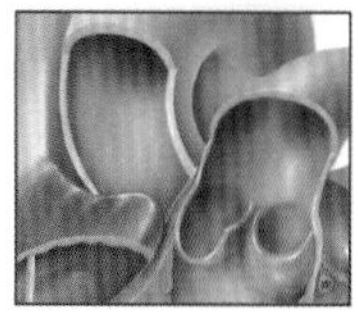

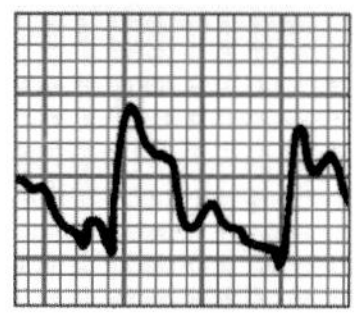

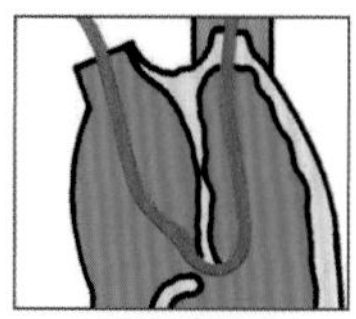

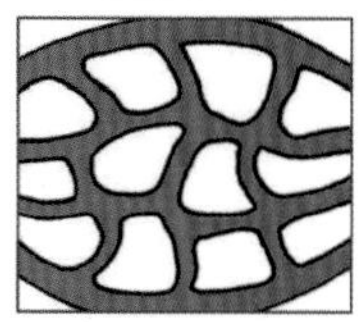

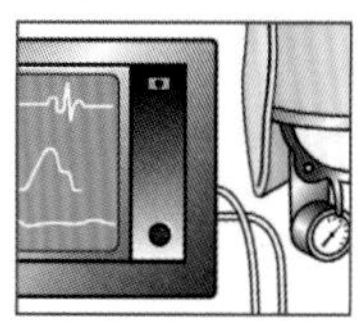

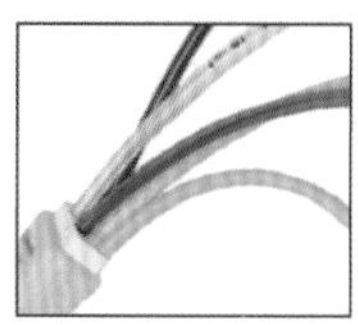

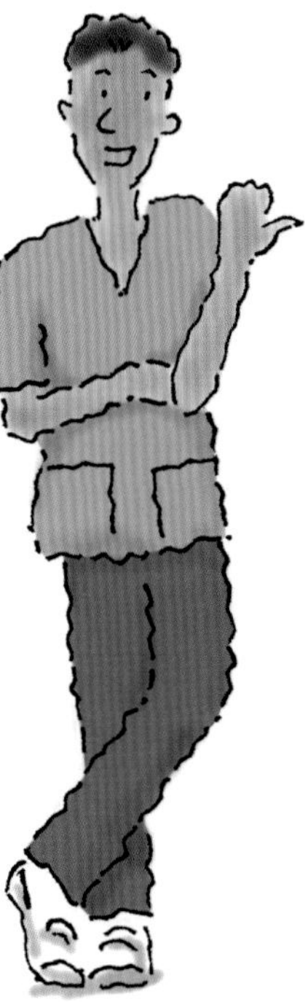

认识肺动脉压和肺动脉楔压监测

对肺动脉压（PAP）的连续测量以及对肺动脉楔压（PAWP）的间歇性测量，为评估左心室功能和前负荷提供了重要信息。

最初的PAP监测导管，称为Swan-Ganz导管，更常称为肺动脉（PA）导管，为双腔导管。现在的肺动脉导管可有多达6个管腔，以收集更多的血流动力学信息。

除了用于测量压力的远端和近端管腔外，肺动脉导管还具有球囊充气管腔，用于PAWP的测量；以及装有热敏电阻温感器的、能够测量心排出量的管腔。有些导管还为临时起搏导线提供了一个端口。其他的则有能连续测量混合静脉血氧饱和度的光学纤维束。

肺动脉导管近观

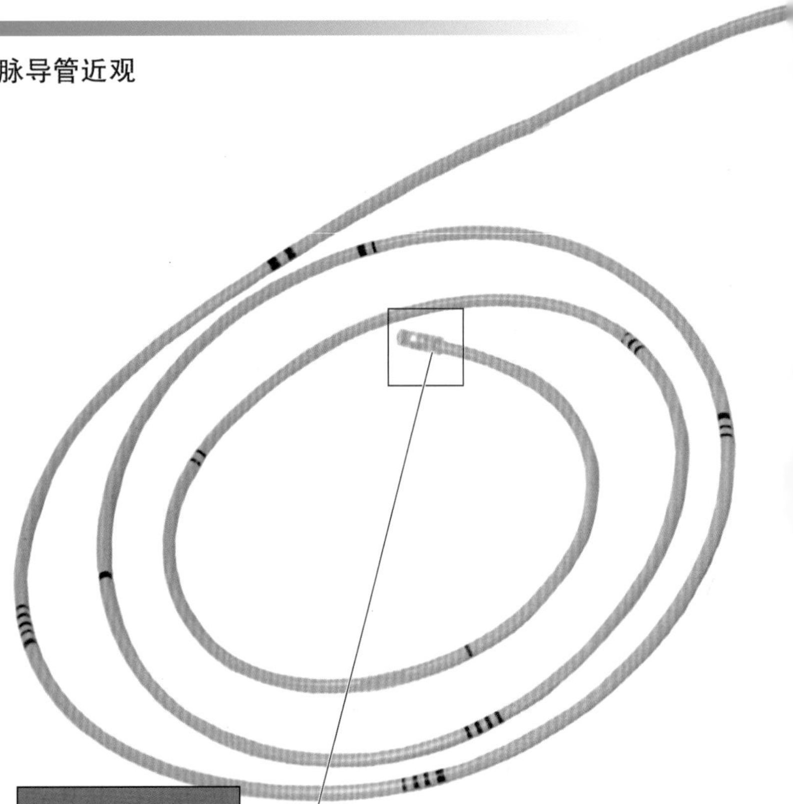

未充气的导管尖端

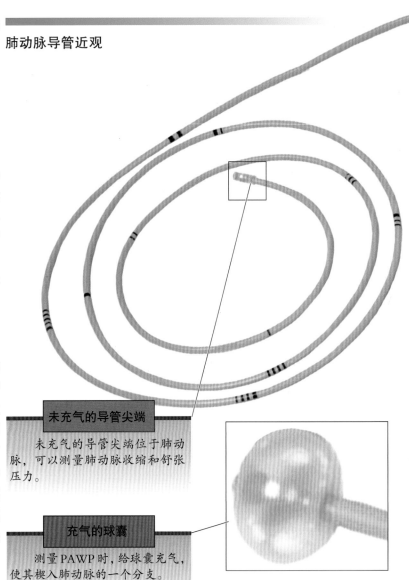

未充气的导管尖端位于肺动脉，可以测量肺动脉收缩和舒张压力。

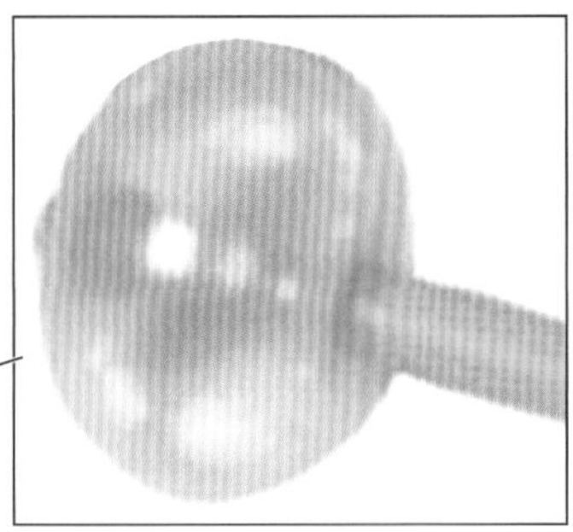

充气的球囊

测量PAWP时，给球囊充气，使其楔入肺动脉的一个分支。

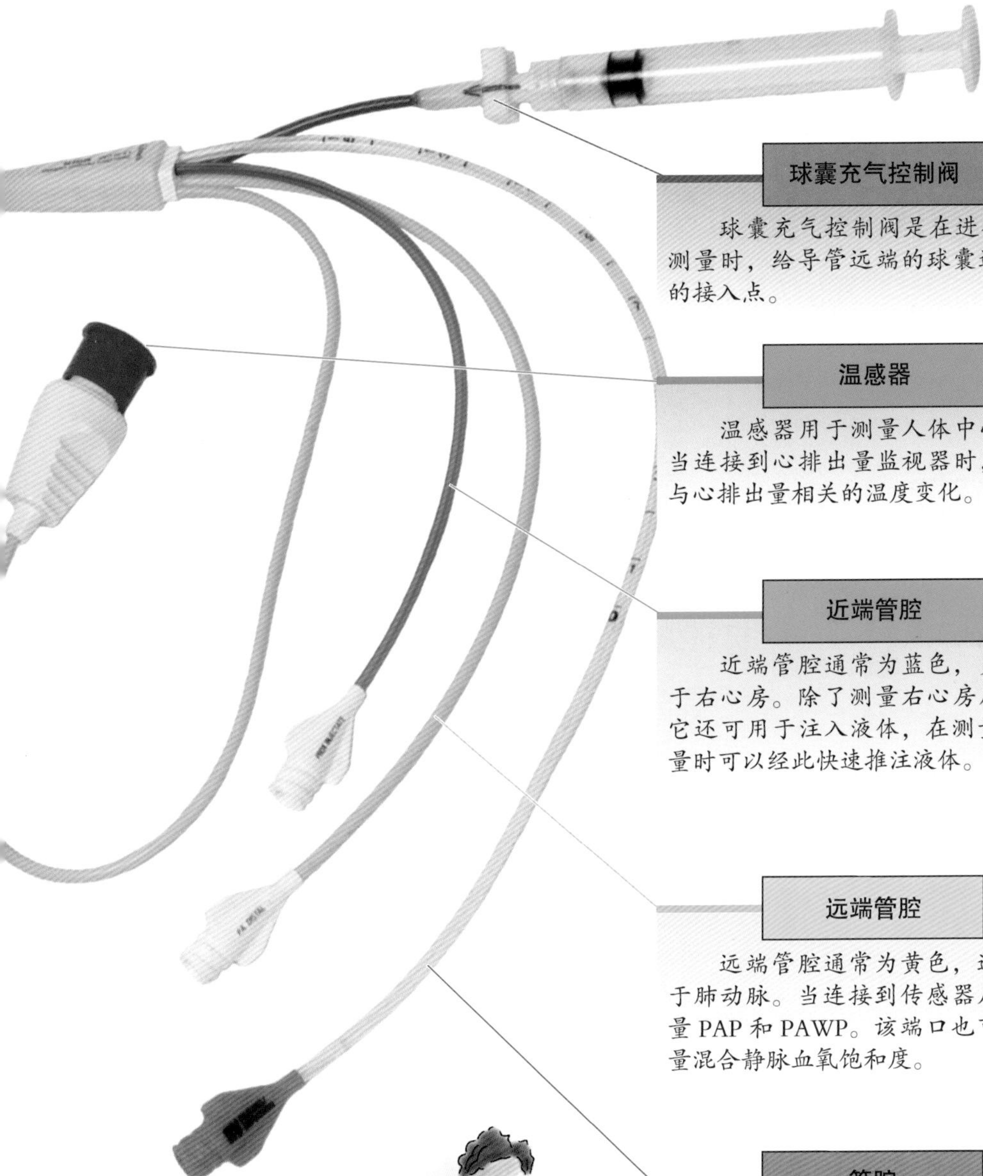

球囊充气控制阀

球囊充气控制阀是在进行PAWP测量时，给导管远端的球囊进行充气的接入点。

温感器

温感器用于测量人体中心体温。当连接到心排出量监视器时，它测量与心排出量相关的温度变化。

近端管腔

近端管腔通常为蓝色，多数开口于右心房。除了测量右心房压力外，它还可用于注入液体，在测量心排出量时可以经此快速推注液体。

远端管腔

远端管腔通常为黄色，通常开口于肺动脉。当连接到传感器后，可测量PAP和PAWP。该端口也可用来测量混合静脉血氧饱和度。

管腔

此腔可用于置入起搏电极，也可用于注射药物或输液。

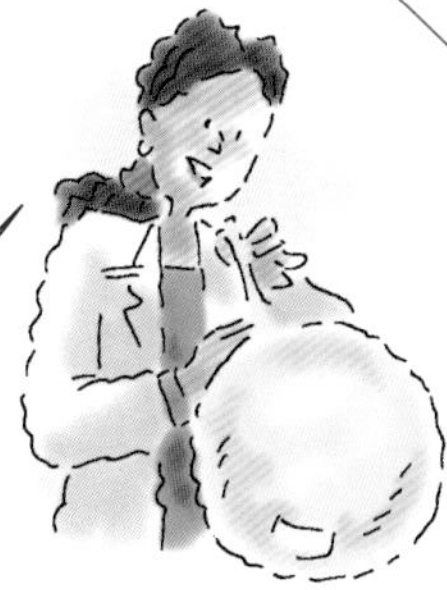

肺动脉导管具有用于PAWP测量的球囊充气腔和用于测量心排出量的热敏电阻温感器。

整体观察

如第 2 章所述，用肺动脉导管检测心脏内的压力变化需要使用充液监测系统。此系统的部件如下图所示。

PAP 监测系统组件

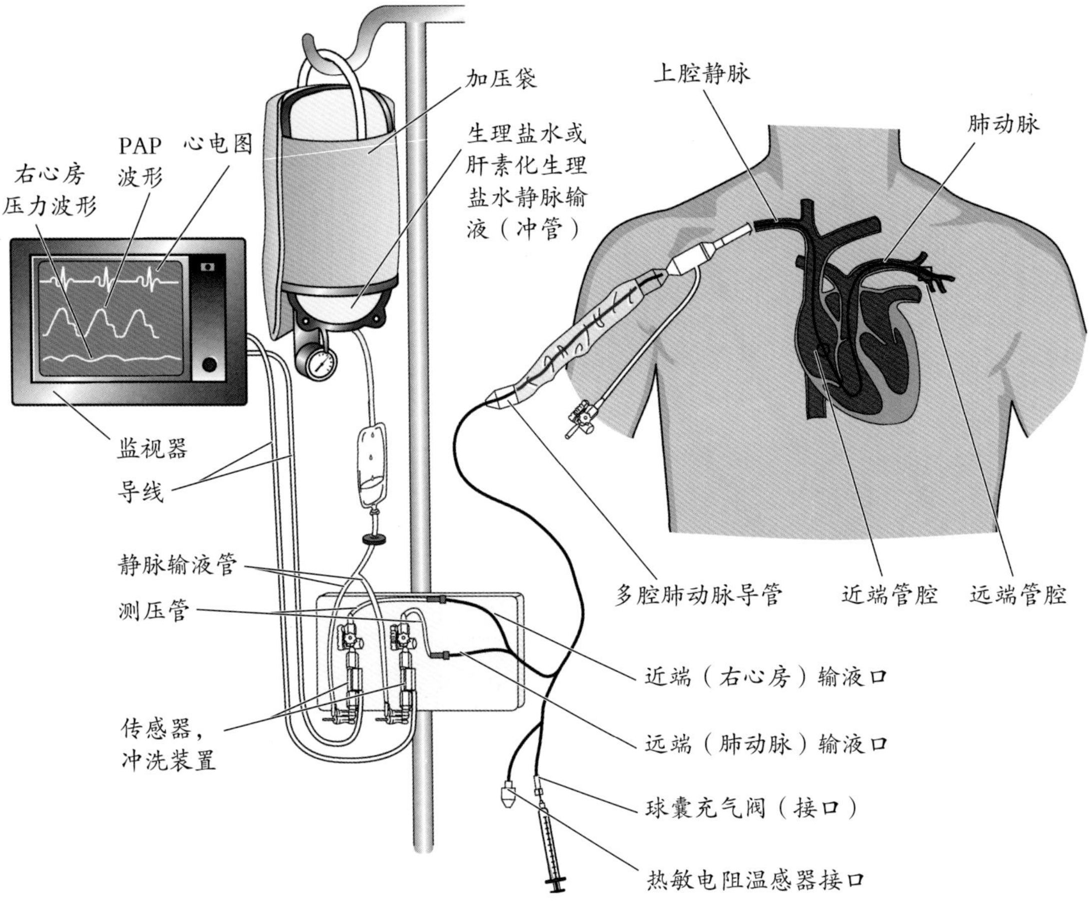

肺动脉插管

何时监测 PAP?

几乎所有急症患者都是 PAP 监测的候选者，特别是如下患者：

- 血流动力学不稳定。
- 需要液体管理或持续心肺功能评估。
- 正在接受多种或需频繁使用心脏活性药物治疗。
- 休克。
- 经历过创伤。
- 心、肺或多系统疾病。

注意事项

在插管和使用过程中，部分患者需要格外谨慎：

- 左束支传导阻滞者。
- 全身感染、可能危及生命者。

禁忌证

PAP 监测没有明确的禁忌证。然而，相对禁忌证包括：

- 严重凝血障碍。
- 右心系统植入人工瓣膜。
- 肺动脉高压。

肺动脉多腔导管的尖端有一球囊，经颈内静脉或锁骨下静脉置入。在置入导管时，由于其为流动导向，跟随静脉血从右心腔进入肺动脉，因此，通常并不需要 X 线透视辅助。此外，通过在监视器上观察肺动脉、右心房和右心室的特征性压力和波形，以帮助确定导管尖端的位置。在导管上，每 10cm 有一刻度标记，根据导管插入的距离来辅助追踪。当导管到达右心房时，气囊充气使导管通过右心室漂浮到肺动脉。然后可以通过导管尖端的一个开口测量 PAWP。导管（尖端球囊放气）位于肺动脉内，可以测量舒张期和收缩期 PAP。在测量 PAWP 以外的时间，应将球囊完全放气（长时间楔入可导致肺梗死）。

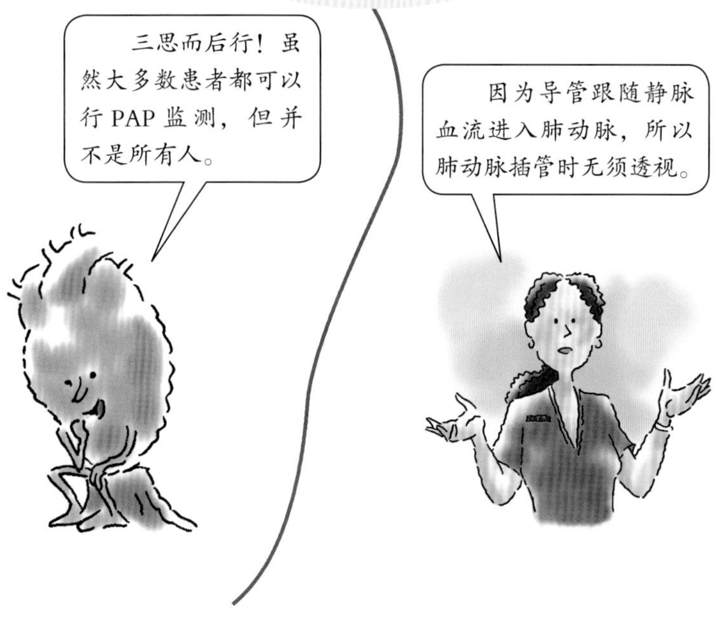

三思而后行！虽然大多数患者都可以行 PAP 监测，但并不是所有人。
因为导管跟随静脉血流进入肺动脉，所以肺动脉插管时无须透视。

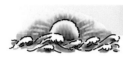

波形分析

正常肺动脉压力波形

在插入内径较粗大的静脉（通常是锁骨下静脉、颈静脉或股静脉）后，肺动脉导管通过腔静脉进入右心房、右心室和肺动脉分支。在插管过程中，随着导管经过不同的心腔，监视器上会显示出各种特征性波形。

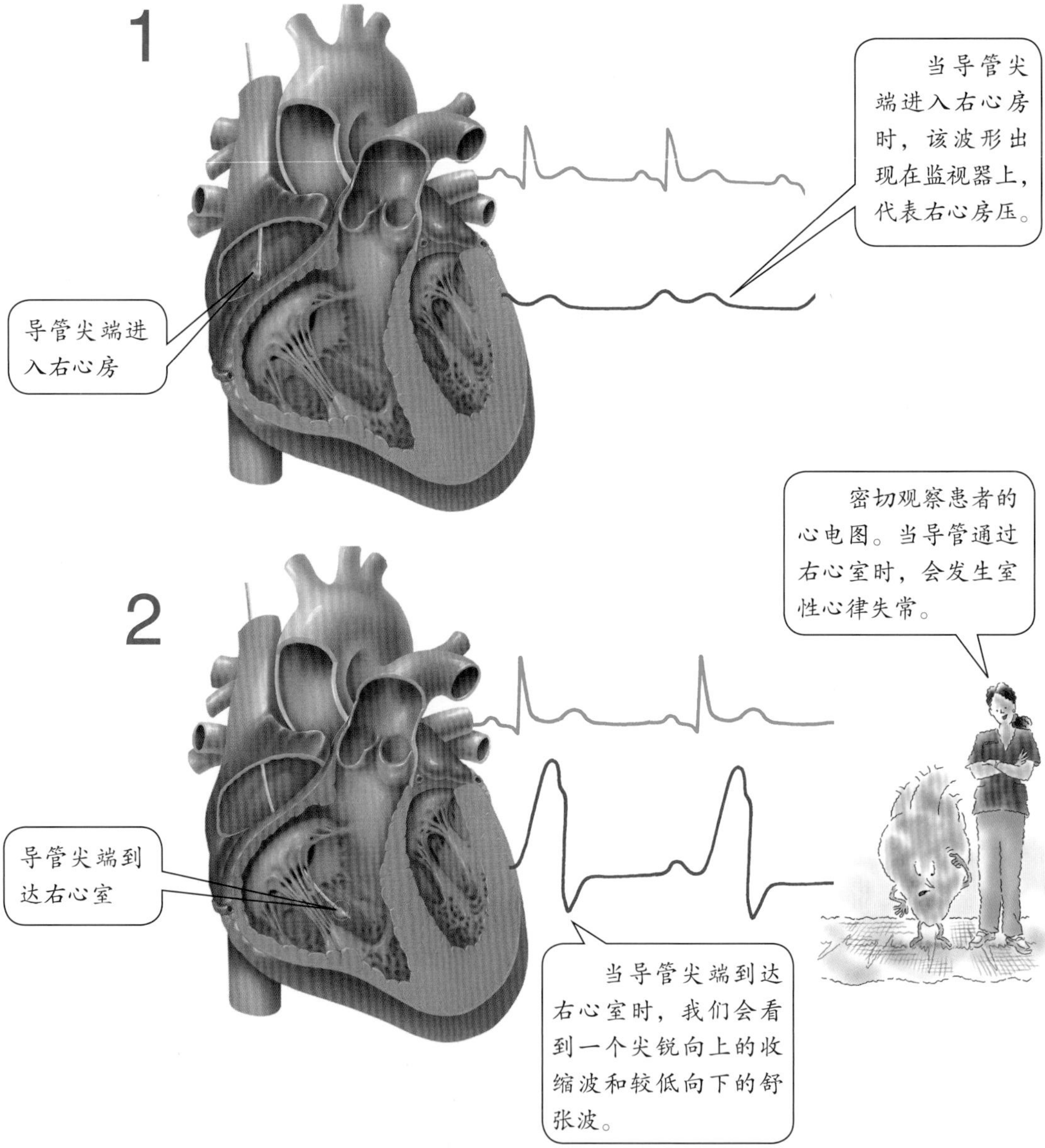

1
当导管尖端进入右心房时，该波形出现在监视器上，代表右心房压。
导管尖端进入右心房
2
密切观察患者的心电图。当导管通过右心室时，会发生室性心律失常。
导管尖端到达右心室
当导管尖端到达右心室时，我们会看到一个尖锐向上的收缩波和较低向下的舒张波。

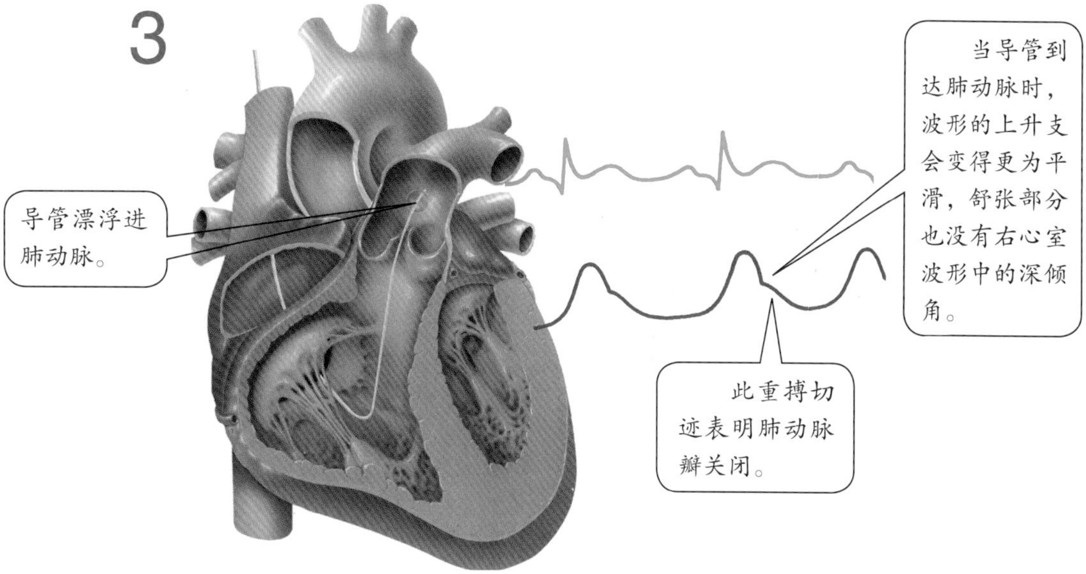
3
导管漂浮进肺动脉。
当导管到达肺动脉时，波形的上升支会变得更为平滑，舒张部分也没有右心室波形中的深倾角。
此重搏切迹表明肺动脉瓣关闭。

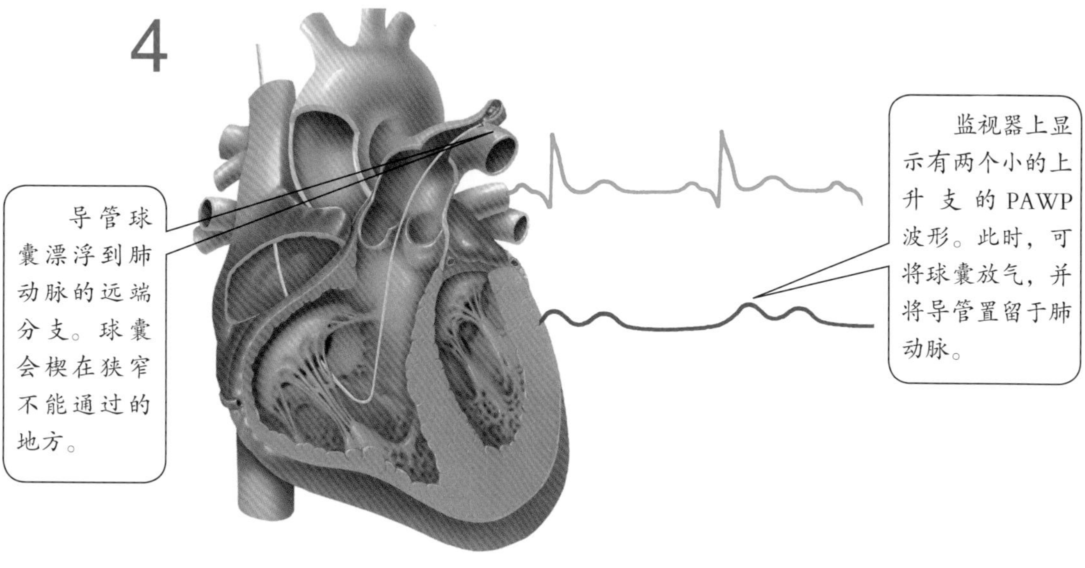
4
导管球囊漂浮到肺动脉的远端分支。球囊会楔在狭窄不能通过的地方。
监视器上显示有两个小的上升支的 PAWP 波形。此时，可将球囊放气，并将导管置留于肺动脉。

认识肺动脉压力波形

PAP 的波形与动脉血压波形相似，只是压力较低（与体循环动脉压相比，PAP 较低）。

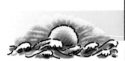

波形分析

PAP 波形

下图是一个正常的 PAP 波形，选用了数值较低的压力标尺，以便将图形放大。该波形显示 PAP 为 32/12 mmHg。

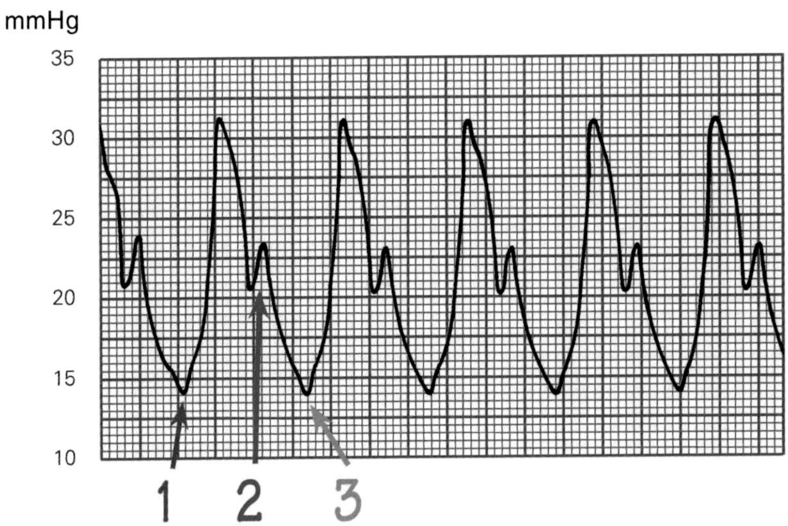

1 收缩期射血进入肺动脉

2 肺动脉瓣关闭（重搏切迹）

3 舒张末期

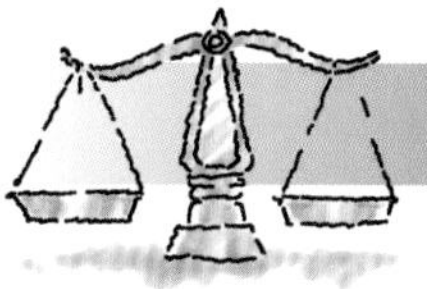

测量值

正常 PAP 参数

PAP 监测可以提供大量的心内压信息。为了更好地了解心内压，可以将心脏和血管系统描绘成一个连续的环路，其中的压力不断变化，从而保持血液流动。PAP 监测记录了一些心腔和血管内的压力梯度。

压力及描述	正常值	压力增加的原因	压力降低的原因
右心室压 通常，医生只在最初置入肺动脉导管时测量右心室压力。右心室收缩压常常等于肺动脉收缩压。右心室舒张末压可反映左心室功能	收缩压： 20 ~ 30 mmHg; 舒张压： 0 ~ 5 mmHg	• 二尖瓣狭窄或关闭不全 • 肺部疾病 • 低氧血症 • 缩窄性心包炎 • 慢性心力衰竭 • 房间隔和室间隔缺损 • 动脉导管未闭 • 肺栓塞	循环血容量减少
肺动脉压（PAP） 肺动脉收缩压反映了右心室功能和肺循环压力。在没有明显肺部病变的情况下，肺动脉舒张压反映了左心室压力，特别是左心室舒张末期压力	收缩压： 20 ~ 30 mmHg; 舒张压： 6 ~ 12 mmHg; 平均压： 10 ~ 15 mmHg	• 左心衰竭 • 肺血增加（存在房间隔或室间隔缺损时，左向右分流） • 导致肺动脉阻力增加的任何原因，如肺动脉高压、容量超负荷、二尖瓣狭窄、急性呼吸窘迫综合征或缺氧	循环血容量减少
肺动脉楔压（PAWP） 在没有二尖瓣狭窄的情况下，PAWP 反映了左心房和左心室的压力。PAWP 的变化可以反映左心室充盈压的变化	平均压： 4 ~ 12 mmHg	• 左心衰竭 • 二尖瓣狭窄或关闭不全 • 心脏压塞	循环血容量减少

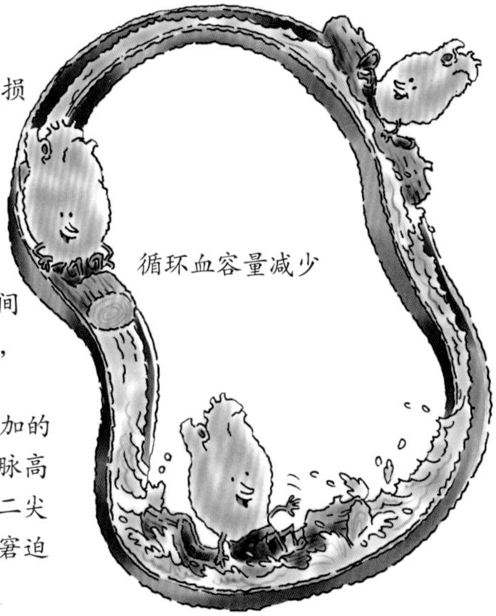

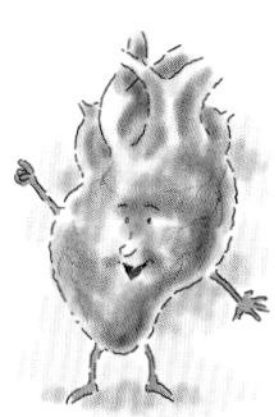

PAP 监测记录了一些心腔和血管内的压力梯度。

肺动脉压

肺动脉插管后，可以连续监测肺动脉收缩压和舒张压。

记忆板

PAS *vs*. PAD

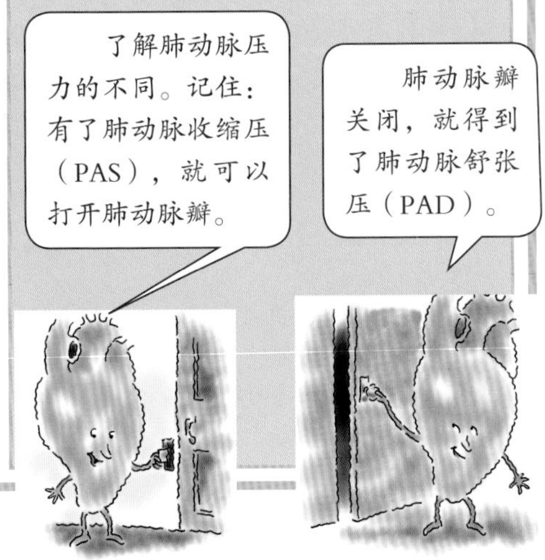
了解肺动脉压力的不同。记住：有了肺动脉收缩压（PAS），就可以打开肺动脉瓣。
肺动脉瓣关闭，就得到了肺动脉舒张压（PAD）。

认识肺动脉压（PAP）

肺动脉舒张压

肺动脉舒张压表示当肺动脉瓣关闭、二尖瓣开放时所测得的肺血管床的阻力。在一定程度上（在理想的绝对正常条件下），肺动脉舒张压也可反映左心室舒张末期压力。

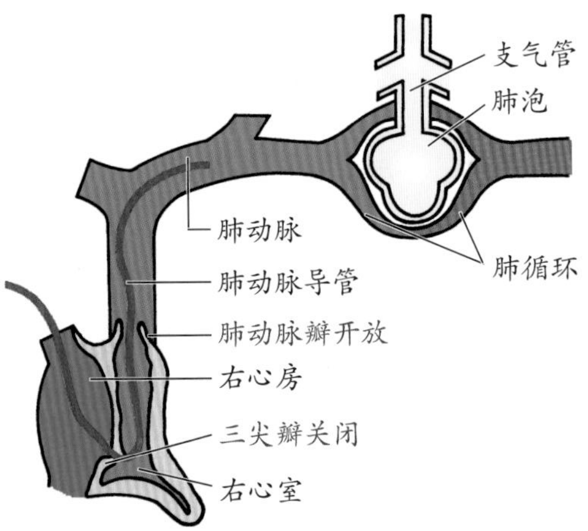

肺动脉收缩压

肺动脉收缩压反映了右心室收缩期射血情况，简言之，即测量肺动脉瓣打开且将血液喷射到肺循环中所需的压力。当肺动脉瓣打开时，肺动脉收缩压应与右心室收缩压相同。

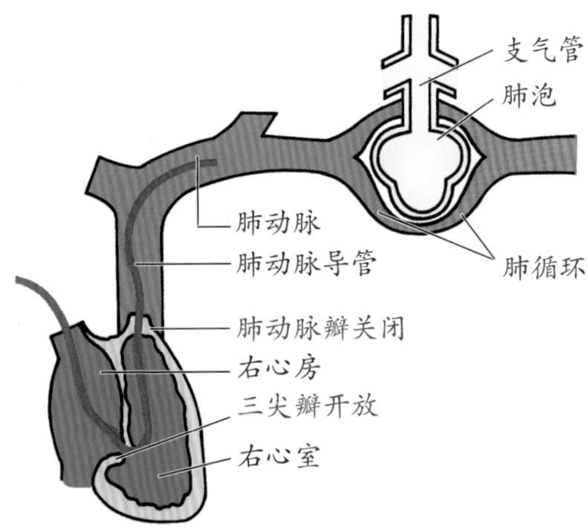

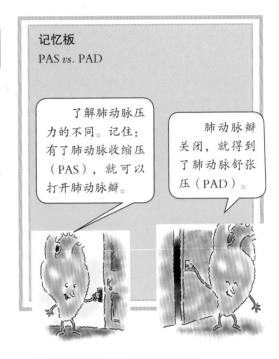

肺动脉楔压

肺动脉楔压（PAWP）反映了左心房和左心室的压力。在测量 PAWP 时，需要将肺动脉导管尖端球囊充气，然后顺静脉血向下游漂浮，抵达较小的、肺动脉远端分支。由于导管气囊的楔入和阻挡，更远端的肺动脉前向血流中断，因此 PAWP 波形反映左心系统回传的压力；而当球囊放气时，则可获得类似于右心房的波形。

楔入位置

下图显示了在 PAWP 测量期间肺动脉导管及其充气尖端的定位。

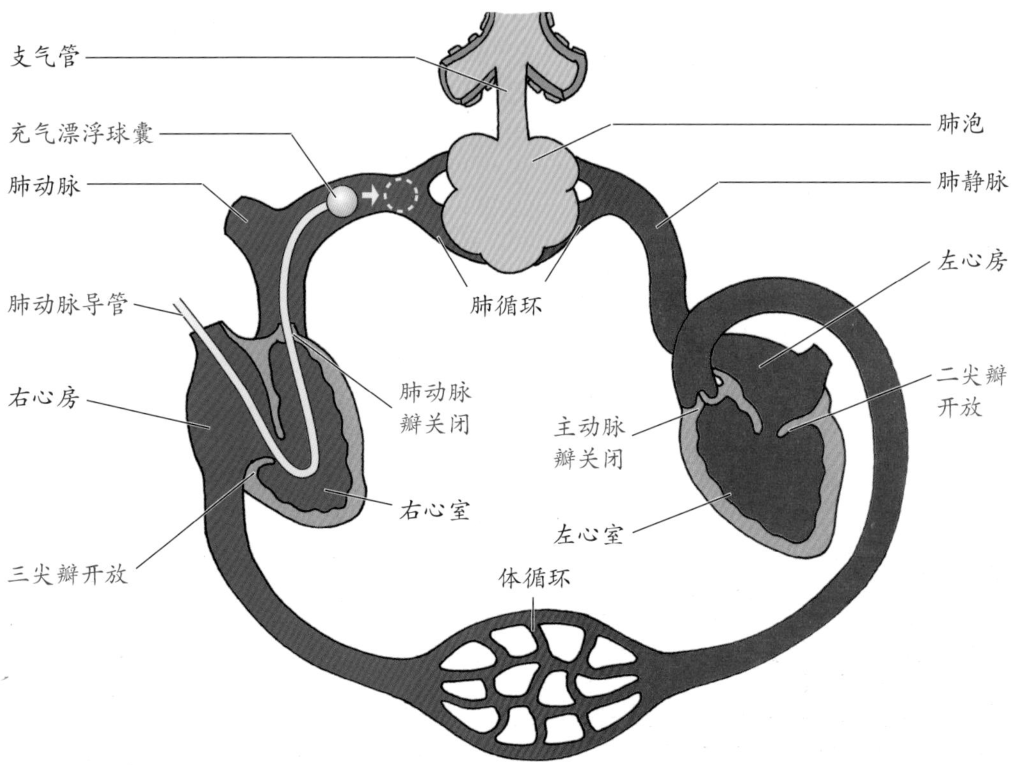

PAWP 测量

让充气的球囊漂浮在远端肺动脉中，即可获得 PAWP。由于存在肺动脉破裂的风险（一种少见但危及生命的并发症），因此在进行 PAWP 测量时应极其谨慎。操作者应了解所在医院的设备政策，如哪些人员可以行 PAWP 测量。需确保完全熟悉心内波形并遵循以下步骤：

1 开始前请确定传感器已经正确调平、调零。取下与球囊充气阀连接的注射器，吸入 1.5 mL 空气，然后将吸入空气的注射器与球囊充气阀重新连接。观察监视器，缓慢平稳地向球囊内注入空气。当监视器上显示了楔入波形时，立即停止向球囊充气。注意：切勿将球囊充气超过获得楔入波形所需的体积，否则肺动脉可能会破裂。

2 在呼气末读取 PAWP 读数。

3 将肺动脉波形改变为楔入波形所需的空气量通常为 1.25~1.5 mL。如果注射空气量少于 1.25mL 时就出现楔入波形，应怀疑导管已移至更远端的分支，需重新定位。如果球囊位于更远端的分支中，则压力迹线会向监视器上方飘移，说明此时导管尖端所测得的压力是球囊内压而非 PAWP。这可能导致肺动脉破裂。

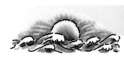

波形分析

观察 PAWP 波形

在球囊充气时，应该看到正常的 PAP 波形变平至特征性的 PAWP 波形。出现此波形后应立即停止向球囊继续充气。球囊放气后，PAP 波形应立即重现。始终让球囊被动放气，主动抽吸球囊中的空气会导致球囊破裂。

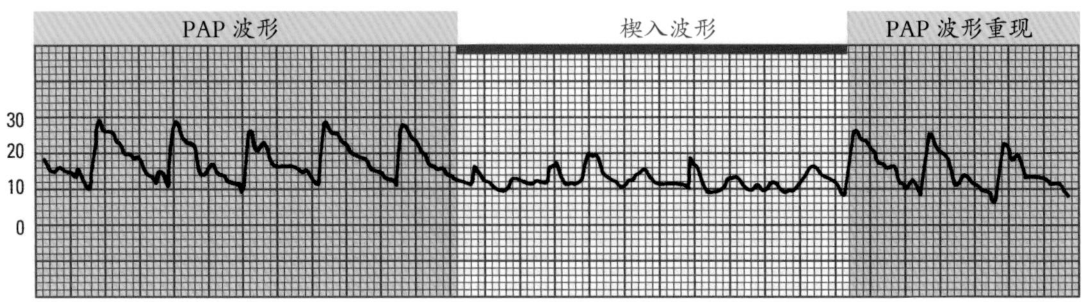

过度楔入

球囊长时间的楔入或过度充气会获得虚假升高的PAWP，这一数值并无意义。长时间的楔入或过度充气会使导管尖端闭塞，并通过以下机制使原本准确的测量结果发生扭曲：

- 感知压力的导管尖端陷入了血管壁，故所测得压力是高压冲管系统作用于闭塞的导管区的压力。
- 充气的球囊导管尖端被周围的肺动脉压迫，使得导管尖端感应到异常的压力。

轻柔操作

如果发现过度楔入波形，请轻轻地将球囊尖端放气，此时PAP波形应重新出现。然后用较少的空气重新充气，避免长时间楔入。

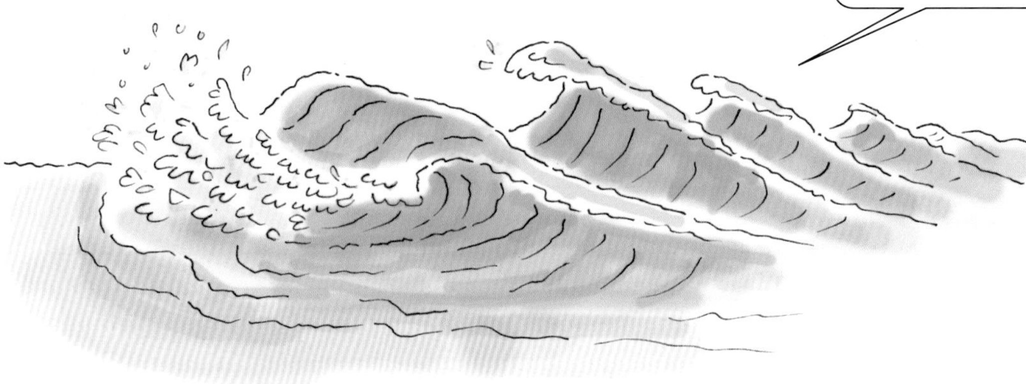

过度楔入时在PAWP波形中可见波形连续突然上升或下降，然后再次缓慢上升。

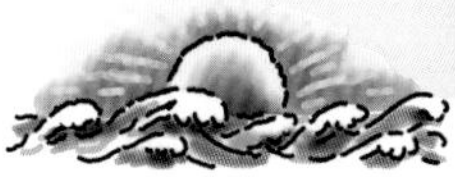

波形分析

观察过度楔入波形

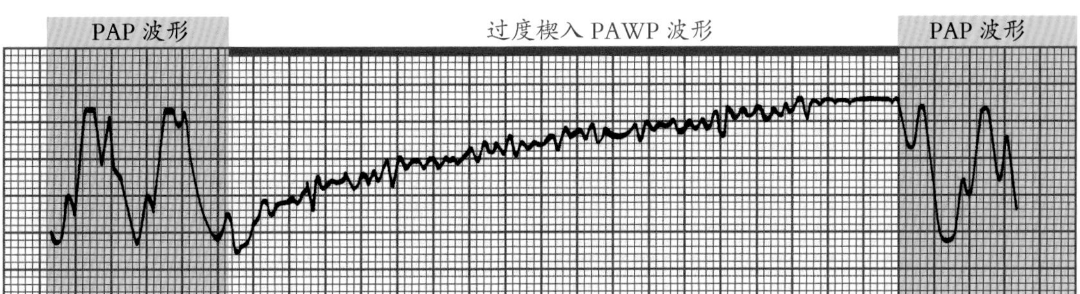

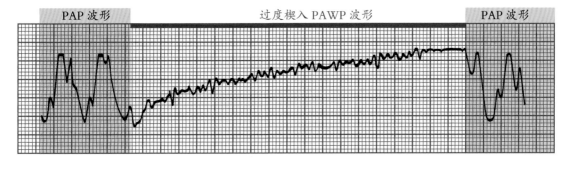

胸内压的影响

由于血管和心脏是柔韧、可压缩的组织结构，所以胸腔内呼吸压力的变化可能影响血流动力学的测量结果。在可能的情况下，应在呼气末(当患者完全呼气时)获取 PAP 和 PAWP 值。此时，胸内压接近于大气压，血流动力学参数所受的影响最小。

在呼吸周期的其他时相所获取的数据，可能会受到呼吸的干扰。例如，在吸气期间，当胸内压降低时，因为负压被传递到导管，PAP 可能假低。在呼气期间，当胸内压升高时，PAP 可能是虚高的。

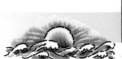

波形分析

通气对 PAP 和 PAWP 值的影响

这些波形说明了周期性呼吸压力变化如何影响 PAP 和 PAWP 的测量值，并突出呼气末是获得读数的最佳时间。

自主呼吸

正常不费力的自主呼吸对 PAP 和 PAWP 值的影响最小，如下所示。

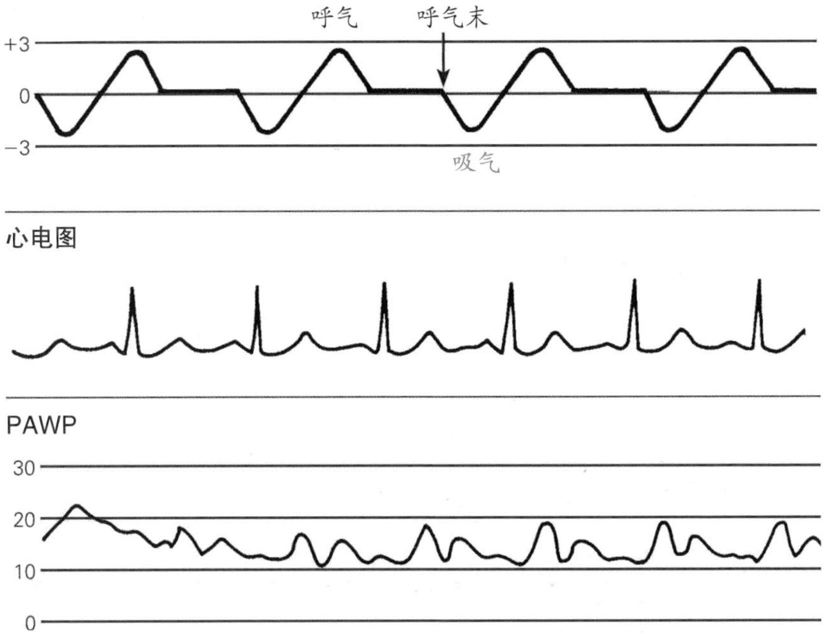

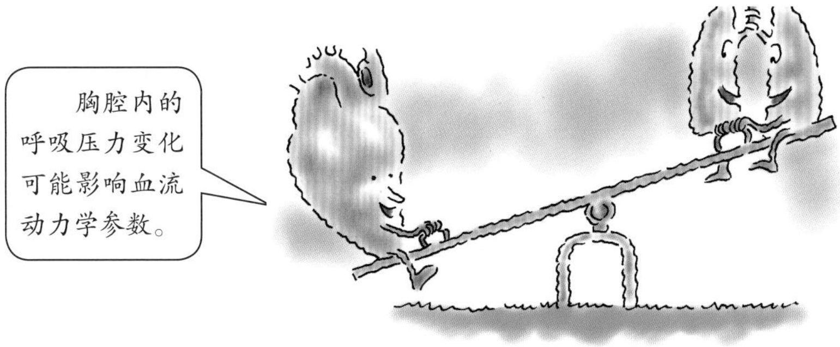
胸腔内的
呼吸压力变化
可能影响血流
动力学参数。

机械通气

当患者接受机械通气时，其 PAP 和 PAWP 波形将随着呼吸机呼吸时发生的胸内压力变化而变化。由呼吸机进行的呼吸导致吸气相胸腔内压力增加，与自然呼吸的压力变化相反。下图说明了控制模式通气（其中呼吸机以固定频率输送预设潮气量）和同步间歇指令通气（SIMV，呼吸机在特定潮气量下传送预设的呼吸次数，但患者可以用自己的呼吸来补充这些通气）的影响。当患者使用 SIMV 模式通气时，PAWP 波形基线显示了机械通气和自然呼吸的结合。

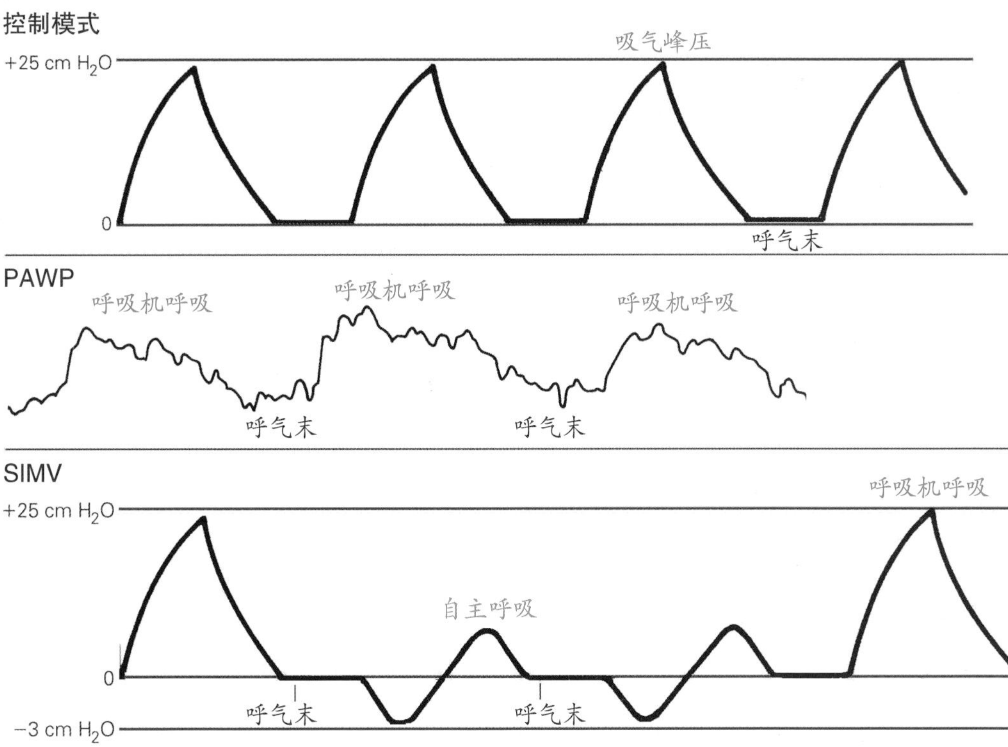

尽量减少 PAP 监测的并发症

正在使用肺动脉导管的患者可面临数种并发症的风险，因此除了在床旁监测仪上观察患者的心电图、压力波形和 PAP 值外，还应注意有无下列这些并发症的症状和体征。实施适当的护理措施可以解决或预防这些问题。

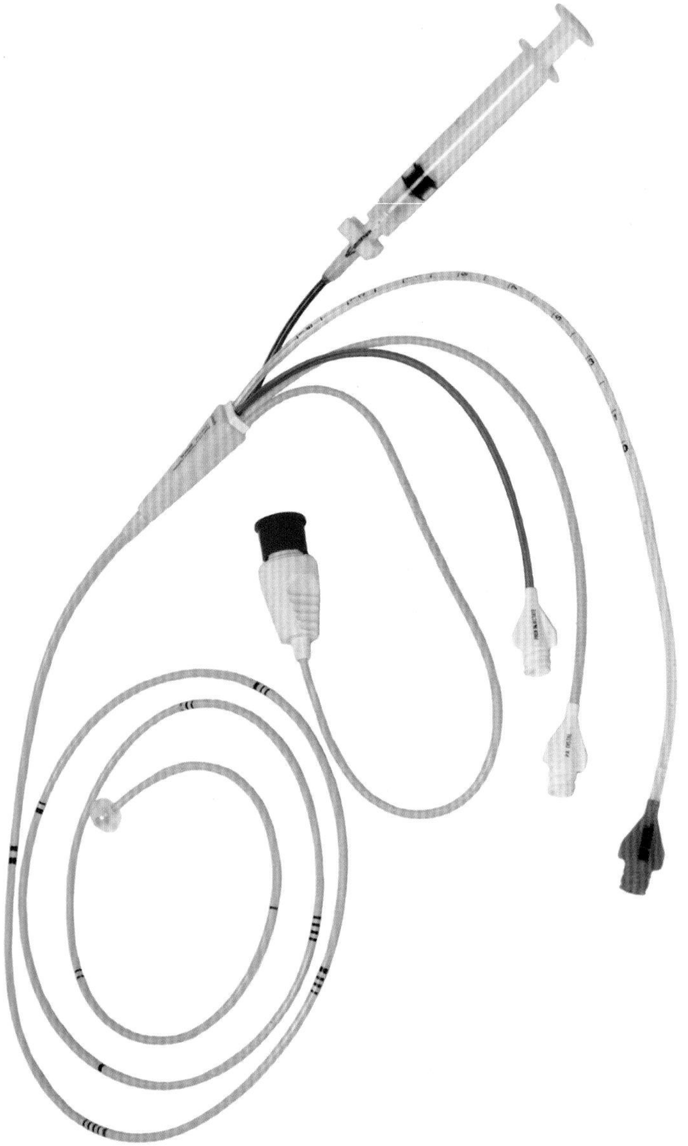

并发症和原因

菌血症
- 将细菌带入循环系统

回血
- 肺动脉导管装置泄漏
- 加压袋充气压力低于 300mmHg

穿刺点出血
- 拔管时和拔管后未充分加压止血

肺栓塞
- 血栓通过导管进入肺循环
- 冲管不充分，导致导管尖端血液凝固

肺梗死
- 导管前移并楔入分支肺动脉

肺动脉破裂
- 肺动脉高压
- 血栓
- 导管移行到肺动脉外周分支
- 导管球囊充气不当或楔入时间过长

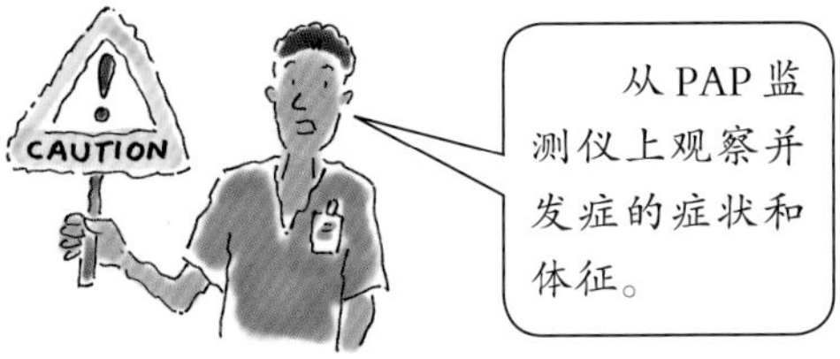
CAUTION
从 PAP 监测仪上观察并发症的症状和体征。

症状和体征	预　防
• 发热 • 寒战 • 皮温升高 • 头痛 • 不适 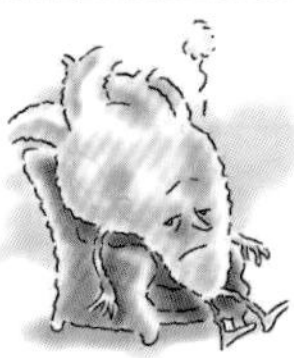	• 严格遵循无菌操作原则 • 根据实际情况调整监护仪设置
• 测压延长管中发现血迹	• 拧紧测压系统中的所有连接 • 使用后将旋塞阀旋回正确位置 • 保持加压袋充分充气
• 拔管后插管处长时间渗出或直接出血	• 拔管后保持插管处加压至少 10min • 插管处使用加压敷料 • 股血管处使用沙袋加压 1~2h • 常规评估远端循环，以确保血肿不会阻塞血流 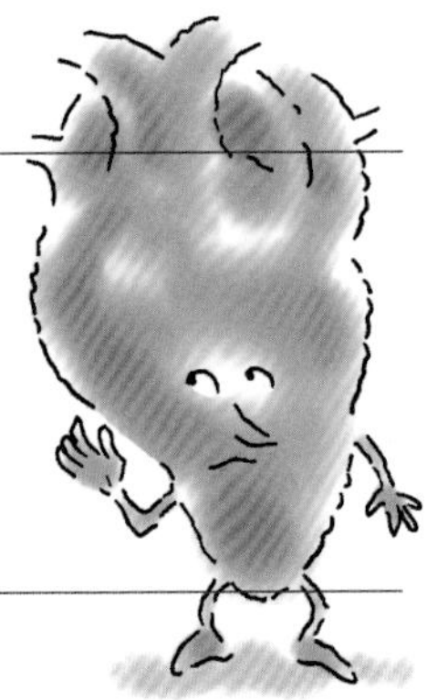
• 尖锐的胸部刺痛 • 焦虑 • 发绀 • 呼吸困难 • 呼吸急促 • 发汗	• 按医嘱给予抗凝药 • 使用连续冲洗系统 • 如果怀疑导管内血液凝结，轻轻吸出血液（带凝块），然后用冲洗液轻轻冲洗管道．
• 胸痛 • 咯血 • 发热 • 胸膜摩擦音 • 动脉血氧降低	• 不要让球囊充气超过 2 个呼吸周期或 15s • 楔入后，确保监测仪上显示正确的肺动脉波形
• 烦躁不安 • 心动过速 • 低血压 • 咯血 • 呼吸困难 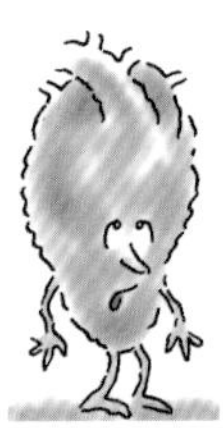	• 缓慢地向气囊内充气，直到监测仪上出现 PAWP 波形，然后让气囊被动放气 • 不要过度充气球囊 • 如果允许，重新定位移位的导管

PAP 监测系统故障排除

当患者使用肺动脉导管时，你是否知道如何应对监测仪上的非特征性波形？例如，对于不稳定的波形，应该采取什么措施？应该如何应对心电图上并发的心律失常？如何处理明显不正确的压力读数？使用下表将帮助你识别并解决这些常见问题。

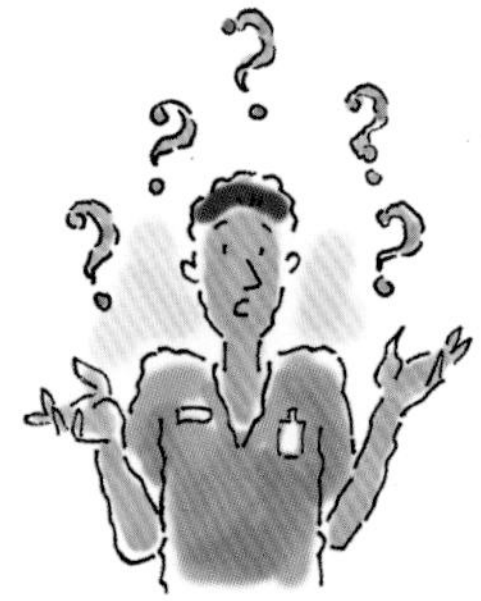

问　题	原　因	护理干预
监护仪上没有波形	• 传感器未能与导管连通 • 传感器或监测仪设置不正确 • 传感器有缺陷或有裂缝 • 导管尖端的血凝块 • 系统出现较大的泄漏，连接松动	• 检查系统的旋塞、校准、设定标尺 • 拧紧所有的连接 • 设置重新调零 • 更换传感器
高阻尼波形	• 导管或延长管内有气泡或血块 • 导管尖端紧贴血管壁 • 导管或延长管扭结或打结 • 连接松动导致系统小泄漏	• 去除导管和传感器中可见的气泡 • 用注射器轻轻抽吸凝块，恢复导管的通畅（注意：永远不要首先进行导管冲洗）。 • 通过重新调整患者位置或让患者咳嗽及深呼吸来纠正插入的导管
波形轮廓改变（高噪干扰或不稳定的轨迹）	• 导管位置不正确 • 连接松动 • 电路故障	• 重新调整患者位置 • 通过胸部 X 线片来确定导管位置 • 检查并拧紧导管和传感器设备中的连接
心室易激惹（阵发性室性心动过速或室速）	• 导管刺激心室内膜或心脏瓣膜	• 通知操作者（注：当导管在心脏内走行时，操作者可以通过保持球囊的充气状态来避免出现此问题） • 按医嘱给予抗心律失常药 • 确定是否为右心室波形
右心室波形	• 肺动脉导管移位至右心室	• 立即通知操作者，可能需重新定位

（续）

问　题	原　因	护理干预
导管摆动	● 心律失常、过度呼吸运动、高动力循环、右心室导管过长或导管尖端靠近肺动脉瓣等都可能导致导管过度摆动	● 通知操作者给导管重新定位
压力读数虚高或假低	● 系统没有正确调零或调平 ● 患者的体位或床位调整后，没有重新调平或调零系统	● 重新调平 ● 监测仪重新调零
连续的 PAWP 波形	● 导管移位 ● 球囊仍处于充气状态	● 确定球囊是否放气 ● 调整患者体位，或嘱其咳嗽和深呼吸 ● 保持球囊充气不超过 2 个呼吸周期或 15 s
PAWP 波形消失	● 导管位置错误 ● 球囊尖端充气不足 ● 球囊破裂	● 调整患者体位（不要抽吸球囊） ● 球囊重新充分充气（从球囊充气阀取下注射器，等待球囊被动放气，然后注入正确体积的空气） ● 评估球囊的充气能力（注意充气过程中的阻力，感受球囊充气后注射器的柱塞如何回弹，并检查球囊腔内是否有血液渗漏） ● 如果球囊破裂，将患者转向左侧，并用胶带固定球囊充气口，通知医生

PAP 监测中的护理责任

维护监控系统	• 保持冲洗袋压力 > 300 mmHg • 确保冲洗袋中有液体，随着时间的推移，它将被用尽 • 除了楔入时，保持球囊尖端处于放气状态 • 切勿通过肺动脉导管的远端腔注入药物或液体 • 连续监测肺动脉波形
维持读数的准确性	• 仔细预充测压延长管和传感器，避免或消除其中的气泡 • 确保合理设置监测仪标尺范围 • 体位发生变化时，将传感器调平并归零 • 呼气末时读取压力读数 . • 球囊尖端充气的时间只要能够获取楔压读数即可 • 仅使用肺动脉导管附带的注射器进行充气 • 每个班次均需要确认导管插入的深度
预防感染	• 在肺动脉导管置入过程中，确保无菌操作，从而获得最大的屏障保护 • 使用肺动脉导管腔时遵循所在机构的操作规程 • 观察插管处有无红肿或其他感染症状 • 导管就位时监测患者体温
对患者及家属的宣教	• 告知他们肺动脉导管的用途和使用的理由 . • 让家庭成员知道如何安全地与患者互动，以避免肺动脉导管意外脱出

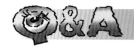

Q&A

配对选择

将 PAP 监控问题与可能的原因相匹配。

1. 高阻尼波形________________
2. 右心室波形________________
3. 压力读数虚高或假低__________
4. PAWP 波形消失______________

A. 球囊尖端充气不充分
B. 肺动脉导管移位至右心室
C. 导管尖端与血管壁贴壁
D. 患者身体或床重新移位后，系统没有调平或调零

识图填空

识别每幅图中的波形。

1. ____________________

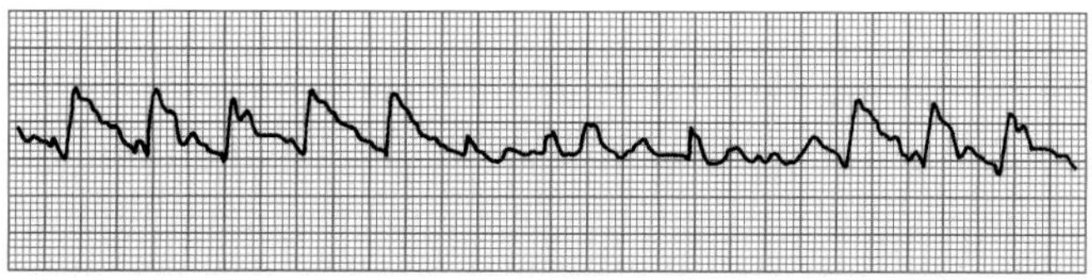

2. ____________________

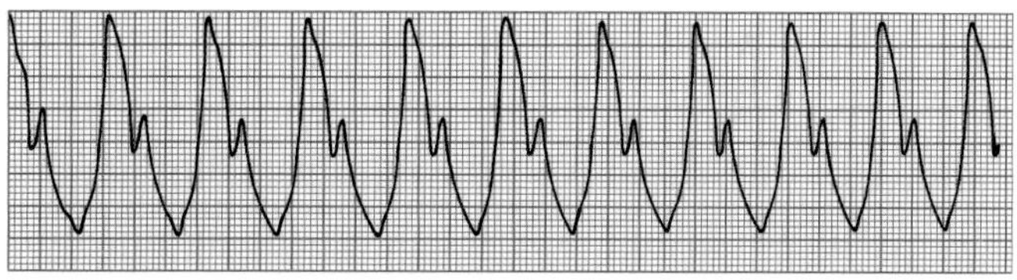

3. ____________________

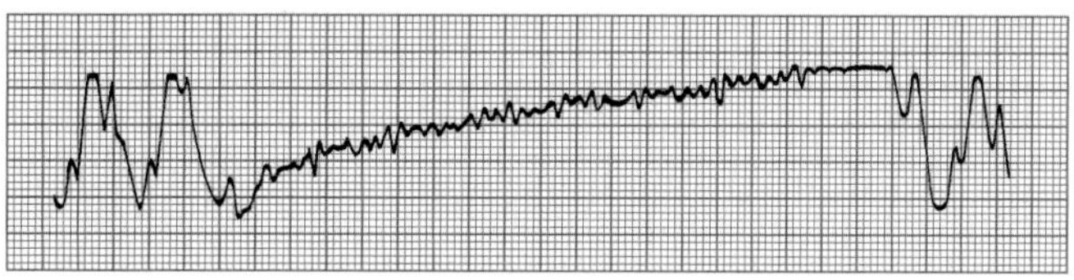

简　答

1. 患者今天早些时候放了一个肺动脉导管。如果你在监视器上看到右图波形你会怎么做？

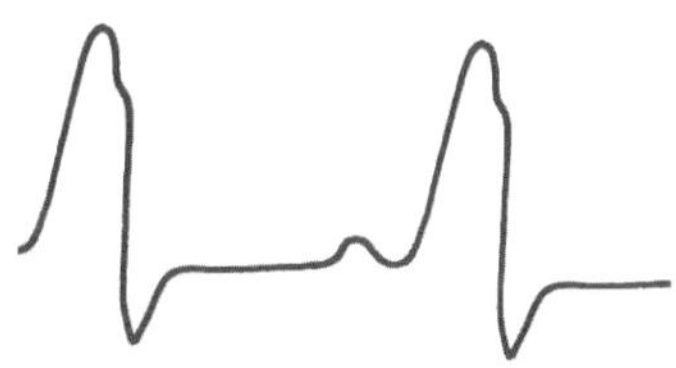

____

2. 该自发呼吸患者的 PAWP 压力是多少？

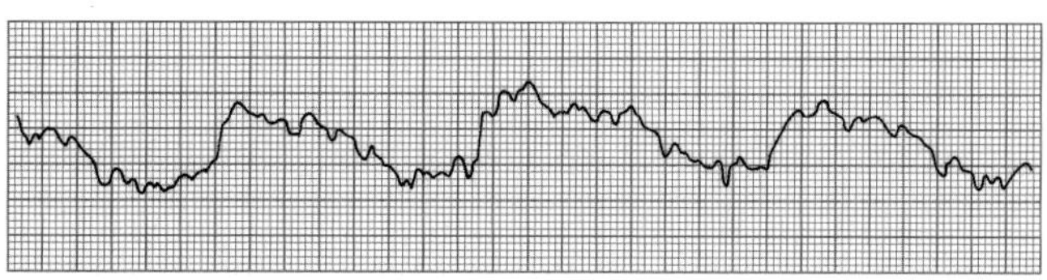

____

3. 用哪个血流动力学参数可代替 PAWP 来评估左心室功能？

答案 配对选择：1.C，2.B，3.D，4.A。识图填空：1. 正常 PAWP 波形，2. 正常 PAP 波形，3. 过度楔入波形。简答：1. 通知医生重新定位肺动脉导管，尖端移位至右心室；2. 当刻度尺可用时可以确定答案；3. 肺动脉舒张压（PAD）。

参考文献

AACN Practice Alert, 2016. Pulmonary Artery/Central Venous Pressure Monitoring in Adults. Critical Care Nurse, 36(4):e12–e18. [2019–10–02]. www.ccnonline.org.

Alspach JG, 2006. Core Curriculum for Critical Care Nursing. 6th ed. Philadelphia: W.B. Saunders Co.

Arora S, et al, 2014. Changing Trends of Hemodynamic Monitoring in the ICU—from Invasive to Non-invasive Methods: Are We There Yet? International Journal of Critical Illness and Injury Science, 4(2): 168–177. DOI: 10.4103/2229-5151.134185.

Busse L, et al, 2013. Hemodynamic Monitoring in the Critical Care Environment. Advances in Chronic Kidney Disease, 20(1):21–29. DOI: 10.1053/j.ackd.2012.10.006.

Carlson KK, 2009. AACN Advanced Critical Care Nursing. Philadelphia: Elsevier.

Centers for Disease Control. 2017 Guidelines for the Prevention of Intravascular Catheter-Related Infections.[2019–11–14].https://www.cdc.gov/infectioncontrol/guidelines/bsi/updates.html#anchor_1554127635.

Chulay M, Burns SM, 2014. AACN Essentials of Critical Care Nursing. 3rd ed. New York: McGraw-Hill.

Diepenbrock N, 2012. Quick Reference to Critical Care. 4th ed. Philadelphia: Lippincott Williams & Wilkins.

Headley J, 2014. Pulmonary Artery Catheters and Assessment of Pulmonary Artery Wedge Pressure, Critical Care Nurse, 38(2):92.

Mattioli E, et al. Safety and Patients' Response to Ambulation with a Pulmonary Artery Catheter in the Cardiac Intensive Care Unit. American Journal of Critical Care, 28(2):100–108.

McLaughlin MA, 2014. Cardiovascular Care Made Incredibly Easy. 3rd ed. Philadelphia: Lippincott Williams & Wilkins.

Morton PG, Fontaine DK, 2019. Critical Care Nursing: A Holistic Approach. 9th ed. Philadelphia: Lippincott Williams & Wilkins.

Nettina S, 2019. Lippincott Manual of Nursing Practice. Philadelphia: Wolters Kluwer Health/Lippincott Williams & Wilkins.

Scales K, Collie E, 2007. A Practical Guide to Using Pulmonary Artery Catheters. Nursing Standard, 21(43): 42–48.

Weigand DL, 2017. AACN Procedure Manual for High Acuity, Progressive, and Critical Care. 7th ed. St. Louis: Elsevier Saunders.

Woods S, et al, 2010. Cardiac Nursing. 6th ed. Philadelphia: Lippincott Williams & Wilkins.

第 7 章

心排出量监测

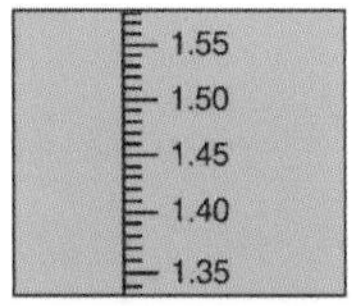

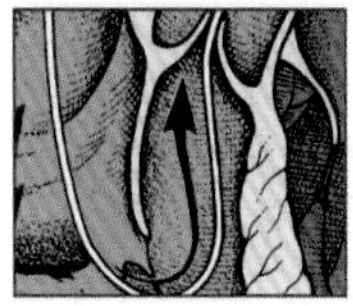

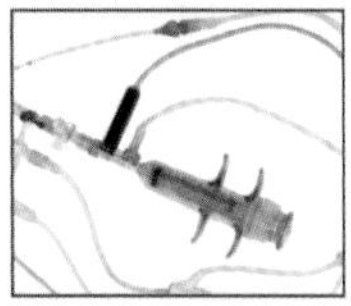

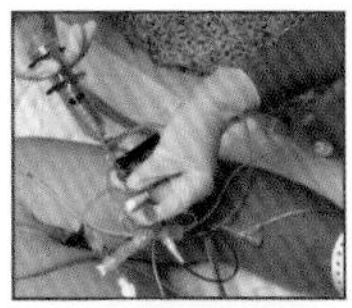

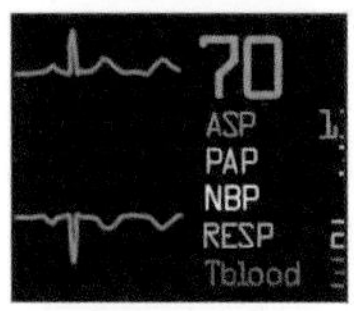

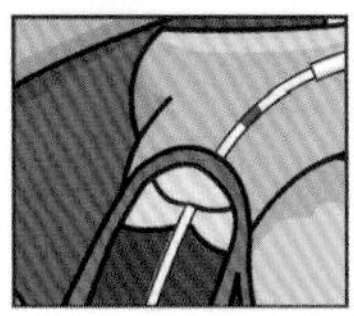

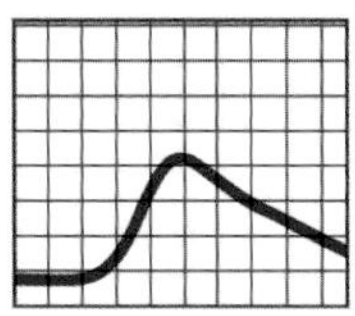

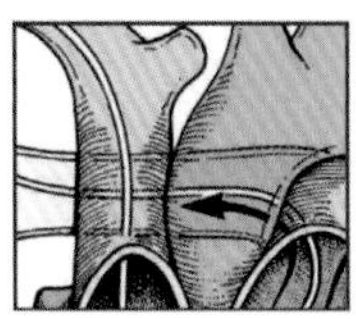

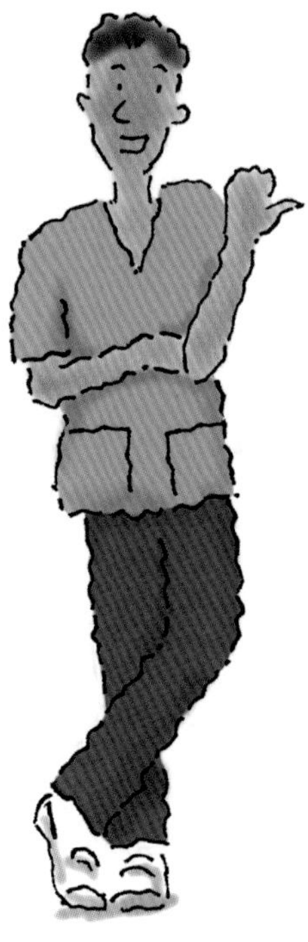

了解心排出量监测

心排出量的测量

心排出量（CO）是指心脏在 1min 内排出的血液量，测量 CO 有助于评估心脏功能。CO 为心率乘以每搏输出量，影响每搏输出量的 3 个主要因素是前负荷、后负荷和心肌收缩力。CO 监测可通过有创、微创或无创技术完成（见下一节中的表格）。每种测量方法具有不同的准确性、精确性以及在各种人群中的实用性和局限性。操作者必须选择能提供最准确参数以反映测量具体目的的方法，并能指导患者治疗以获得最佳预后，同时具有最高的患者安全性和最低的并发症风险。监测 CO 最有效的方法是热稀释技术，采用肺动脉（PA）导管的指示剂稀释法仍被认为是测量的金标准。热稀释技术可在床边进行，以评估危重患者和疑似心脏病患者的心脏状况，这是本章重点介绍的方法。Fick 方法也可用于测量或估测 CO。

心排出量的测量方法

无创技术	微创技术	有创技术
• 无创脉搏波分析	• 脉搏波分析	• 肺动脉导管热稀释法（间歇推注或连续法）
• 胸部电生物阻抗法	• 经食管多普勒	• 指示剂稀释法
• 脉搏波传导时间		• 经肺热稀释法
• 部分二氧化碳重复吸入法		

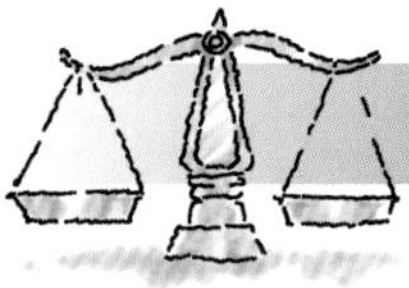

测量值

哪些因素影响心排出量?

通常，CO 正常值范围为 4~8 L/min。低于此正常范围的可能原因包括：

- 心肌损伤、药物作用、酸中毒或缺氧引起的心肌收缩力下降。
- 充盈压降低（前负荷减少）。
- 与动脉粥样硬化、血管收缩剂或高血压相关的体循环血管阻力增加（后负荷增加）。
- 与瓣膜性心脏病相关的心室血流减少。
- 动静脉分流和血管阻力降低（如感染性休克）可导致高 CO。在某些情况下，异常高的 CO 也可能是正常的，例如在身体状况良好的运动员中。

Fick 法

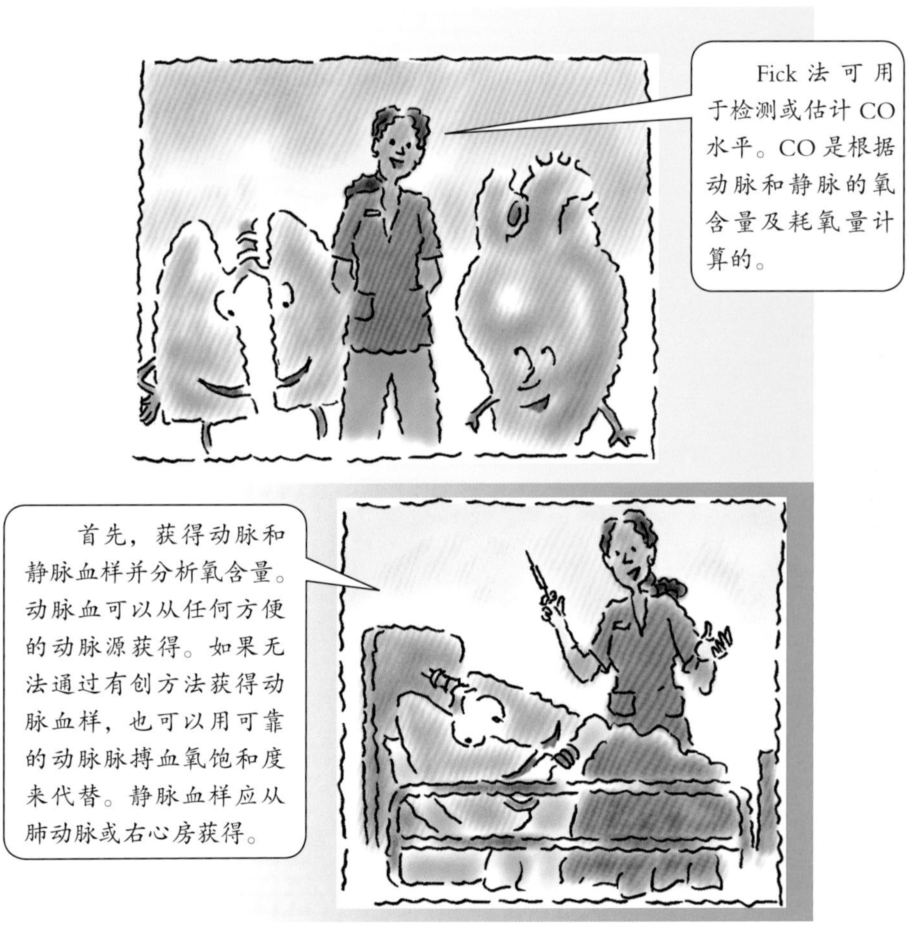

Fick 法可用于检测或估计 CO 水平。CO 是根据动脉和静脉的氧含量及耗氧量计算的。
首先，获得动脉和静脉血样并分析氧含量。动脉血可以从任何方便的动脉源获得。如果无法通过有创方法获得动脉血样，也可以用可靠的动脉脉搏血氧饱和度来代替。静脉血样应从肺动脉或右心房获得。

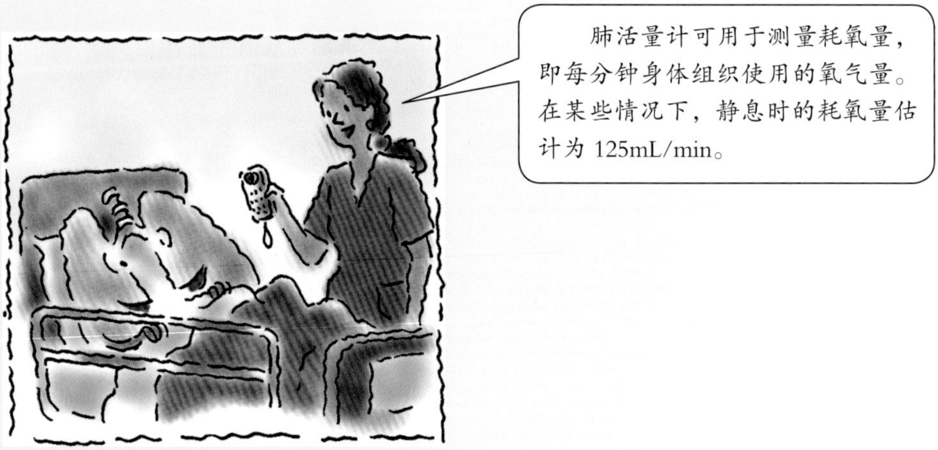

肺活量计可用于测量耗氧量，即每分钟身体组织使用的氧气量。在某些情况下，静息时的耗氧量估计为 125mL/min。

$$\text{CO（L/min）}=\frac{\text{耗氧量（mL/min）}}{\text{动脉氧含量（mL/min）}-\text{静脉氧含量（mL/min）}}$$

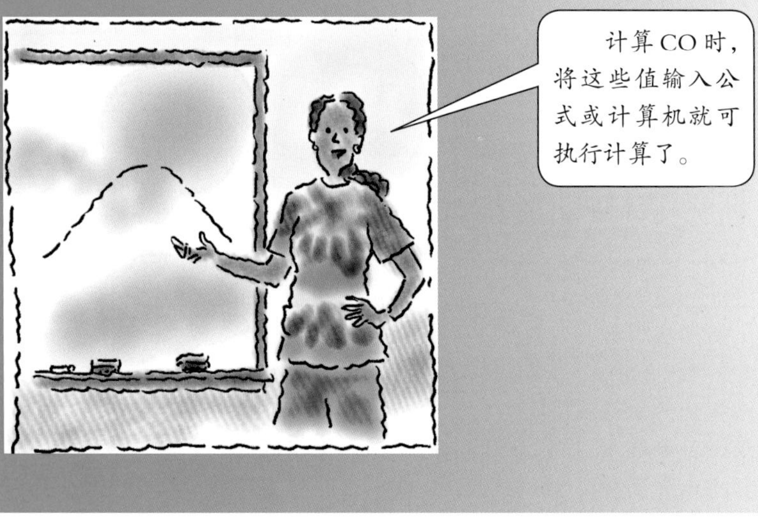

计算 CO 时，将这些值输入公式或计算机就可执行计算了。

热稀释法

床边 CO 测量采用间歇推注法或连续测量（CCO）法。

间歇推注热稀释法

使用间歇推注热稀释法测量 CO 时，通过肺动脉导管上的近端注射口（蓝色）将比患者血液冷至少 10℃的溶液注入右心房。这些作为“指示剂”的溶液与血液混合后，穿过右心室进入肺动脉，导管上的热敏电阻温感计记录流动血液的温度变化。计算机将温度随时间的变化绘制成曲线，并根据曲线下面积计算心排出量。

下图显示了间歇推注热稀释法监测 CO 期间注射液通过心脏的路径。

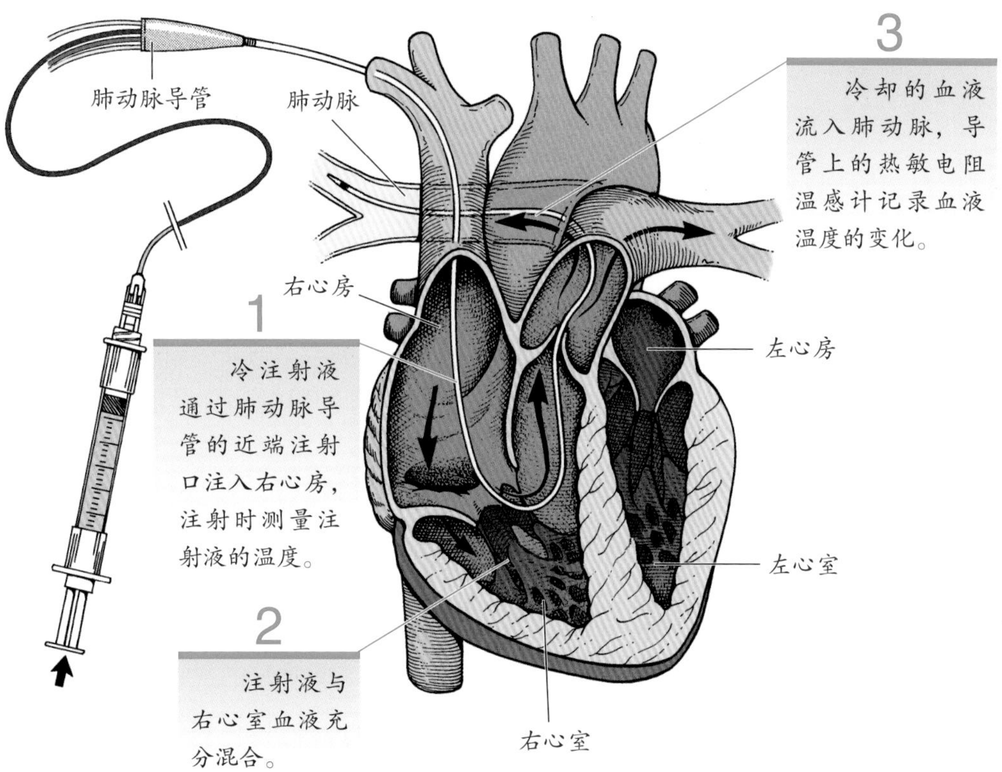
肺动脉导管
肺动脉
3
冷却的血液流入肺动脉，导管上的热敏电阻温感计记录血液温度的变化。
右心房
1
冷注射液通过肺动脉导管的近端注射口注入右心房，注射时测量注射液的温度。
左心房
左心室
2
注射液与右心室血液充分混合。
右心室

间歇推注热稀释法设备

用于该热稀释方法的设备和用品包括进行热稀释的肺动脉导管（固定于正确的位置）、输出计算机和导线（或床边心脏监测仪的模块）、封闭或开放式注射系统、10 mL 注射器、1 袋 500 mL 注射液（通常为 0.9% 氯化钠）、碎冰和水或冷却装置（如果计划使用冷注射液）。

监测心排出量的肺动脉导管

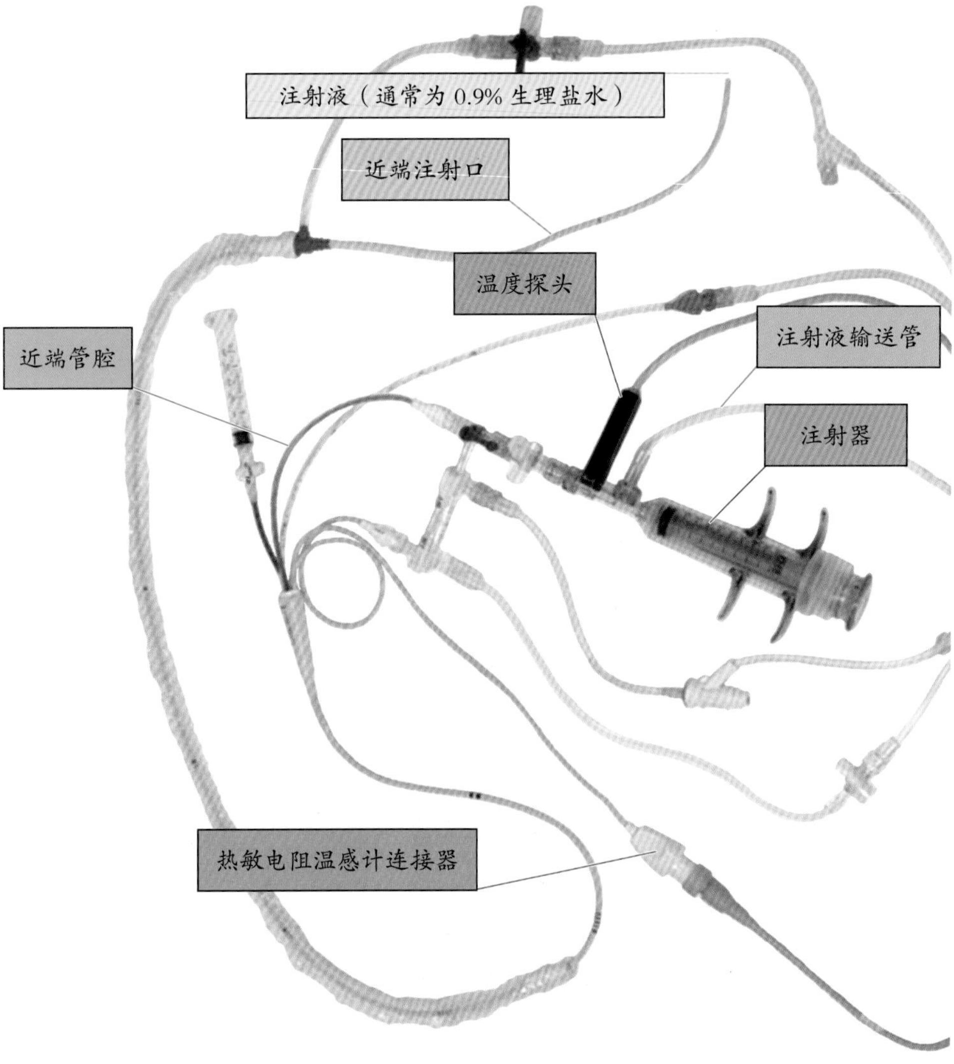

连续心排出量监测法

连续心排出量（CCO）测量需要对肺动脉导管和CO计算机进行一定的改进。CCO系统不是使用比血液冷的注射液作为输入信号，而是依赖于导管外表面上的加热丝。加热丝通过形成低热能脉冲产生输入信号，在血液流过时加热血液，热敏电阻温感计则在下游测量温度。当肺动脉血温度变化与输入的温度信号相匹配时，计算机可通过算法进行识别并产生热稀释曲线，同时计算出CO值。CCO法与间歇推注热稀释法有很好的相关性。

监测仪大约每30~60s测量一次CO，根据之前3~6min采集的数据取平均值，并显示连续更新的CO值。

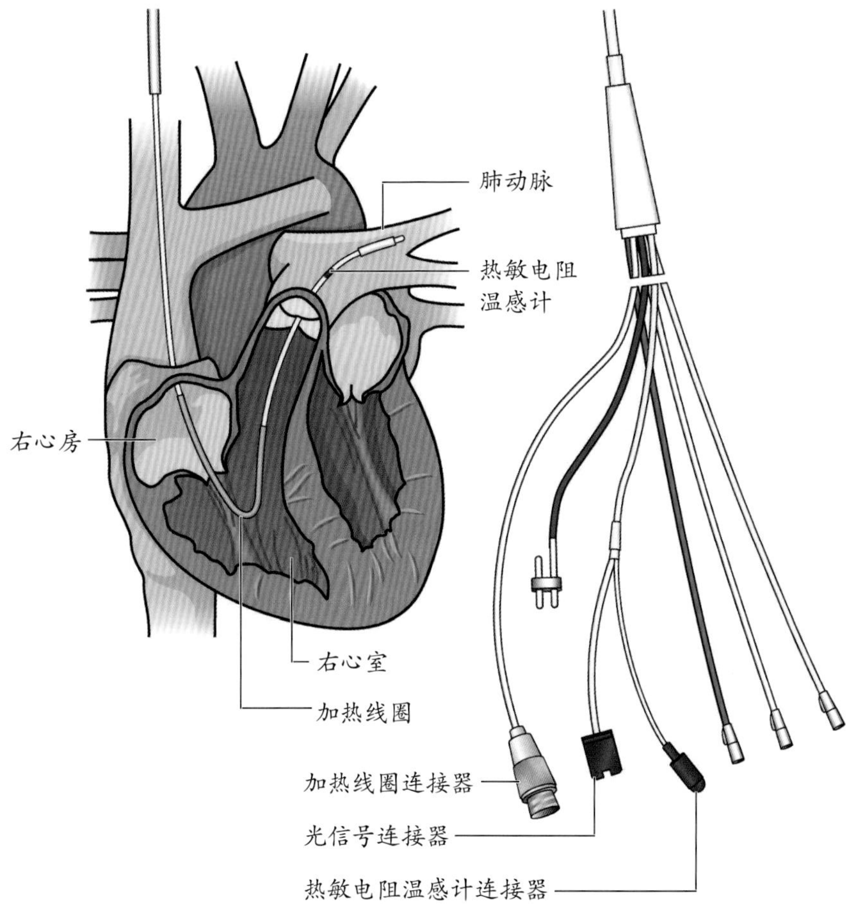

间歇推注法测量心排出量

用封闭式输注系统注射室温溶液

- 将患者置于仰卧位，床头置于 0~20°。
- 将推注系统连接到肺动脉导管近端注射腔的旋塞阀处。检查是否有其他药物也通过此近端注射腔输注，如果有，则将药物移至其他管腔输注。
- 将测量 CO 的计算机的温度探头连接到封闭式注射系统。
- 将 CO 计算机导线连接到肺动脉导管上的热敏电阻温感计连接器上，验证血液温度读数。
- 打开 CO 计算机，输入导管制造商所提供的计算常数。该常数由注射液的体积、温度及导管的大小和类型决定。确保此计算常数适用于拟推注的溶液。
- 确认推注溶液温度比患者的血温至少低 10℃。
- 通过监测仪上的中心静脉和肺动脉波形，确认肺动脉导管的位置正确。
- 准确抽取 10mL（或相应体积）注射液。
- 打开导管注射的旋塞阀，开放肺动脉导管注射腔与注射器之间的通路。
- 按下 CO 计算机上的“开始”按钮，等待“注入”的信息提示。观察患者的呼吸模式，在呼气末时开始推注，4s 内完成，务必确保不会在接口处泄漏。
- 分析条形图记录器上的热稀释曲线轮廓，可见快速上升支及逐渐平稳下降至基线。
- 两次注射之间，需等待 1~2min，或等待 CO 计算机再一次的“注入”提示。重复该过程，直到获得 3 个与中间值相差 10%~15% 的数据，计算平均值并记录患者的 CO。
- 将旋塞阀放回原来的位置，确保注射液输送系统被夹紧。
- 确定心脏监测仪上出现中心静脉和肺动脉波形。
- 按照操作者的要求或临床指示，每 4h 重复一次测量 CO。

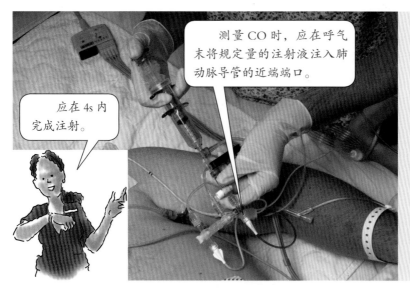

测量 CO 时，应在呼气末将规定量的注射液注入肺动脉导管的近端端口。
应在 4s 内完成注射。

注射液注意事项

可以使用冰溶液或室温溶液。至于选择哪一种，应基于设备装置的要求及患者的状况。热稀释法的准确性取决于计算机是否能够辨识肺动脉内血液的温度变化。由于冰溶液比室温溶液更冷，因此可以提供更强的检测信号。

用封闭式输注系统注射冰溶液

- 将管道的盘绕段放入聚苯乙烯泡沫塑料容器中，在此容器中加入碎冰和水，完全覆盖整个管道；也可使用制造商提供的冷却装置。
- 让溶液冷却 15~20min。
- 继续按室温溶液的注射方法使用此封闭式输注系统。

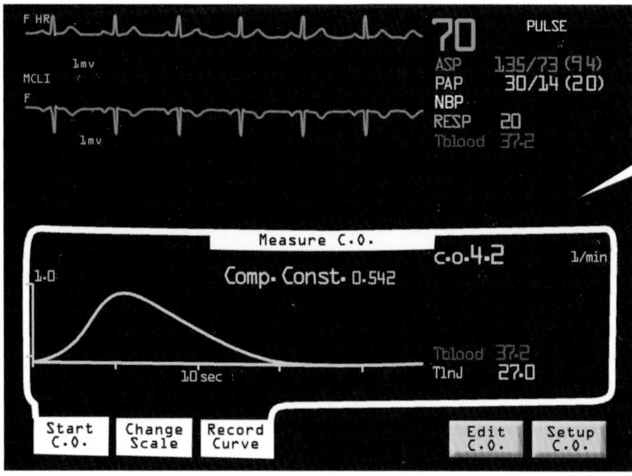

检查监测仪上的热稀释曲线，确保注射操作正确。可以看到一条平滑、快速上升的曲线。至少重复3次注射，以获得CO平均值。

记忆板

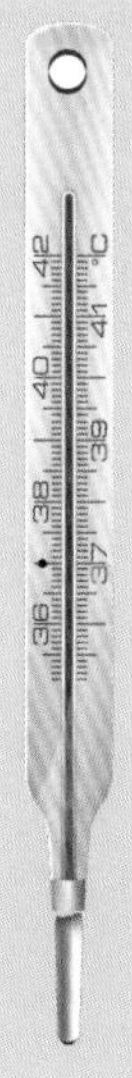

冰溶液还是室温溶液?

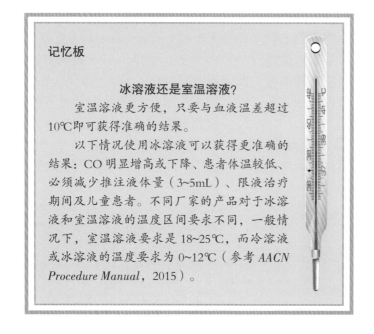

室温溶液更方便，只要与血液温差超过10℃即可获得准确的结果。

以下情况使用冰溶液可以获得更准确的结果：CO明显增高或下降、患者体温较低、必须减少推注液体量（3~5mL）、限液治疗期间及儿童患者。不同厂家的产品对于冰溶液和室温溶液的温度区间要求不同，一般情况下，室温溶液要求是18~25℃，而冷溶液或冰溶液的温度要求为0~12℃（参考 *AACN Procedure Manual*，2015）。

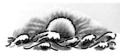

波形分析

分析热稀释曲线

热稀释曲线的形态与CO、注射技术和设备相关。在研究曲线时请记住：曲线下面积与CO成反比，即曲线下面积越小，CO越高；曲线下面积越大，CO越低。

除了提供CO的记录之外，曲线可以反映与推注技术相关的问题，例如注射不稳定或缓慢，也可以反映其他问题，例如呼吸变化或电干扰。这些是临床实践中常见的问题。

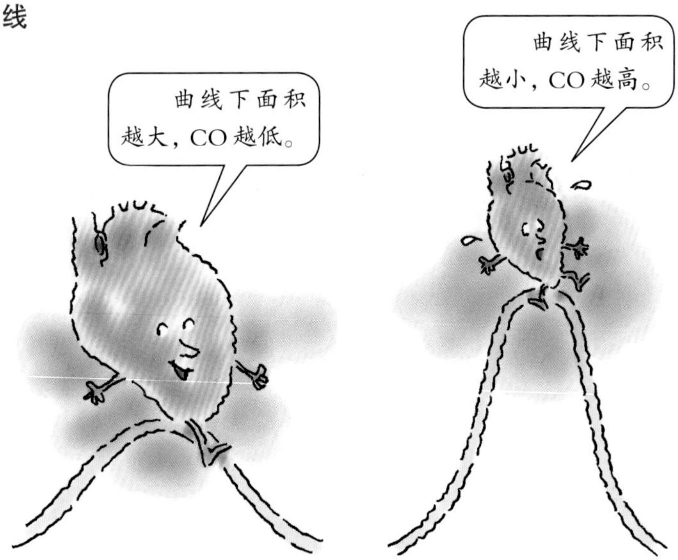

正常的热稀释曲线

如果监测系统准确、患者CO正常，热稀释曲线将开始于平滑、快速的上升支，达到圆形峰值，然后是平滑、缓慢的下降支。下面的曲线表明注射液推注时间在推荐的4s内，且温度曲线回归到基线血液温度。

曲线的高度会有所不同，具体而言，它取决于是注射室温溶液还是冰溶液。注射室温溶液的上升支幅度较低。

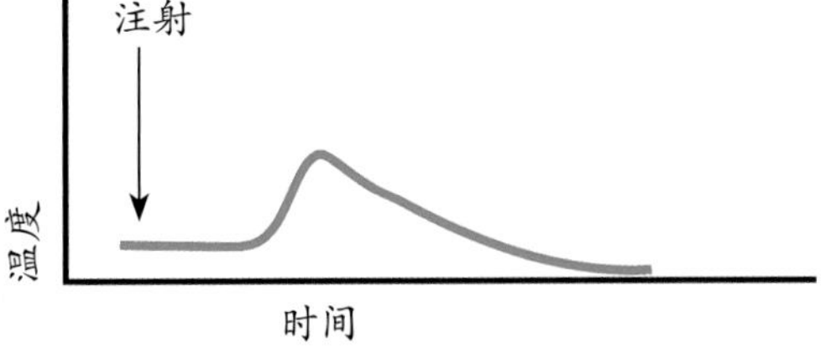

低心排出量曲线

代表低CO的热稀释曲线有着快速、平滑的上升支（注射技术正确），但是，由于从心室排出血液的效率较低，注射液升温缓慢，需要较长时间才能从心室排出。因此，曲线需要更长的时间才能回归到基线。这种缓慢的回归在曲线下产生更大的面积，对应于低CO。

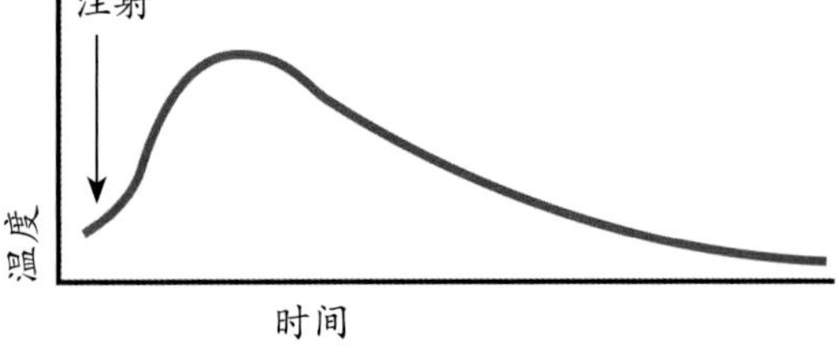

高心排出量曲线

同样，在注射技术正确的前提下，曲线仍具有快速、平滑的上升支；但由于心室射血太有力或太快速，注射液迅速通过心脏，曲线更快地回归基线。曲线下面积越小表明 CO 越高。

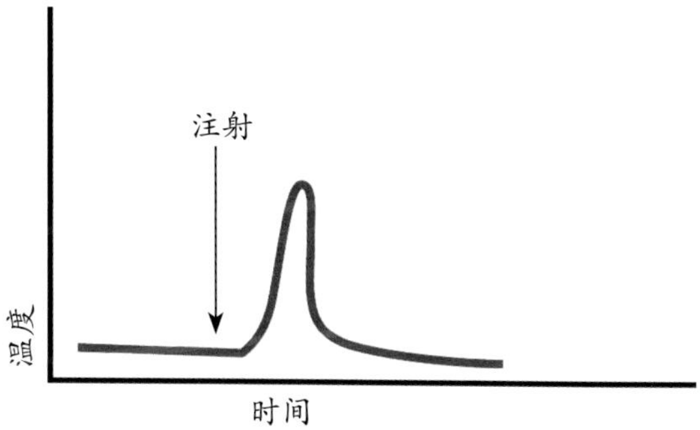

注射技术欠佳的心排出量曲线

该曲线是由于注射液推注速度不均匀和（或）太慢（超过 4 s）所导致。上升支不光滑且慢于正常，而较大的曲线下面积错误地提示低 CO。导管扭折、注射时操作不稳定，或注射管腔在导引鞘中的位置不正确也可能导致这种类型的曲线。

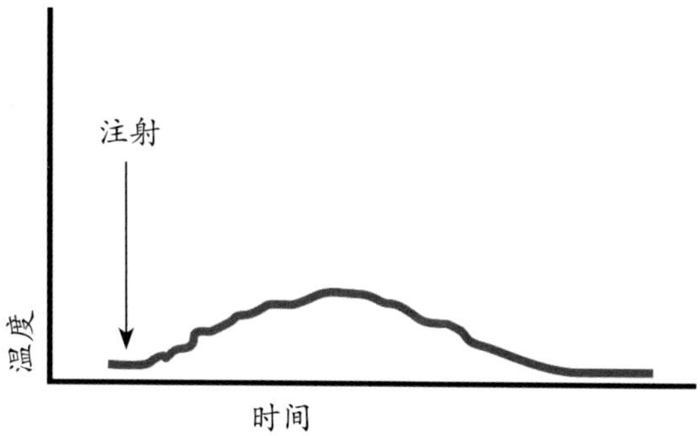

与呼吸变化相关的曲线

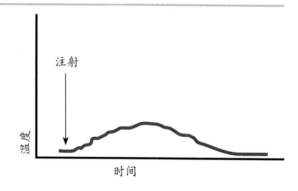

为了获得可靠的 CO，我们需要稳定的肺动脉血液基线温度。如果患者气促或呼吸费力，或者正在接受机械通气，热稀释曲线可能无法反映正确的 CO 值。右图显示了接受机械通气的患者的热稀释曲线，可见波动的肺动脉血液温度。热敏电阻温感计会将不稳定的温度波动解释为回归基线。结果将是错误地显示高 CO（曲线下的面积小）。注意：在某些情况下，设备根本感觉不到温度回归到基线，从而产生正弦波样的曲线，使记录低至 0.00。

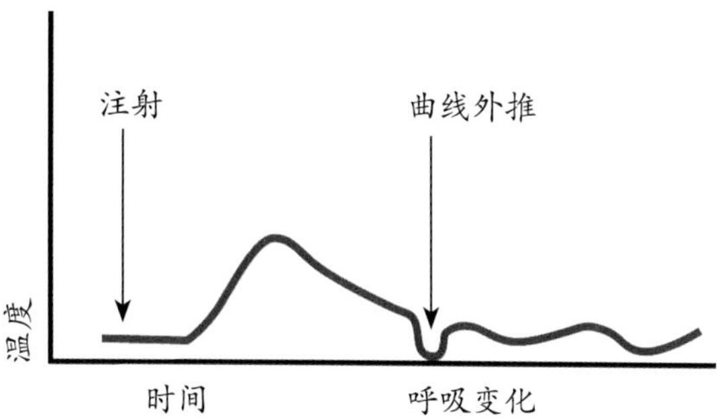

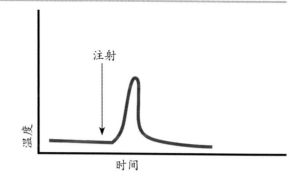

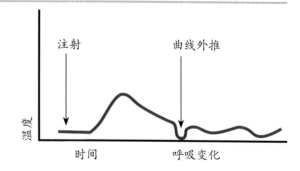

心功能计算

心排出量（CO）测量完成后，就可以计算其他血流动力学参数，以完成血流动力学评估。完成血流动力学评估所需的数据包括患者的体表面积（BSA）、平均动脉压（MAP）、中心静脉压（CVP或右心房压）、平均肺动脉压（MPAP）和肺动脉楔压（PAWP）。利用公式计算心指数（CI）、每搏输出量（SV）、每搏输出量指数（SVI）、体循环血管阻力（SVR）或肺血管阻力（PVR）。为了保证连续性，所有方程中将使用相同的CO、心率（HR）和SV。请记住，大多数监测系统会自动计算这些数值。

体表面积列线图

要使用列线图，请将患者的身高放在列线图的左栏中，将体重放在右栏中，并用标尺绘制连接两点的直线，连线与体表面积列相交的点表示患者的体表面积（m^2）。

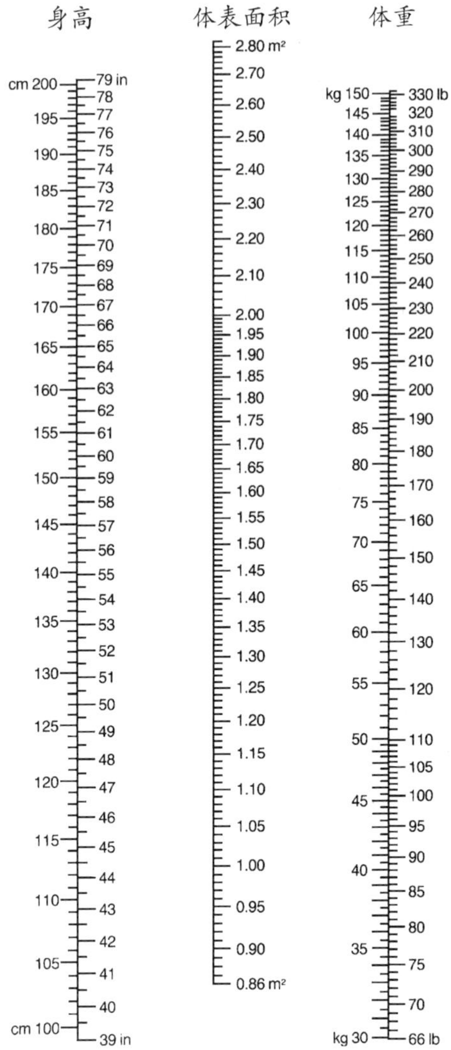

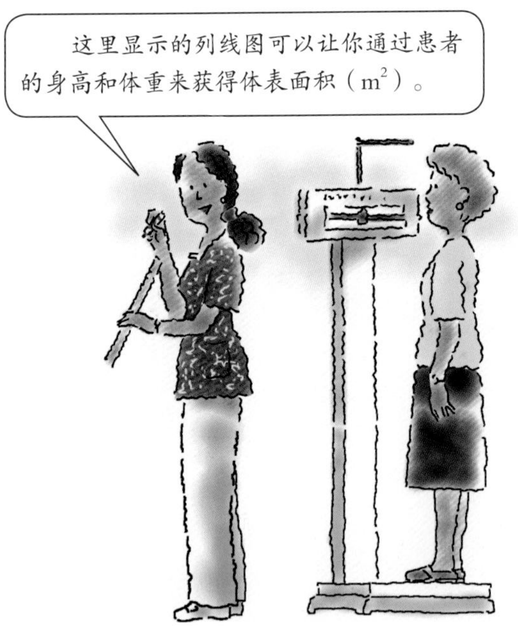
这里显示的列线图可以让你通过患者的身高和体重来获得体表面积（m²）。

计算心指数 (CI)

由于 CI 将患者的体型考虑在内，因此它是更准确地反映心脏血流的指标。将 CO 值除以患者的体表面积（BSA）就能计算 CI。通常，CI 范围为 2.5~4L/（min · m^2）。例如，患者的 CO 为 5.5L/min，BSA 为 1.64 m^2。心指数为 5.5/1.64 即 3.36 L/（min · m^2）。

1. 每搏输出量

计算 SV（在一次收缩中由心室泵出的血液容量）即将 CO 乘以 1000 并除以心率（HR）。正常 SV 范围为 60~100 mL。

$$SV=\frac{CO\times 1000}{HR}$$

举例说明

患者的 CO 是 5.5 L/min，HR 是 80/min。

$$SV=\frac{5.5\times 1000}{80}$$

$$SV=\frac{5500}{80}$$

SV= 68.75 mL

2. 每搏输出量指数 (SVI)

为了评估患者的 SV 与其体型是否匹配，需计算 SVI。将 SV 除以患者的体表面积（BSA）或将其心指数（CI）乘以 1000 再除以 HR 即可获得 SVI。通常情况下，SVI 的范围在 35~75 mL/m^2。

举例说明

正如我们在上面的例子中所确定的，患者的 SV 是 68.75 mL。其 BSA 是 1.64 m^2，则其 CI 是 3.35 L/（min · m^2）。

$$SVI=\frac{SV}{BSA}$$

$$SV=\frac{68.75}{1.64}$$

SVI= 42 mL/m^2

或

$$SVI=\frac{CI}{HR}\times 1000$$

$$SV=\frac{3.35}{80}\times 1000$$

SVI= 42 mL/m^2

3. 体循环血管阻力（SVR）

计算 SVR（即左心室所承受的阻力大小，称为后负荷），MAP 减去中心静脉压（CVP），将此压降差值除以 CO，然后乘以 80（换算系数），将该值计算为力单位 [dyn/（s・cm^5）]。正常 SVR 范围为 800~1500 dyn/（s・cm^5）（1 dyn/cm^2=0.1Pa）。

$$SVR=\frac{MAP-CVP}{CO}\times 80$$

举例说明

患者的 MAP 是 93mmHg，CVP 是 6cmH_2O，CO 是 5.5L/min，记住换算系数是 80。

$$SVR=\frac{93-6}{5.5}\times 80$$

$$SVR=\frac{6960}{5.5}$$

SVR=1265 dyn/（s・cm^5）

4. 肺血管阻力（PVR）

计算 PVR（即右心室后负荷），是 MPAP 减 PAWP，然后将压降值除以 CO。要将值转换为统一的单位 [dyn/（s・cm^5）]，需将结果乘以 80。正常 PVR 值范围为 155~250dyn/（s・cm^5）。

$$PVR=\frac{MPAP-PAWP}{CO}\times 80$$

举例说明

患者的 MPAP 是 20mmHg，PAWP 是 5mmHg，CO 是 5.5L/min，换算系数为 80。

$$PVR=\frac{20-5}{5.5}\times 80$$

$$PVR=\frac{1200}{5.5}$$

PVR=218 dyn/（s・cm^5）

护理职责

- 按照各个单位的指南来维护肺动脉导管。
- 监测右心房和肺动脉波形以确认导管位于正确的位置。
- 根据医嘱或病情，测量并记录 CO 和其他血流动力学参数。
- 在记录患者的出入量时，应包括用于测量 CO 时所推注的液体。
- 每 96h 或根据各机构的政策更换血流动力学监测的系统组件（注射管、溶液等）。
- 将血流动力学参数的变化与患者病情和（或）药物管理的变化相关联。

问　题	原　因	护理干预
CO 低于预期值	注射量大于计算常数（CC）所示	• 确保仅推注计算常数（CC）所要求的注射液量
	错误的计算常数（设置得太低）	• 注射前，确认 CC 设置和注射量是否匹配
	注射管腔脱出右心室	• 通过观察监测仪上的右心房波形以确认注射管腔的位置是否正确
CO 高于预期值	注射量小于 CC 所示	• 注射前，确认注射量与 CC 规定量匹配 • 寻找并排出注射器内的气泡
	错误的 CC（设置得太高）	• 注射前，确认 CC 设置和注射量是否匹配
	导管尖端进入肺动脉太远	• 通过获得 PAWP 波形检查导管位置。如果导管位置正确，则需要 1.25~1.5 mL 空气才能获得 PAWP 波形 • 必要时辅助医生重新定位导管
CO 值偏离平均值至少 10%	心律失常，如室性期前收缩、房颤	• 在监测 CO 的同时观察心脏监测仪，并尝试在没有心律失常的情况下推注注射液 • 将连续注射次数增加到 5~6 次，并取平均值 • 如心律失常是持续的，通知医生
	导管摆动（由于导管周围循环的血液湍流导致的不稳定波形）	• 观察波形，必要时辅助医生对导管重新定位 • 如果导管置入或重新定位后，导管摆动没有自发减少，请增加连续 CO 测定的次数
	肺动脉血液的基线温度改变（可能随呼吸而变化）	• 当呼吸更稳定、更不费力时测量 CO • 每次测量 CO 时，在呼吸周期的同一相位注射，以使温度变化最小化 • 增加注射次数
	静脉回流的变化（例如，快速注射液体或患者寒战、咳嗽）	• 测量 CO 前避免推注药物或液体 • 如果出现寒战伴发热，通知医生 • 在咳嗽和躁动时应避免测量 CO
	信噪比不当	• 为加强信号，可增加注射液量或降低注射液温度（例如，对于体温过低的患者使用冰溶液）
	注射技术差	• 观察热稀释曲线中的上升支以检测注射技术是否错误 • 用双手在 4s 内快速均匀地进行推注

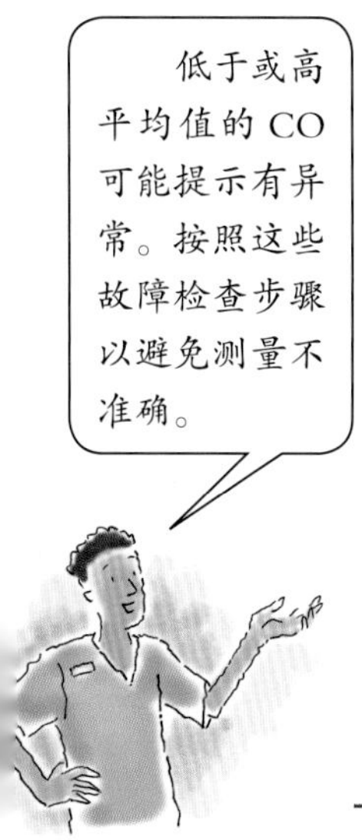

低于或高平均值的 CO 可能提示有异常。按照这些故障检查步骤以避免测量不准确。

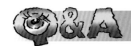

Q&A

涂色

如图所示，用红色的钢笔或铅笔来追踪注射液通过心脏的路径。

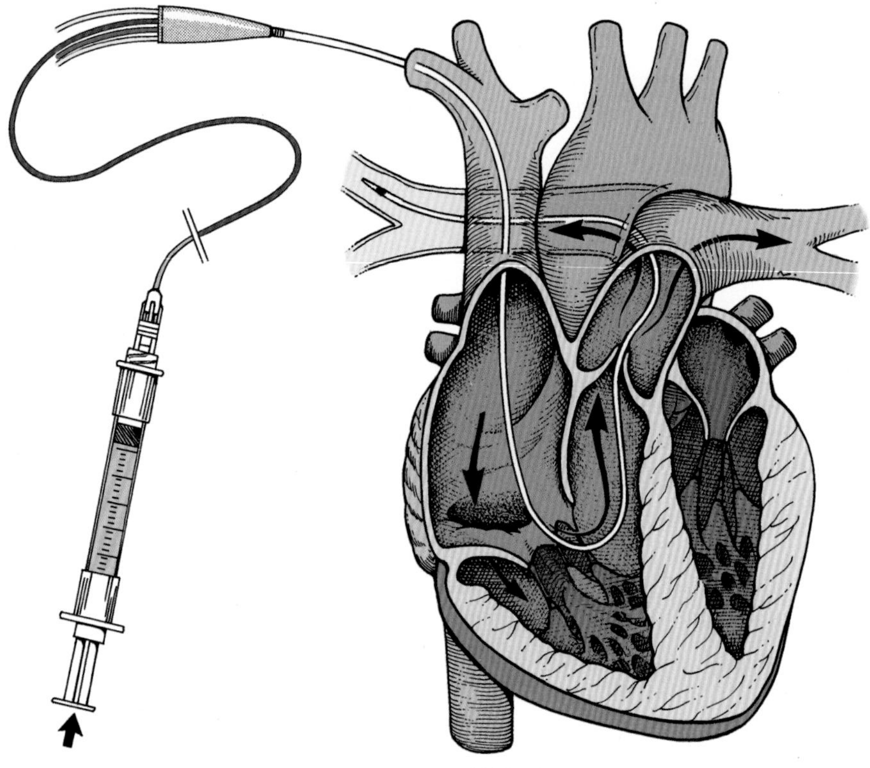

1. 心排出量（CO）测量的两种最常见的方法是：

A. ____________________

B. ____________________

2. 以下哪项陈述是推注热稀释法测量心排出量时使用的技术？

A. 在吸气末注射超过 15s

B. 确保使用正确的计算常数

C. 将液体注入肺动脉口

D. 确保温差低于 10℃

配对选择

将以下参数与其描述进行匹配。

1. 每搏输出量________________ A. 反映左心室后负荷

2. 体循环血管阻力________________ B. 反映患者单位身高和体重下的心排出量

3. 肺血管阻力________________ C. 心室一次收缩泵出的血量

4. 心指数 ________________ D. 反映右心室后负荷

答案 填空：冷注射液经近端注射口注入右心房，流至右心室后与血液充分混合，后流至肺动脉。问答：1. A. Fick 法，B. 热稀释法。2. B。配对选择：1. C，2. A，3. D，4. B。

参考文献

Alspach JG, 2006. Core Curriculum for Critical Care Nursing. 6th ed. Philadelphia: W.B. Saunders Co.

Burns SM, Degado S, 2019. AACN Essentials of Critical Care Nursing. 4th ed. New York: McGraw-Hill.

Cecconi M, et al, 2014. Consensus on Circulatory Shock and Hemodynamic Monitoring. Task Force of the European Society of Intensive Care Medicine. Intensive Care Medicine, 40:1795–1815. DOI:10.1007/s00134-014-3525-z.

Center for Disease Control and Prevention. 2017 Guidelines for the Prevention of Intravascular Catheter-Related infections.[2019-10]. https://www.cdc.gov/infectioncontrol/guidelines/bsi/updates.html.

Good V, Kirkwood P, 2018. Advanced Critical Care Nursing. St. Louis: Elsevier.

Huang S, 2019. Measuring Cardiac Output at the Bedside. Current Opinion in Critical Care, 25(3):266–272.

Kolb B, Kapoor V, 2019. Cardiac Output Measurement. Anaesthesia and Intensive Care Medicine, 20(3): 193–201.

Lippincott Manual of Nursing Practice. 10th ed. Philadelphia: Lippincott Williams & Wilkins. Accessed via the on-line program on October 19, 2019.（注：英文原著中该条参考文献未提供作者，故保留原参考文献格式）

Mitchell J, Brown D, 2019. Invasive Hemodynamic Monitoring//David L Brown, 2019. Cardiac Intensive Care. 3rd ed. St. Louis: Elsevier.

Monnet X, Teboul J, 2018. Cardiac Output Monitoring: Throw It Out…or Keep It? Critical Care, 22:35. DOI:10.1186/s13054-018-1957-5.

Saugel B, Cecconi M, Hajjar L, 2019. Noninvasive Cardiac Output Monitoring in Cardiothoracic Surgery Patients: Available Methods and Future Directions. Journal of Cardiothoracic and Vascular Anesthesia, 33(6):1742–1752.

Saugel B, Vincent J, 2018. Cardiac Output Monitoring: How to Choose the Optimal Method for the

Individual Patient. Current Opinion in Critical Care, 24(3):165–172.

Silvestry F, 2019. Pulmonary Artery Catheterization: Interpretation of Hemodynamic Values and Waveforms in Adults. [2019-10-10]. https://www.uptodate.com/contents/pulmonary-artery-catheterization-interpretation-of-hemodyannics-alues-and-waveforems-in-adults.

Sturgess D, Watts R, 2019. Haemodynamic Monitoring//Bersten A D, Handy J M. Oh's Intensive Care Manual. 8th ed. St. Louis: Elsevier.

Weigand DL, 2017. AACN Procedure Manual for High Acuity, Progressive, and Critical Care. 7th ed. St. Louis: Elsevier Saunders.

Woods S, et al, 2010. Cardiac Nursing. 6th ed. Philadelphia: Lippincott Williams & Wilkins.

第8章

组织氧合监测

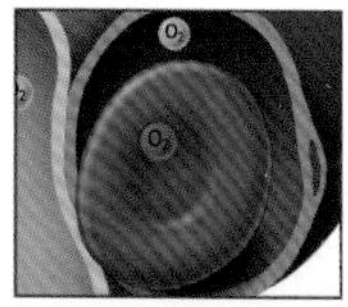

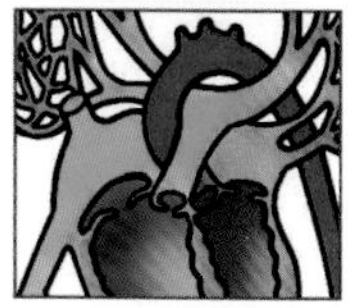

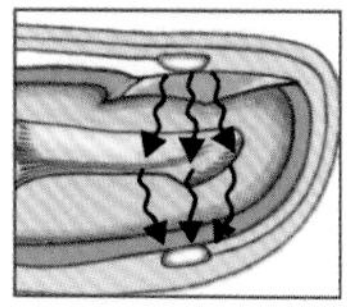

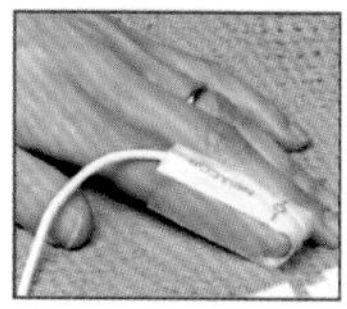

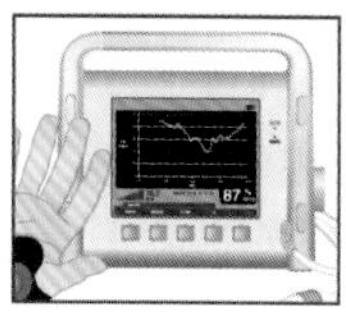

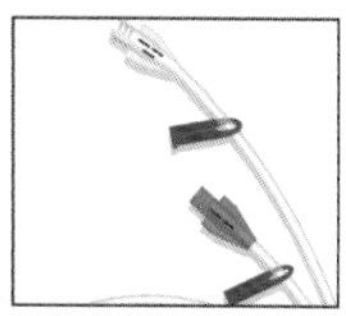

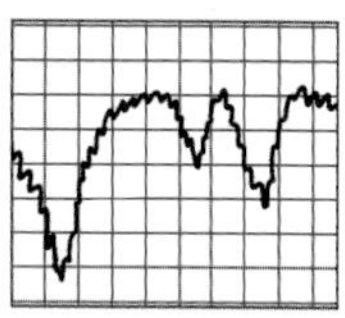

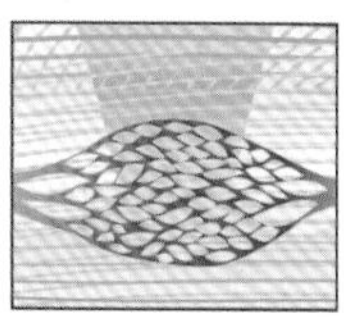

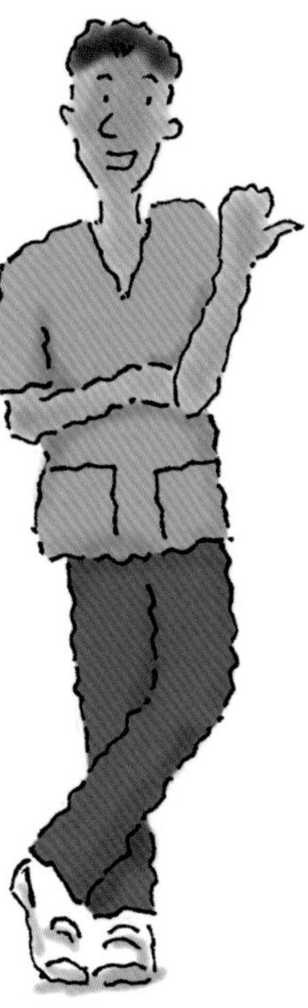

认识氧供和组织氧需

在肺中获得的大部分氧气（O_2）会与血红蛋白（Hb）结合，形成氧合血红蛋白（HbO_2）。仅有一小部分氧气可溶解在血浆中，通过动脉氧分压（PaO_2）这一指标来衡量。

氧气与血红蛋白结合后，借助红细胞（RBC），通过循环系统将其输送到全身各个组织。内呼吸则通过细胞扩散来完成，红细胞释放出氧气，吸收细胞代谢产生的二氧化碳（CO_2），然后输送至肺部，在呼气时将其清除。

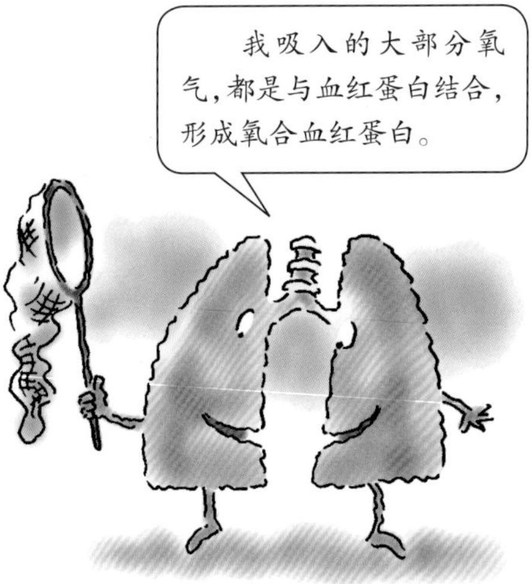
我吸入的大部分氧气，都是与血红蛋白结合，形成氧合血红蛋白。

氧气和二氧化碳运输

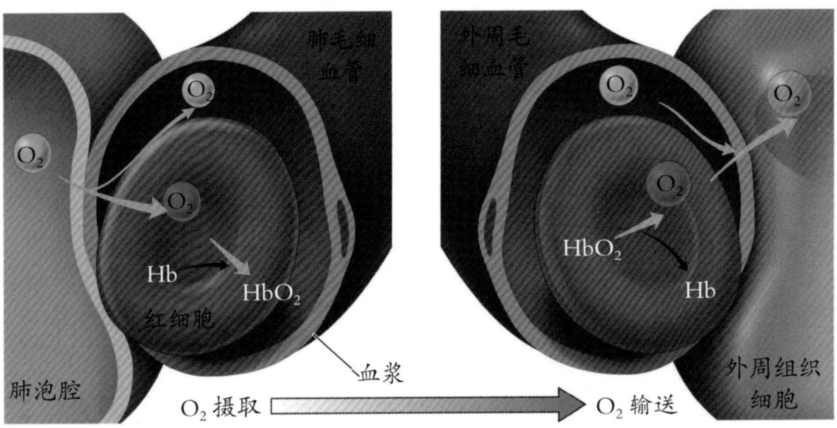

静脉氧储备

静脉氧储备（RvO_2）是指回流至心脏的静脉血中所携带的剩余氧量（身体组织未使用）。RvO_2 取决于两个因素：

- 动脉氧供（DaO_2）。
- 耗氧量。

RvO_2 正常值范围是 700~800 mL/min，或基于体表面积的 450 mL/（min·m^2）。

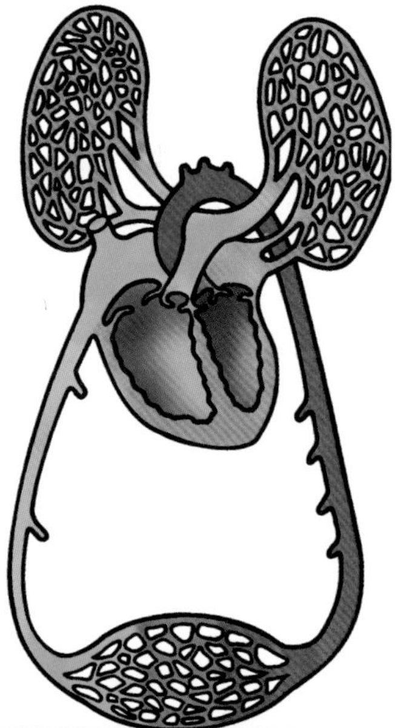

动脉氧供

输送到组织的氧量（DaO_2）取决于两个因素：

- 动脉氧含量——组织细胞可用的血液总含氧量。
- 心排出量——每分钟心脏泵出的血量。

DaO_2 正常值范围是 900~1000 mL/min，或基于体表面积的 600 mL/（min·m^2）。

氧消耗

人体组织使用的氧气量称为耗氧量。耗氧量取决于下面 3 个因素：

- 氧需（细胞对氧气的需求）。
- 氧供（输送到组织的氧气供应）。
- 氧的运输（从血中输送氧气供细胞使用）。

正常耗氧量范围为 200~240 mL/min，或基于体表面积的 150 mL/（min·m^2）。

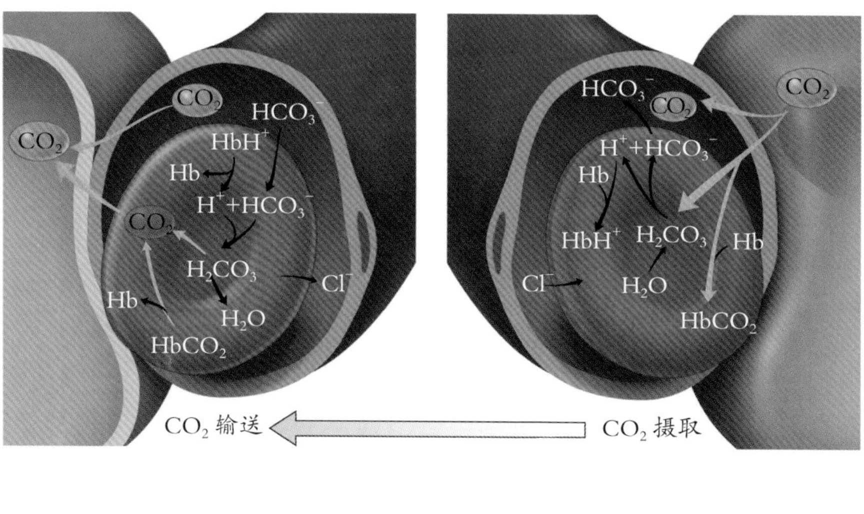

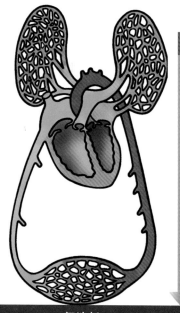

解读动脉血氧饱和度

动脉血氧饱和度以百分比（%）表示，是指与血红蛋白结合的实际氧量除以可能与血红蛋白结合的最大氧量。由于血红蛋白携带了大部分的血液的氧气，正常的动脉血氧饱和度水平为95%~100%。脉搏血氧仪可无创、实时地估测动脉血氧饱和度。

影响动脉血氧饱和度的因素

某些情况会损害人体的供氧系统，导致动脉血氧饱和度降低，从而影响充分的组织氧合。这些情况包括：

- 心排出量减少，如心力衰竭和休克。
- 氧气与血红蛋白结合不足，如一氧化碳中毒、硝酸盐或亚硝酸盐治疗、某些麻醉剂和磺胺类药物治疗。
- 重度贫血（血红蛋白不足）。
- 组织氧需增加，如甲状腺危象、恶性高热、极长时间的运动、震颤性谵妄（戒酒性谵妄）和癫痫持续状态。
- 组织细胞无法吸收或利用所接收的氧气，如脓毒症、氰化物中毒和乙醇中毒。

身体的反应

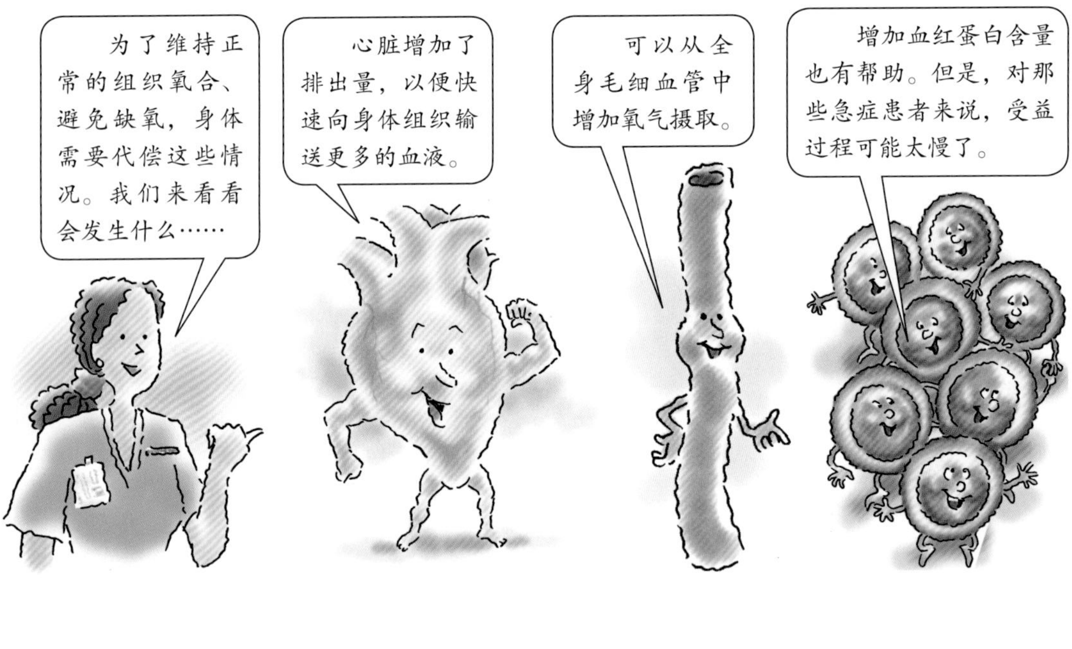

为了维持正常的组织氧合、避免缺氧，身体需要代偿这些情况。我们来看看会发生什么……
心脏增加了排出量，以便快速向身体组织输送更多的血液。
可以从全身毛细血管中增加氧气摄取。
增加血红蛋白含量也有帮助。但是，对那些急症患者来说，受益过程可能太慢了。

脉搏血氧仪如何工作

通过脉搏血氧仪间歇性或连续性进行血氧饱和度测定是一种简单无创的监测方法。脉搏血氧仪通常用符号 SpO_2 表示动脉血氧饱和度值，而有创测量的动脉血氧饱和度值用符号 SaO_2 表示。鉴于读数方法的差异，这一个重要的区别。SaO_2 更加精确，因为它是直接测量的值，而不是 SpO_2 的实时估测。

在脉搏血氧仪中，两个发光二极管（LED）发出红光和红外光通过搏动性的动脉血管床（例如指尖或耳垂）。当光线通过手指或耳垂的血管床时，光探测器检测动脉血吸收光的相对量，并以此估测动脉血氧饱和度。读数的准确性取决于是否有足够的外周灌注产生足够强的信号。

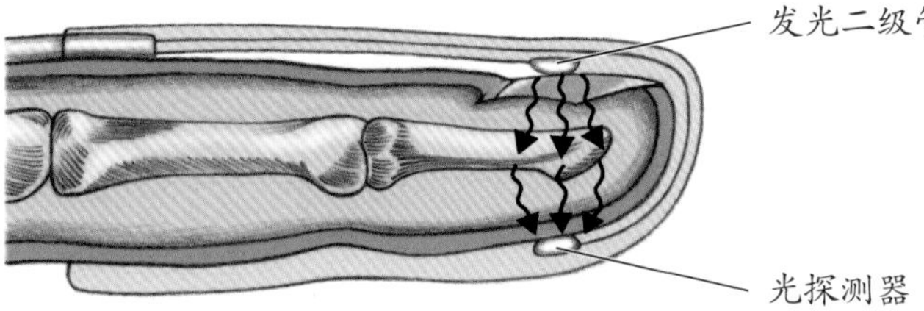

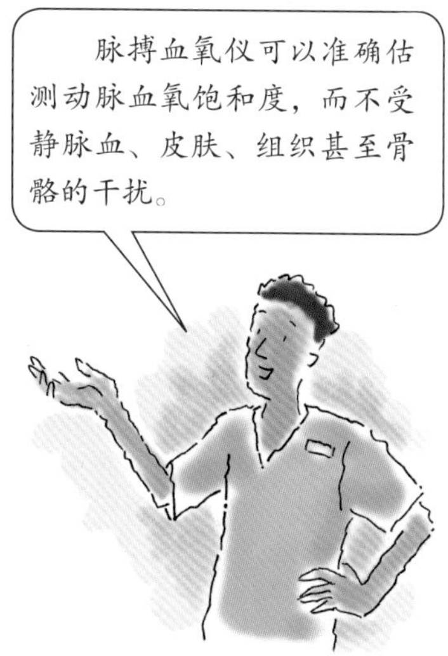
脉搏血氧仪可以准确估测动脉血氧饱和度，而不受静脉血、皮肤、组织甚至骨骼的干扰。

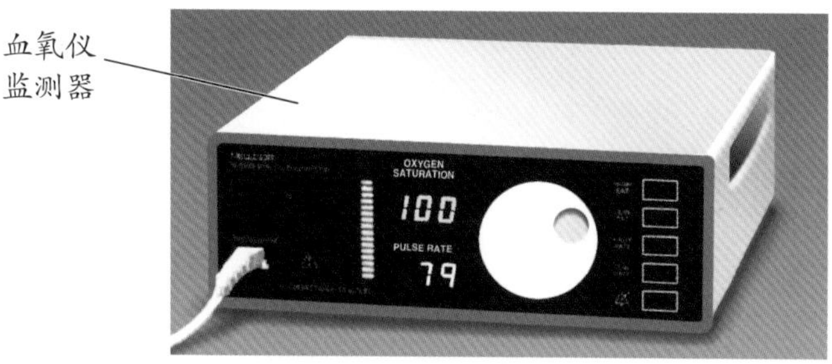

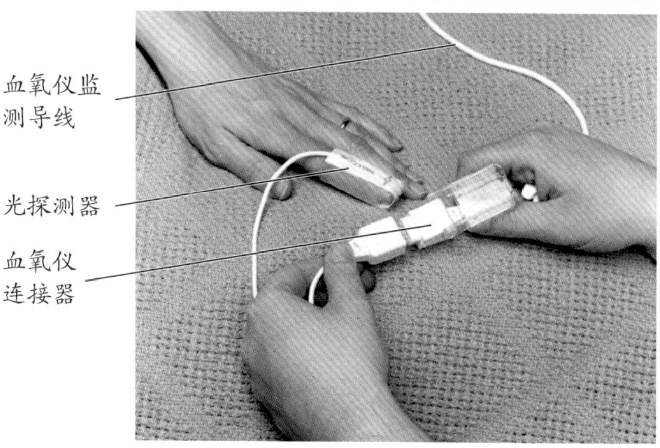

如何使用脉搏血氧仪

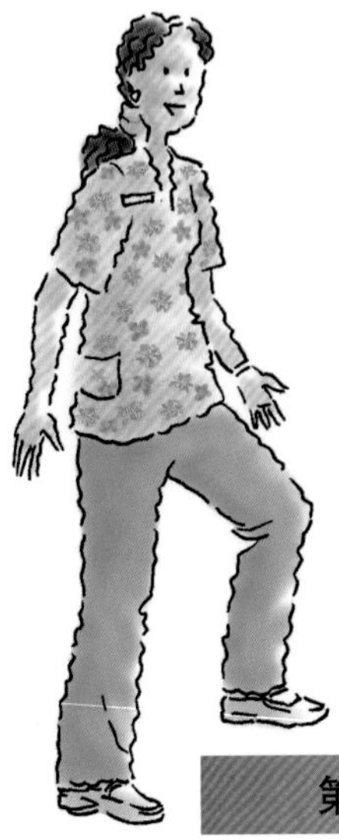

手指探头

第 1 步

选择一根手指进行测试。虽然食指最为常用，但如果患者的手指太大而不能使用此设备，则可以选择较小的手指。确保患者没有戴假指甲，并去除测试手指的指甲油。将传感器（光探测器）探头放在患者手指上，使光束和传感器相对。如果患者的指甲很长，应尽可能将探头垂直于手指放置，或夹住指甲。始终将患者的手放在心脏水平，以消除静脉搏动，利于准确读数。

第 2 步

如果是在测试一个新生儿或小婴儿，可以把探头绕在脚上，这样光束和探测器就会相对。对于大婴儿，可使用适合大脚趾的探头，将其固定在脚上。

第 3 步

打开电源开关。如果设备工作正常，会发出“滴”的一声，显示器瞬间亮起，脉搏探照灯闪烁。显示器上 SpO_2（通过脉搏血氧仪显示的动脉血氧饱和度）和脉率将显示静止的零。在 4~6 次心跳之后，显示器上将显示每一次心跳的 SpO_2 和脉率信息，脉搏幅度指示器将开始跟踪脉搏。

耳探头

第 1 步

按照制造商的说明书，将耳探头连接到患者耳垂或耳廓上。使用耳探头稳定器进行长时间或运动测试，一定要与耳朵建立良好的接触，不稳定的探头可能会触发低灌注警报。当探头连接几秒钟后，血氧饱和度读数和脉搏波形将出现在血氧仪的显示屏上。

第 2 步

操作完成后，取下耳探头，关闭并拔下插头，然后用酒精片轻轻擦拭探头。

第 3 步

将耳探头放置 3min 或更长时间，直到读数稳定在最高点，或分别读取 3 个读数并取其平均值。

脉搏血氧仪测定系统故障排除

当使用脉搏血氧仪测定动脉血氧饱和度时，通过遵循良好的临床规范即能避免或解决一些问题。

避免脉搏血氧仪干扰

某些因素会干扰脉搏血氧仪读数的准确性：

- 胆红素水平升高（可能会错误地降低血氧饱和度读数），或碳氧血红蛋白、高铁血红蛋白水平升高（可能错误地增加血氧饱和度读数）
- 血管内物质，如脂肪乳和染料
- 过度的光线（如光疗或阳光直射），患者的运动，耳色素
- 低体温
- 低血压
- 血管收缩药
- 一些丙烯酸指甲和某些指甲油颜色（蓝色、绿色、黑色和棕红色）

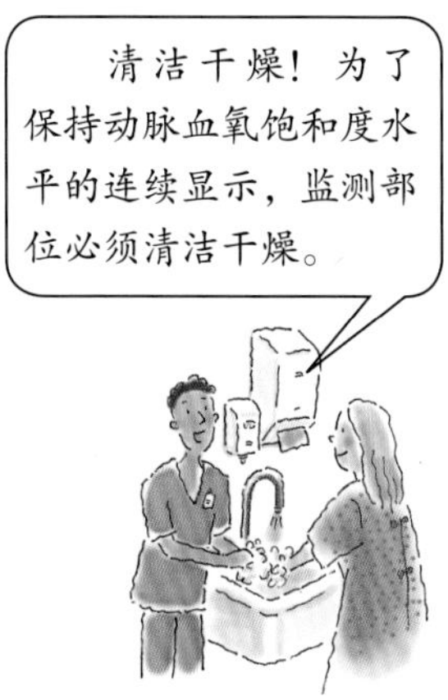

清洁干燥！为了保持动脉血氧饱和度水平的连续显示，监测部位必须清洁干燥。

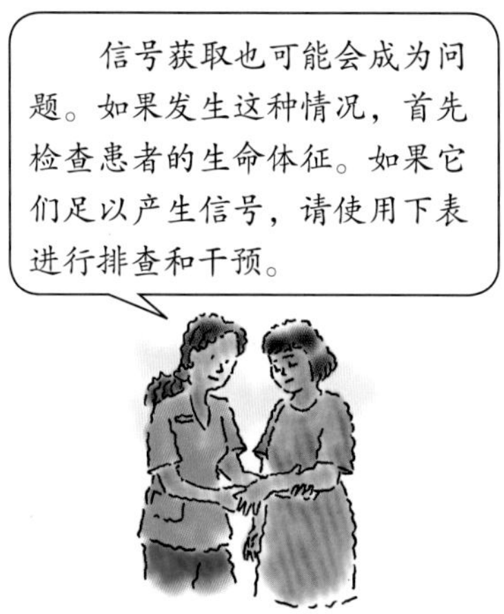

信号获取也可能会成为问题。如果发生这种情况，首先检查患者的生命体征。如果它们足以产生信号，请使用下表进行排查和干预。

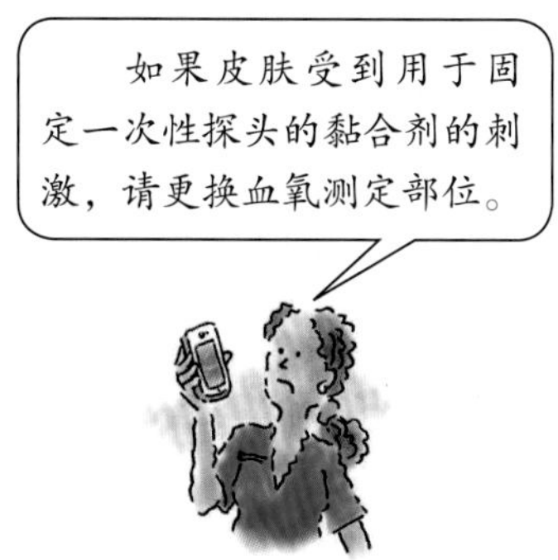

如果皮肤受到用于固定一次性探头的黏合剂的刺激，请更换血氧测定部位。

故障排除提示

问　题	干　预
接触不良	• 检查传感器是否正确对齐 • 确保电线完好无损并固定好，脉搏血氧仪插入电源
监测部位的血流灌注不足或表现为间歇性血流	• 检查患者的脉率和毛细血管充盈时间，如果流向监测部位的血液减少，请采取措施纠正，包括松开约束、脱下紧身衣服、取下血压袖带，或检查动脉和静脉插管 • 如果这些干预措施都不起作用，请换一个部位。当患者接受血管收缩药物治疗时，可能很难找到有适当循环的部位
设备故障	• 从患者身上取下脉搏血氧仪，根据使用说明设置报警限制，然后在操作者或其他健康人身上测试仪器。这样做会提示设备是否正常工作

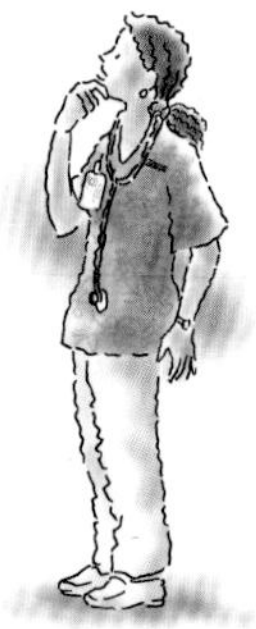

解读混合静脉血氧饱和度

当氧气送达组织后，一部分氧仍然附着在血红蛋白上，并随静脉血返回心脏。而混合静脉血氧饱和度（$S\bar{v}O_2$）正是指从组织返回心脏的静脉血中血红蛋白的氧饱和度。$S\bar{v}O_2$ 水平也以百分比表示，正常范围为 60%~80%。$S\bar{v}O_2$ 水平由组织耗氧量和心排出量（每分钟泵出心脏的血量）决定。

氧合的动脉血（血红蛋白的氧饱和度达 96%~100%）被输送至全身各组织后，其中 25% 的氧气被细胞提取并利用。而后，血液进入静脉循环，此时的血红蛋白只有 60%~80% 处于氧饱和状态，这正是细胞摄取了约 25% 氧气的缘故。当静脉血返回心脏后，即可测量肺动脉内血液的 $S\bar{v}O_2$。

测量中心静脉的氧饱和度是获得 $S\bar{v}O_2$ 的另一手段，中心静脉导管置于上腔静脉或右心房上部。从上腔静脉－右心房的交界处测量时，导管尖端的位置很重要。

此外，也可以通过无创手段测量组织氧合饱和度（StO_2），即微循环中氧合血红蛋白与总血红蛋白的比率。由此也可评估氧气摄取量。

氧饱和血红蛋白

含有氧饱和血红蛋白（通常 96%~100% 被饱和）的动脉血被输送至身体组织，组织细胞摄取并利用约 25% 的氧气。要记住这一点，请形象地去考虑……

影响 $S\bar{v}O_2$ 的因素

单独的 $S\bar{v}O_2$ 数据并不是非常有用的信息。氧供给和组织氧消耗之间的平衡取决于多个因素，如供应侧的心排出量、动脉血氧饱和度、血红蛋白含量，以及需求侧的组织氧需。患者 $S\bar{v}O_2$ 水平的任何变化，通常反映了这些因素中的一个或多个发生改变。

$S\bar{v}O_2$ 增加

$S\bar{v}O_2$ 增高和氧需降低的情况包括：

- 麻醉
- 化学药物的麻痹作用
- 动脉血氧饱和度升高
- 低体温
- 心排出量增加
- 血红蛋白增加
- 镇静
- 微循环分流

$S\bar{v}O_2$ 降低

$S\bar{v}O_2$ 降低和氧需增加的情况包括：

- 心源性休克
- 心排出量降低
- 血红蛋白减少
- 高温或发热
- 动脉血氧饱和度降低
- 惊厥
- 脓毒性休克
- 寒战

$S\bar{v}O_2$ 监测

$S\bar{v}O_2$ 监测需使用光纤热稀释肺动脉（PA）导管连续监测组织氧供及氧耗。监测 $S\bar{v}O_2$ 可快速发现氧供受损，可能源于心排出量减少、血红蛋白及动脉血氧饱和度降低。它还有助于评估患者对药物治疗、气管插管吸痰、呼吸机设置变化、呼气末正压（PEEP）和吸入氧浓度的反应。持续的监测可获得趋势，这可能比单次读取更有意义。

$Sc\bar{v}O_2$ 监测

中心静脉血氧饱和度（$Sc\bar{v}O_2$）监测需要放置配有额外光纤和专门监视器的中心静脉导管，以便持续监测静脉血氧饱和度。

$Sc\bar{v}O_2$ 和 $S\bar{v}O_2$ 均为用于说明体内氧耗和氧供之间关系的测量值。$Sc\bar{v}O_2$ 值代表局部静脉饱和度，正常值为 70%。由于尚未与冠状静脉窦回流的血液混合，因此在通常情况下，会略高于 $S\bar{v}O_2$。虽然这两个指标的绝对值可能不同，但它们的趋势是一致的。

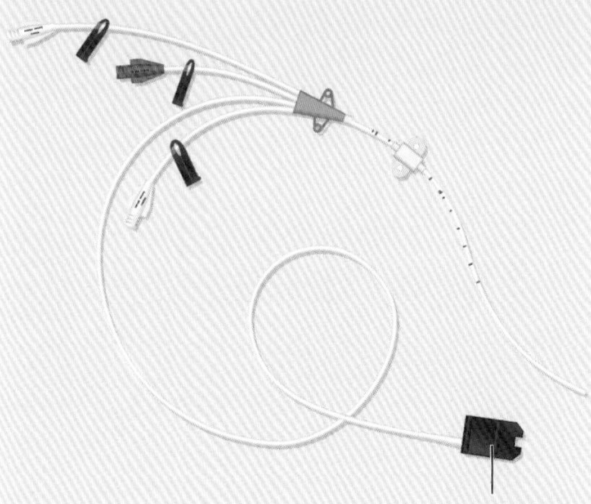

StO_2 监测

无创组织氧饱和度（StO_2）监测有助于早期发现局部组织灌注不足。它需要在手的鱼际隆起处放置一次性传感器和专用监视器。近红外光照射肌肉组织，利用返回光来测量和计算微循环中的氧饱和度。

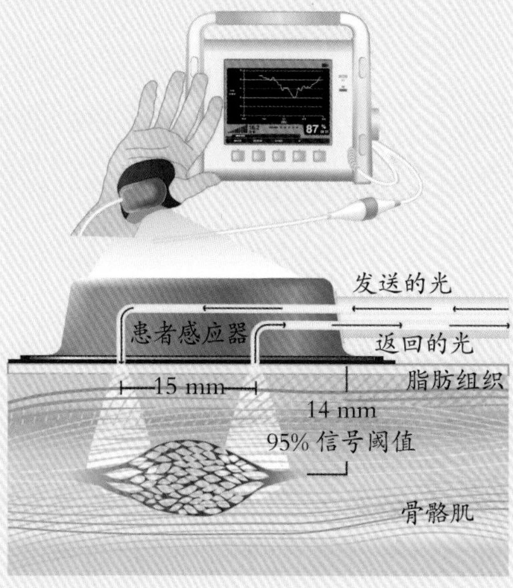

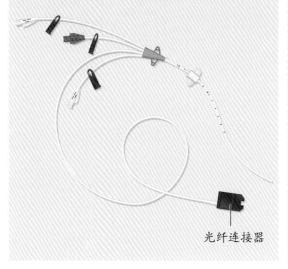

系统故障排除

如果波形密度低：

- 确保导管和血氧仪之间的所有连接都是正确的。
- 确保导管是通畅的，没有扭结。

如果信号是阻尼的或不稳定：

- 尝试从导管中抽血以检查其通畅情况（如果设施允许）。
- 如果无法抽出血，请通知医生换管
- 检查肺动脉波形以确定导管是否发生楔入：如果导管已楔入肺小动脉，请将患者左右转动并指导其咳嗽；如果导管仍然楔入，请立即通知医生。

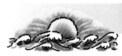

波形分析

正常 $S\bar{v}O_2$ 波形

该波形表示稳定的正常 $S\bar{v}O_2$ 水平：高于 60% 且低于 80%。

注意相对恒定的线条。

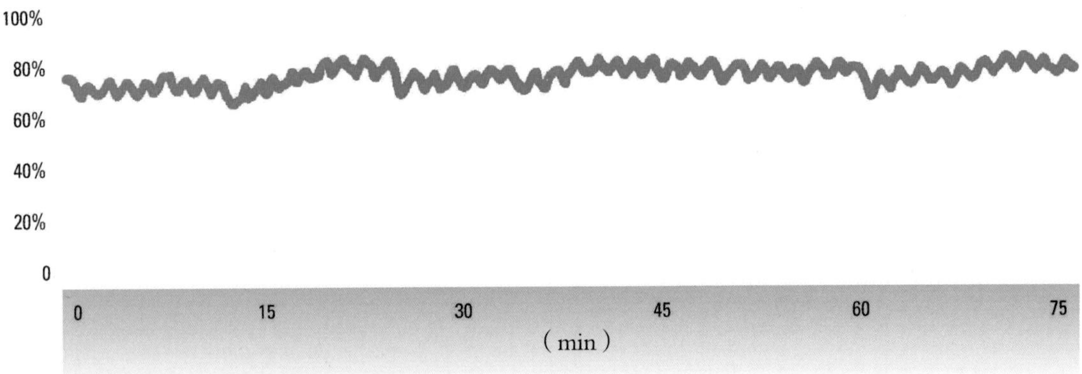

波形分析

异常波形

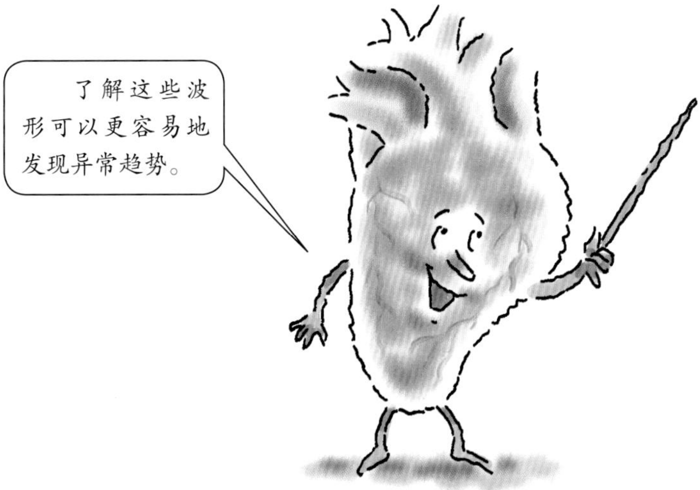

了解这些波形可以更容易地发现异常趋势。

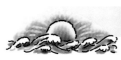

第一条曲线反映的是：冠状动脉旁路移植术后，患者从手术室返回，$S\bar{v}O_2$ 下降。注意：在1h15min附近出现心房起搏并测量了心指数（CI），其后给予血管活性药物并记录到患者的反应，以及最后返回手术室。

由于患者的 $S\bar{v}O_2$ 几乎可在医疗干预后立即发生变化，因此，随之而出现的 $S\bar{v}O_2$ 水平可以帮助医护人员确定干预是否有效。下图显示患者接受静脉注射硝普钠后，$S\bar{v}O_2$ 和心排出量（CO）随即升高。

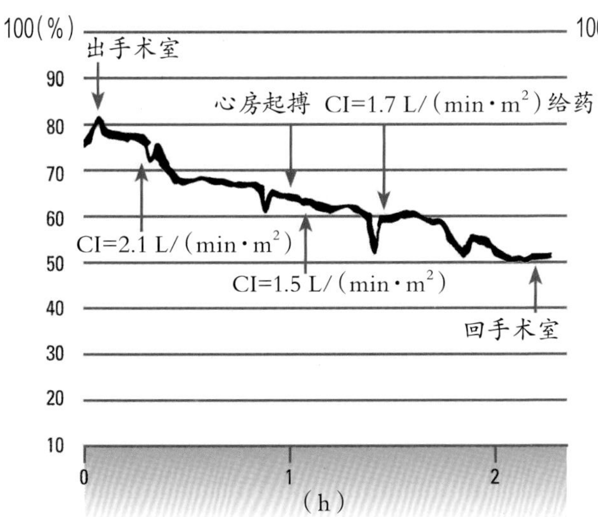

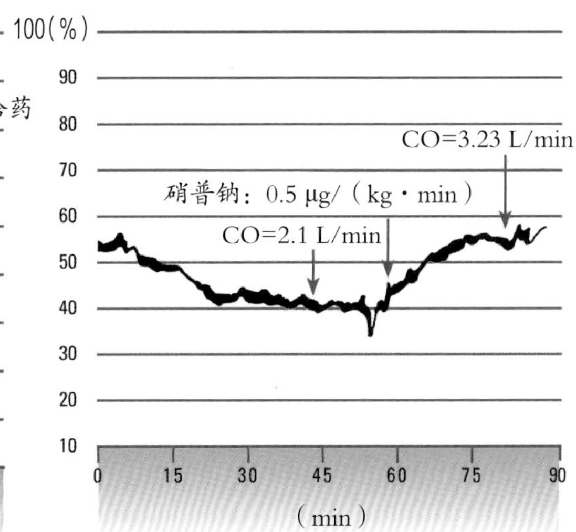

下图反映了患者对肌松剂的反应。

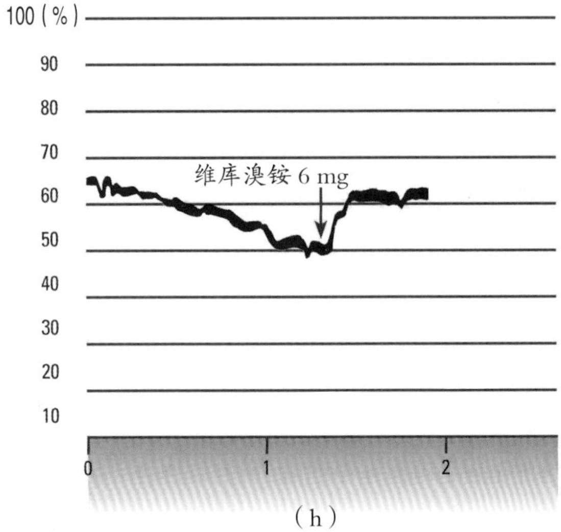

该波形反映了患者对呼吸机参数变化的反应。请注意，呼气末正压（PEEP）的增加会导致 $S\bar{v}O_2$ 增加；因此，可下调吸氧浓度（FiO_2）。

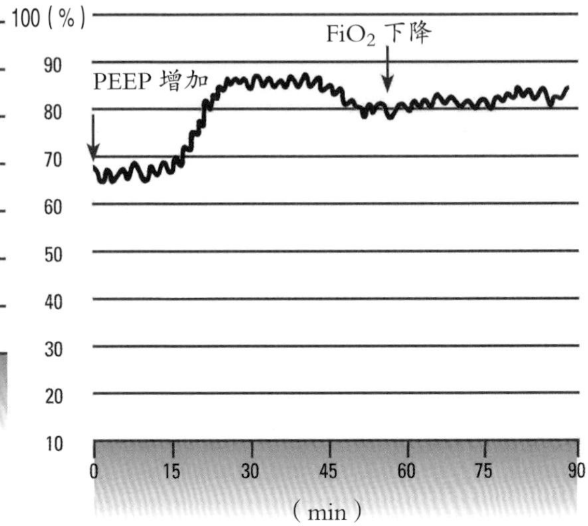

下列波形反映了各种活动导致的 $S\bar{v}O_2$ 的典型变化。

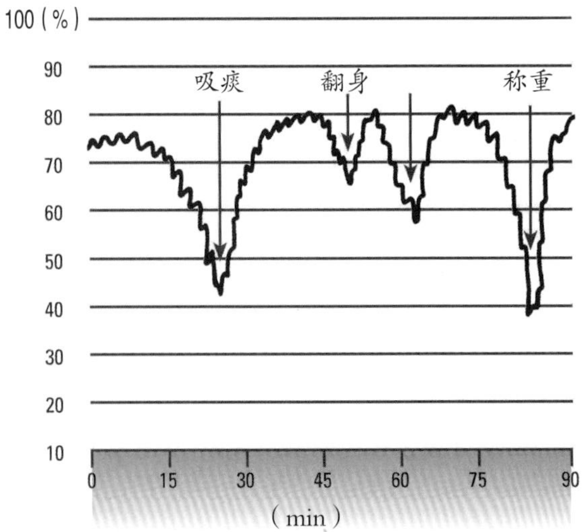

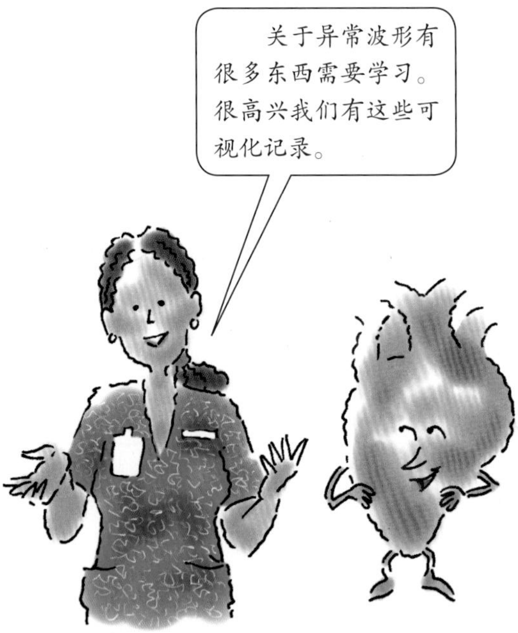
关于异常波形有很多东西需要学习。很高兴我们有这些可视化记录。

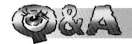

Q&A

识图

识别这些图中所示的 $S\bar{v}O_2$ 波形的名称。

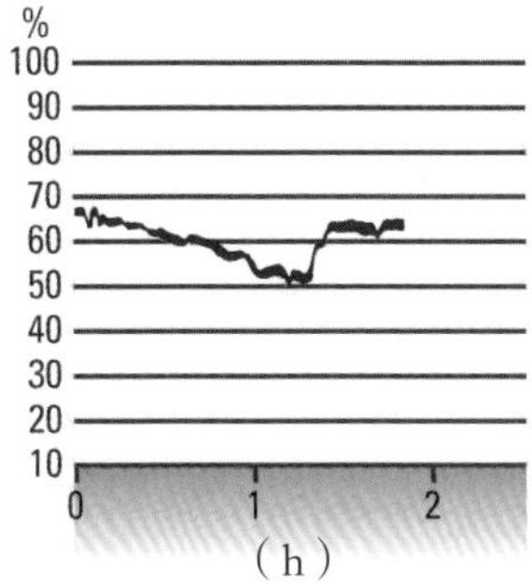

1. ____________

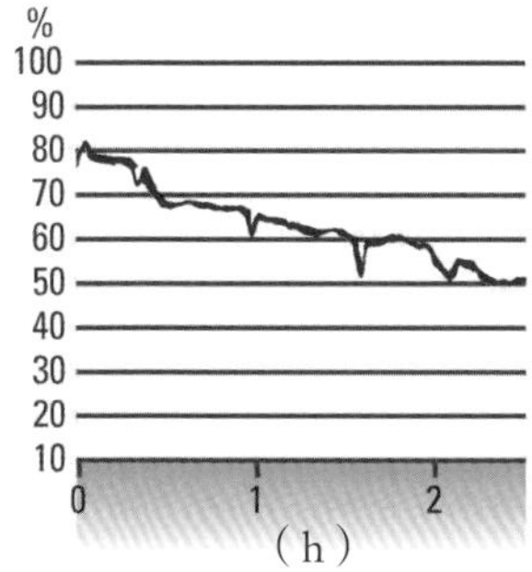

2. ____________

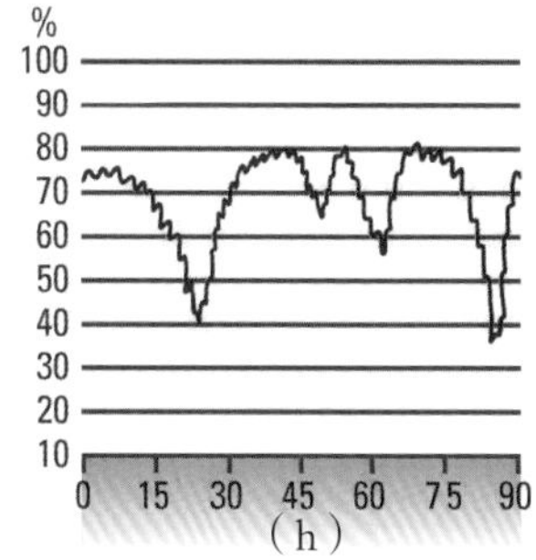

3. ____________

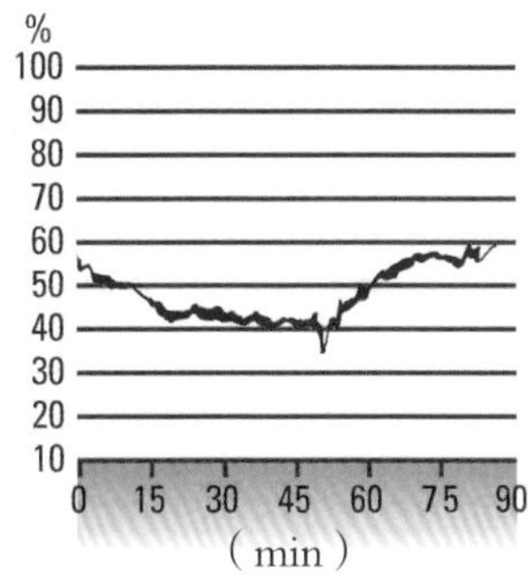

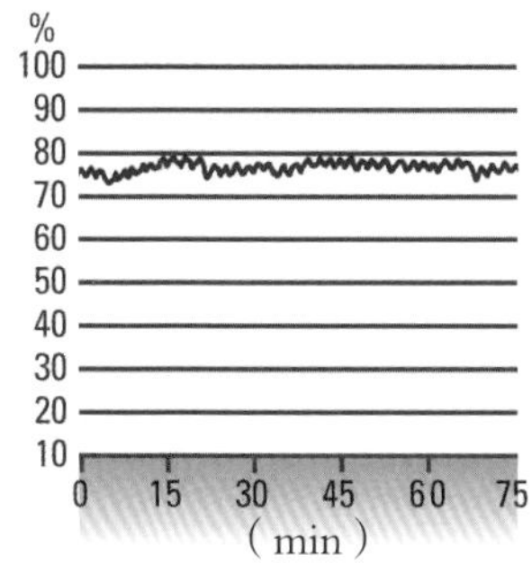

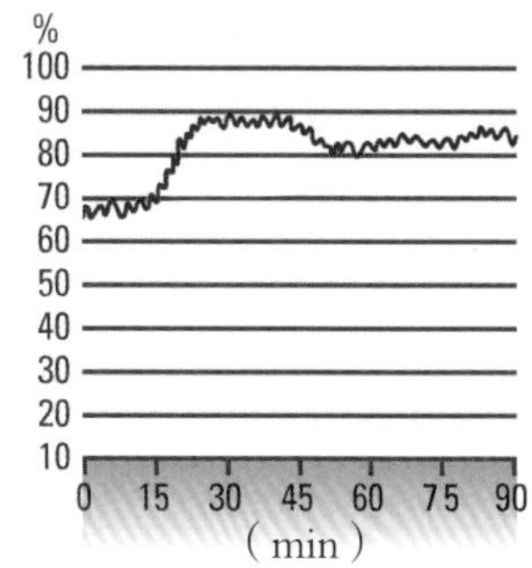

配对选择

将英文缩写词与正确的中文全称相匹配。

1. DaO_2 ____________ A. 动脉氧分压

2. SaO_2 ____________ B. 动脉氧供

3. $S\bar{v}O_2$ ____________ C. 静脉氧储备

4. PaO_2 ____________ D. 动脉血氧饱和度

5. RvO_2 ____________ E. 混合静脉血氧饱和度

答案 识图：1. 患者对肌松剂的反应；2. $S\bar{v}O_2$ 下降；3. 各种活动导致的 $S\bar{v}O_2$ 水平的典型变化；4. $S\bar{v}O_2$ 和心排出量升高；5. 正常 $S\bar{v}O_2$ 波形；6. 患者对呼吸机设置变化的反应。配对选择：1. B，2. D，3. E，4. A，5. C。

参考文献

Greenwood JC, Orloski CJ, 2017. End Points of Sepsis Resuscitation. Emergency Medicine Clinics of North America, 35(1):93–107.

Fahy B, Lareau S, Sockrider M, 2018. Pulse Oximetry in American Thoracic Society Patient Education Series. [2020-04-20]. https://www.thoracic.org/patients/patient-resources/resources/pulse-oximetry.pdf.

第9章

微创血流动力学监测

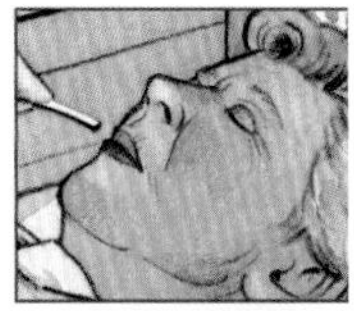

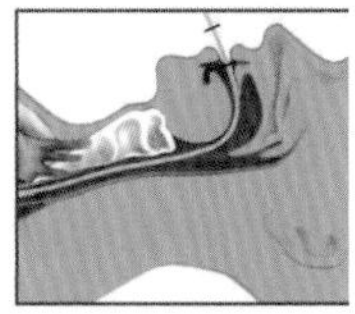

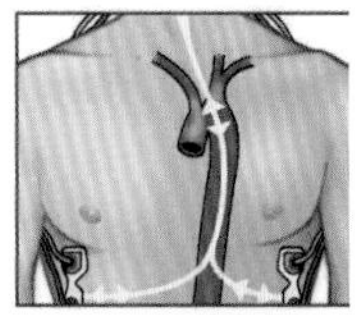

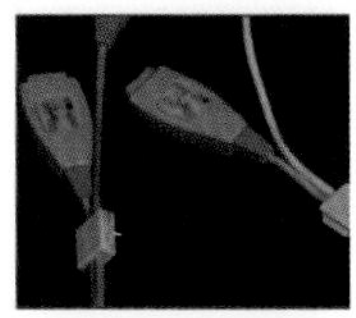

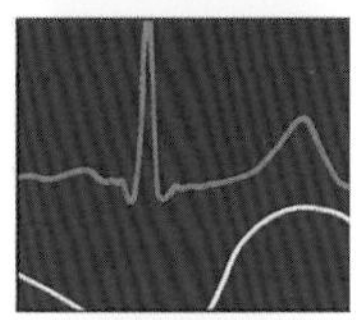

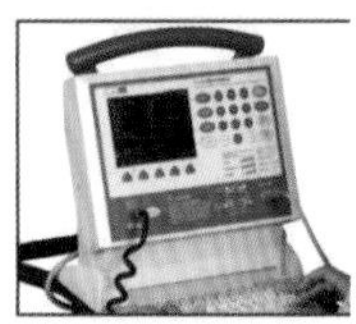

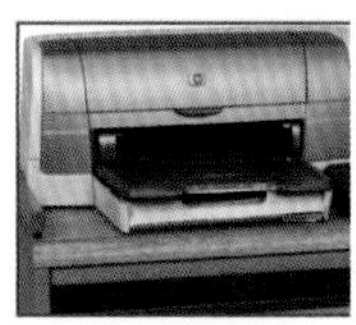

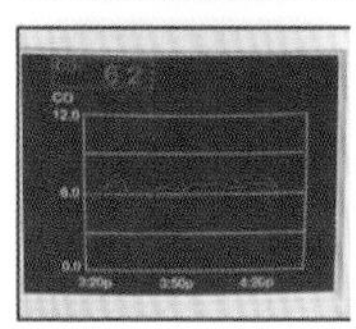

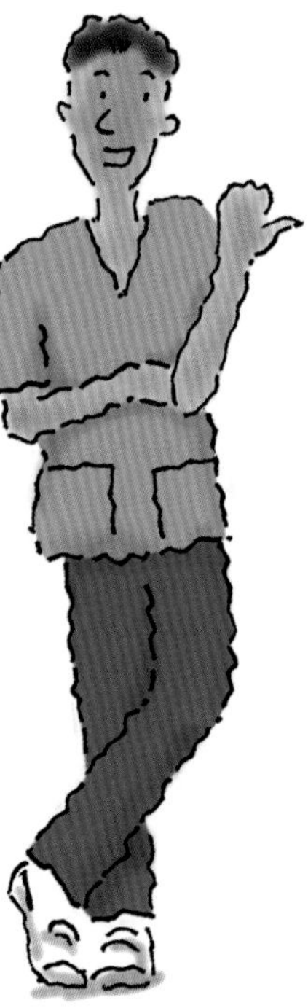

认识微创血流动力学监测

尽管使用肺动脉（PA）导管进行有创血流动力学监测仍然是临床实践的金标准，但微创监测技术也被证明是可靠、安全的选择，与肺动脉导管测得的数据存在相关性。

微创血流动力学监测技术更易使用，可应用于许多临床环境，并能提供可重复的结果。

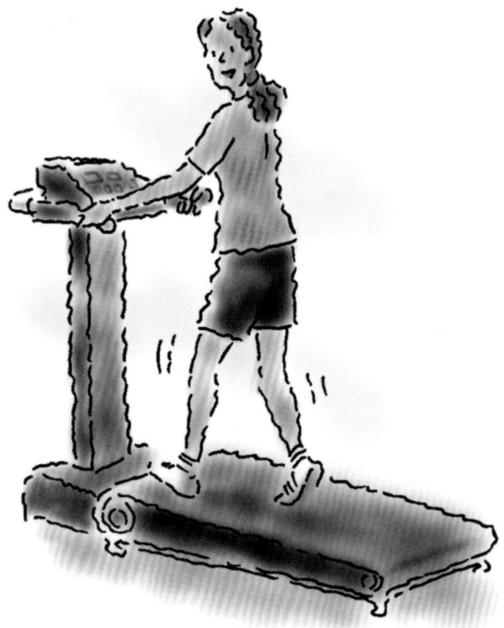

经食管多普勒血流动力学监测

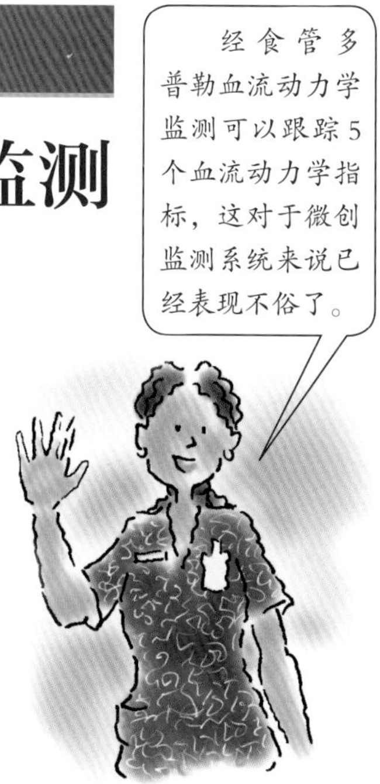
经食管多普勒血流动力学监测可以跟踪5个血流动力学指标，这对于微创监测系统来说已经表现不俗了。

经食管多普勒血流动力学监测是一种应用超声监测心功能的微创方法，需要在食管放置一个探头。通过测量经过心脏瓣膜或心室流出道的血流量，该监测系统可以监测：

- 心排出量（CO）。
- 每搏输出量（SV）。
- 心指数（CI）。
- 体循环血管阻力。
- 体循环血管阻力指数。

适应证和禁忌证

此监测适用于：

☑液体管理困难的、镇静的重症患者。

☑在心脏手术中和之后使用。

☑接受重大或高危手术的患者，或接受头颈部、食管手术以外的任何手术的高危患者。

☑因任何原因需要监测心排出量的重症监护患者。

不建议用于以下患者：

☒正在接受主动脉内球囊反搏（IABP）治疗。

☒有重度主动脉缩窄。

☒有咽部、食管或胃部疾病。

☒有食管癌或咽癌，或既往食管手术、食管狭窄、食管静脉曲张或咽食管憩室。

☒有出血性疾病。

☒有严重的凝血功能障碍。

经食管多普勒血流动力学监测的优缺点

优 点	缺 点
• 微创 • 易置入，并发症少	• 很难让声束与血流平行（假如声束与血流角度大，结果可能不可靠） • 存在食管损伤或穿孔的风险 • 探头较硬，患者需要镇静

探头放置

经食管多普勒探头的置入类似于插入鼻胃管或口胃管，通常情况下，护士在床边即可完成。然而，由于探头较硬，患者通常需要镇静。

将刚性探头润滑后，经鼻或口腔插入 35.5~40.5cm。每个探头都有深度标记以显示插入位置。可以将探头固定，但如果患者已经镇静，也可以不固定以方便调整 。将探头置于理想的位置，测量胸主动脉的血流量。

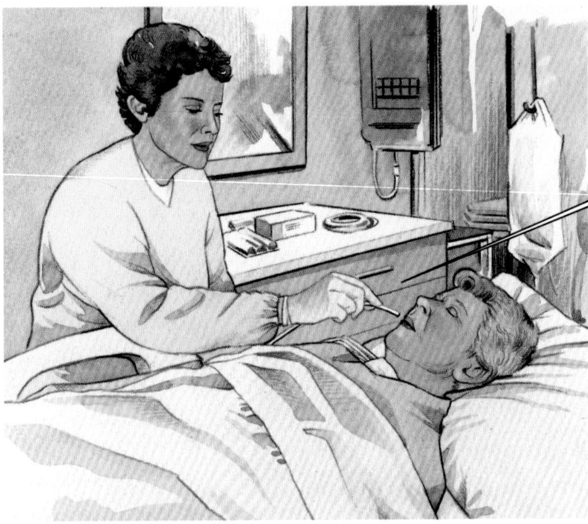

首先润滑探头，然后经鼻或口插入。这里显示了经口放置探头。

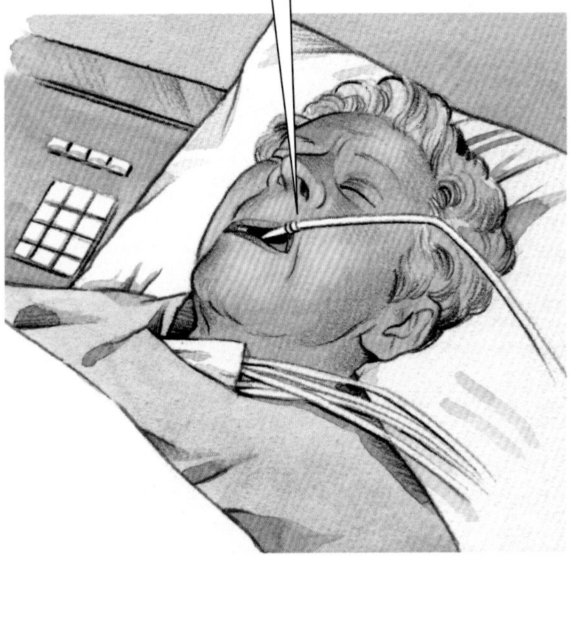

探头上的深度标记可提示插入深度，应为35.5~40.5cm。

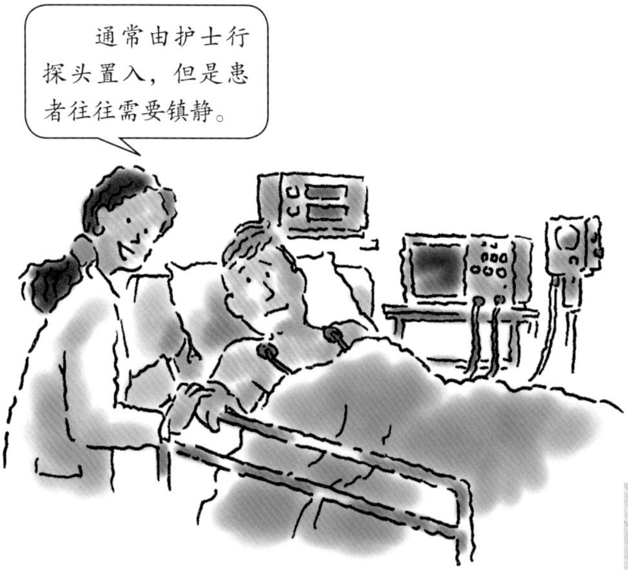
通常由护士行探头置入，但是患者往往需要镇静。

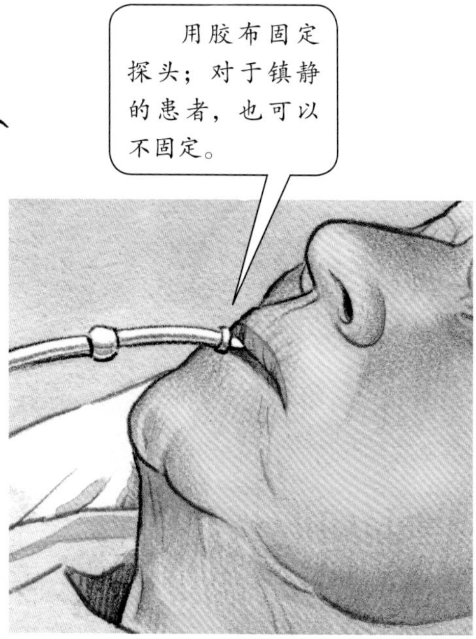
用胶布固定探头；对于镇静的患者，也可以不固定。

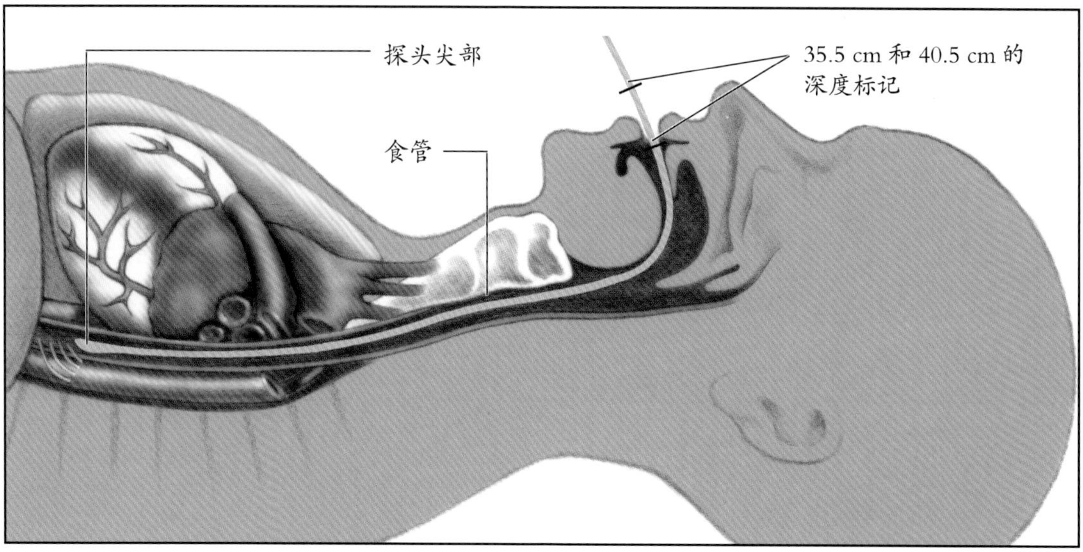
探头尖部
35.5 cm 和 40.5 cm 的深度标记
食管

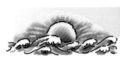

波形分析

经食管多普勒血流动力学监测波形

该正常波形显示了良好的血流捕获。波形所提供的关键数据包括峰值流速，按心率（HR）校正的、以秒（s）为单位的收缩期血流时间。

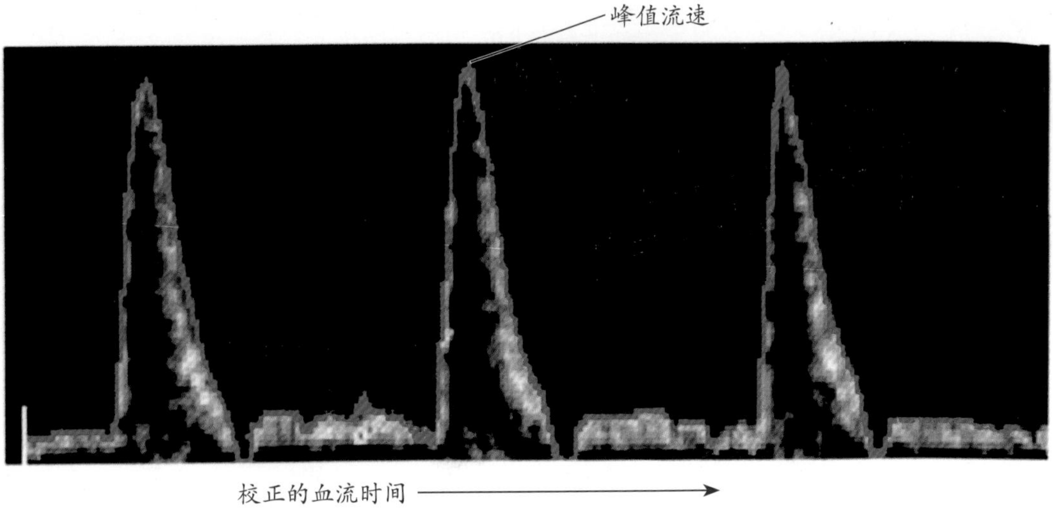

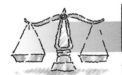

测量值

经食管多普勒血流动力学监测正常值

参　数	正常值
校正的血流时间［以秒（s）为单位的收缩期血流时间，按心率校正］	330~360 ms
峰值流速（在收缩高峰期测量的血流速度）	20 岁：90~120 cm/s 50 岁：60~90 cm/s 70 岁：50~80 cm/s

监测系统近观

监测仪自动测量心率（HR）、峰值流速（PV）、校正的血流时间（FTc）等值。然后通过这些值计算得出其他血流动力学监测参数，包括心排出量（CO）、心指数（CI）、每搏输出量（SV）、每搏输出量指数（SVI）和体循环血管阻力（SVR）。

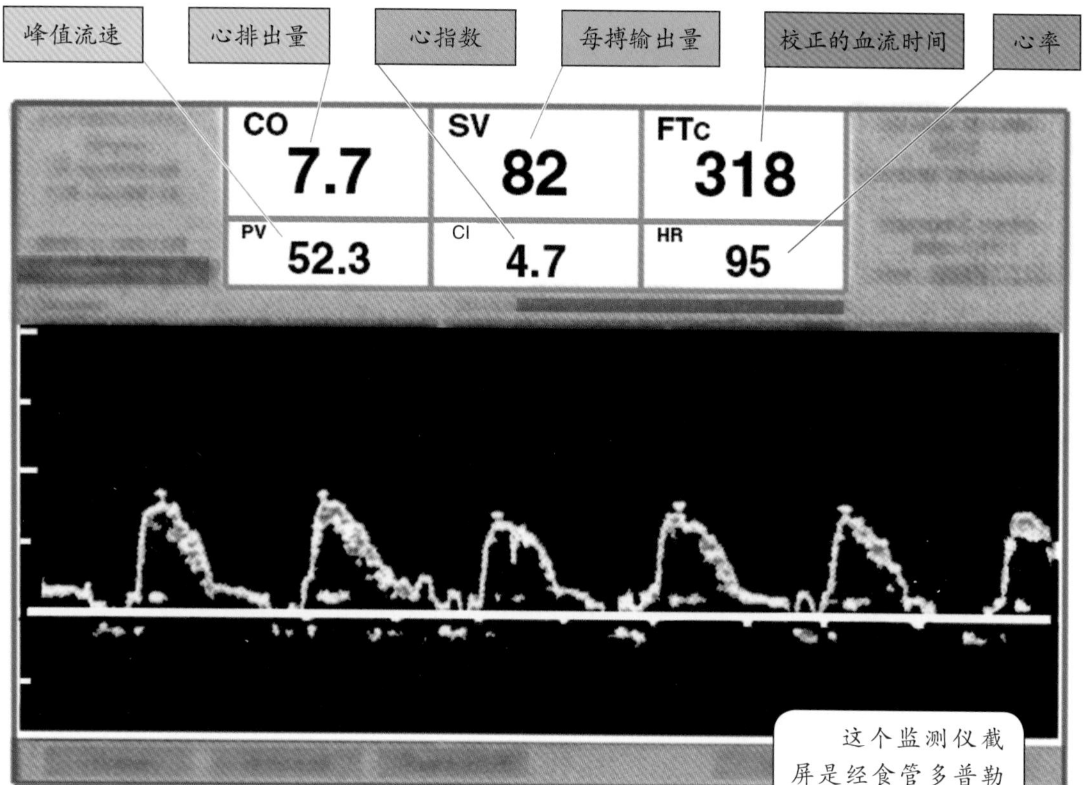

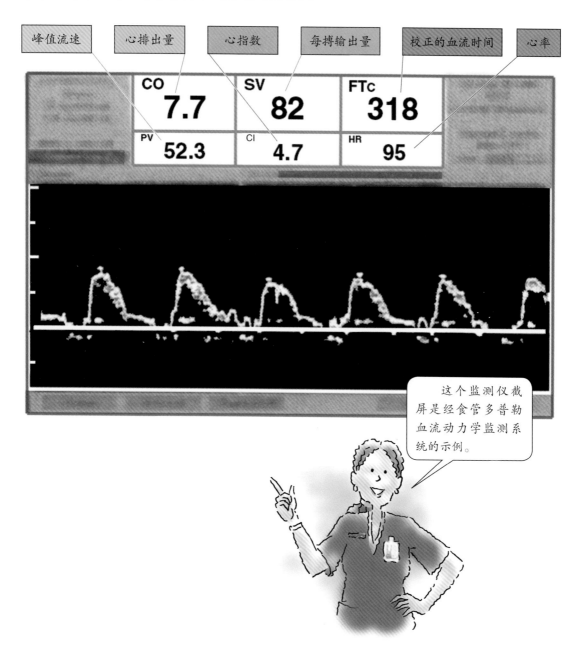

基于动脉血压的心排出量监测

基于动脉血压的心排出量（APCO）监测是一种微创测量心排出量［每搏输出量（SV）乘以心率］的方法。APCO 监测是基于：脉压［PP，即收缩压（SBP）与舒张压（DBP）的差值］与每搏输出量成正比，可将动脉压的变异性视为标准差（SD，国内规范用法为 *s*）。

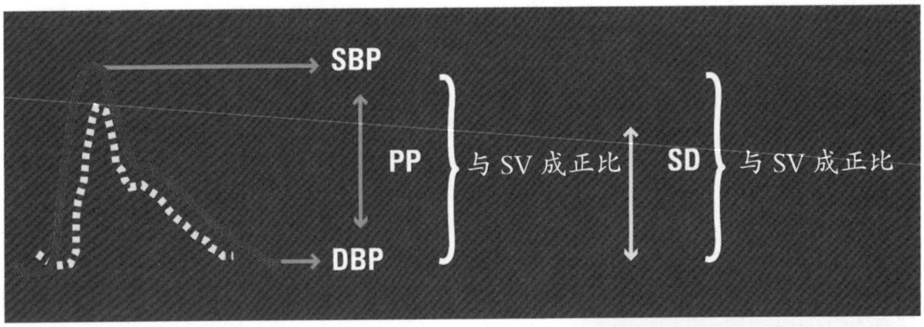

APCO 使用患者现有的动脉导管连续计算和显示心排出量。通过下文的三种方法之一，来分析动脉压波形以跟踪每搏输出量和心排出量的变化。所有方法使用一种不同的临床验证算法来确定患者的心排出量。

1 脉冲流量和压力分析

使用脉冲轮廓和脉冲功率来分析，结合完整波形的标准差来测量每搏输出量。

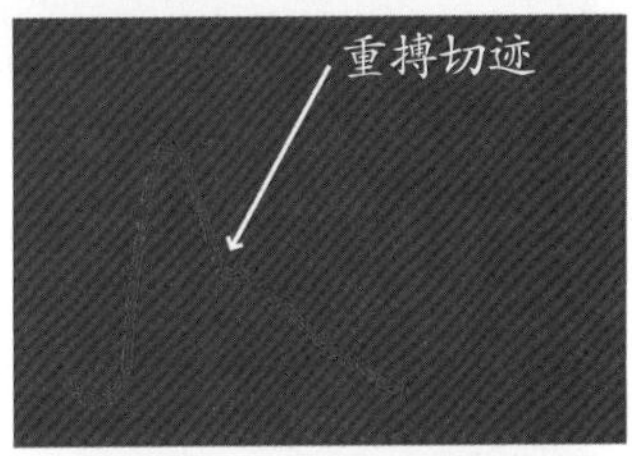

2 脉冲轮廓分析

以每搏为基础，测量和监测每搏输出量，观察从收缩开始到重搏切迹的动脉压波形的形态。

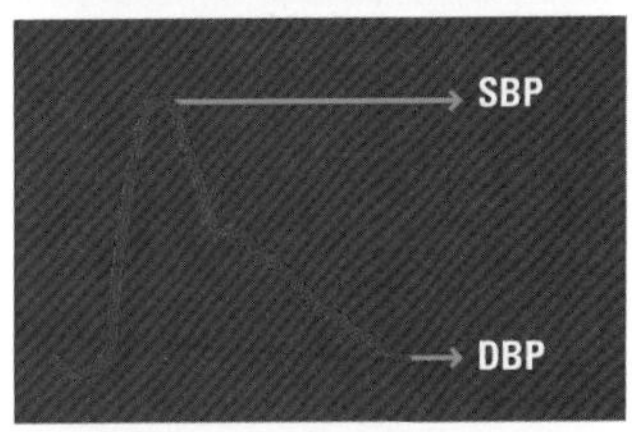

3 脉冲功率分析

观察整个脉搏收缩期和舒张期的功率，不看脉冲形态。

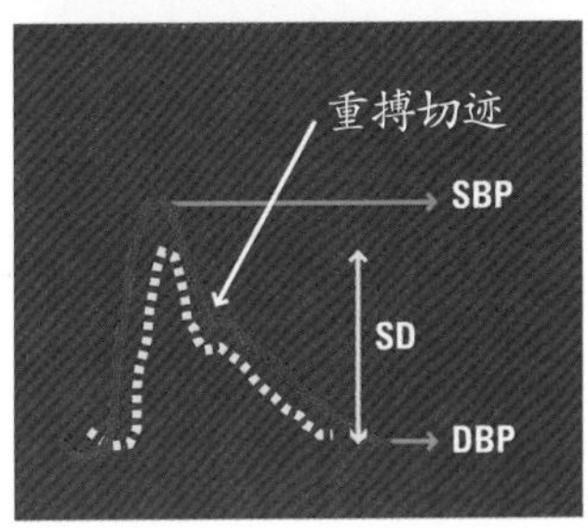

APCO 近观

动脉测压管通过管线连接到感应器，利用将临床验证算法预先编程的专用监测仪来确定心排出量。

目前有3种设备可用。其中一个设备要求输入患者的年龄、性别、身高和体重，但不进行外部校准。另外两个设备则需要外部校准。APCO在帮助确定患者的液体状态，以及在液体治疗时血压发生明显变化前的潜在反应方面非常有用。

桡动脉测压管

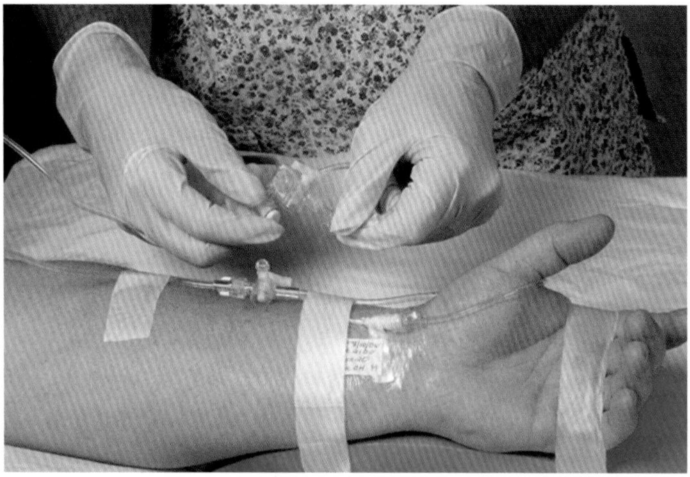

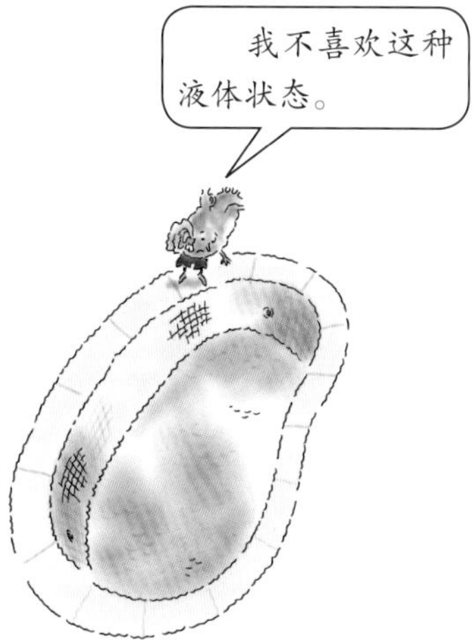

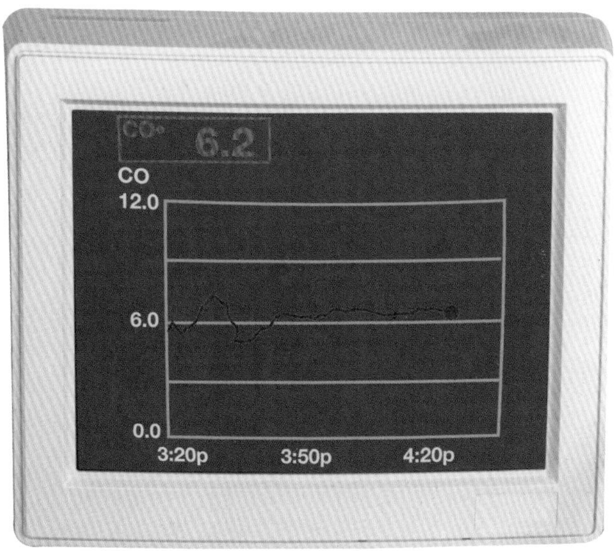

APCO 的干扰因素

- 传感器和感应器的调平不正确。
- 调零不正确。
- 主动脉内球囊反搏。
- 心律失常。
- 使用人工心脏或心室辅助装置。
- 阻尼压力波形。
- 管道内有气泡。
- APCO监测的局限性：血管张力和反应性发生变化时会导致结果不准确。

阻抗心动图

阻抗心动图为追踪血流动力学状态提供了一种无创的替代方法。该技术需在患者胸部放置电极，通过测量流过身体的无损伤的低电流来获取患者的血流动力学信息，如心指数、前负荷、后负荷、心肌收缩力、心排出量和血流量。当通过主动脉的血流量和速度发生变化时，这些电极会检测到信号的变化。阻抗监视器再将这些信号解读显示为波形。根据该波形和心电图计算出心排出量。

阻抗心动图的优点

阻抗心动图监测消除了传统侵入性血流动力学监测带来的感染、出血、气胸、栓塞和心律失常的风险。通过该方法获得的结果的准确性与通过热稀释法获得的结果相当。此外，阻抗心动图监测仪能每隔 2~10 次心跳自动更新信息，提供实时数据。

阻抗心动图监测设备

在开始使用阻抗心动图前，需要首先组装阻抗心动图监测仪、打印机和一次性感应器。

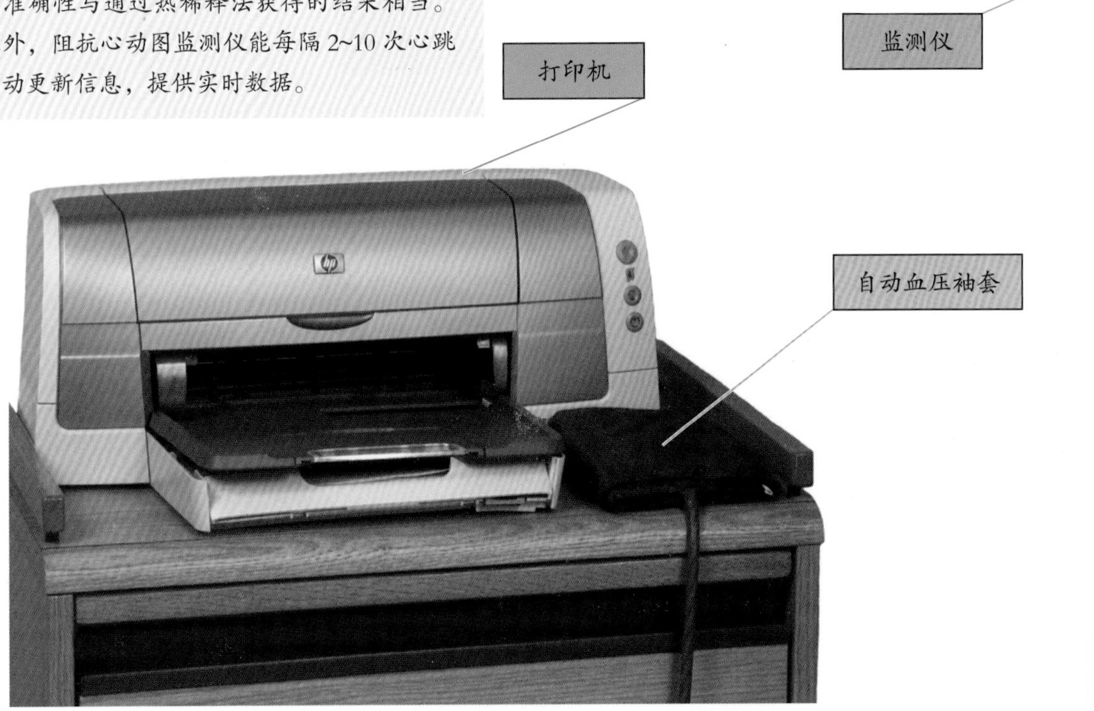

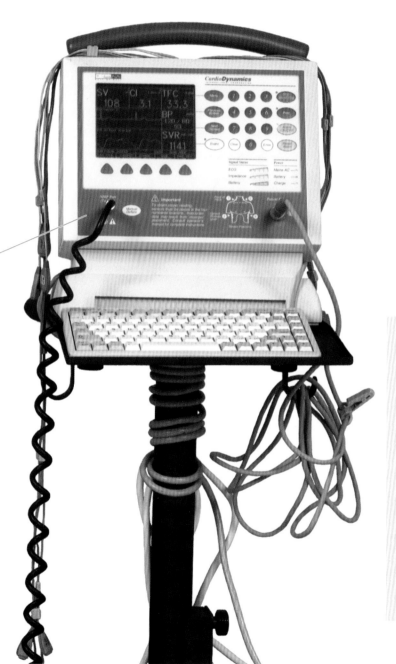

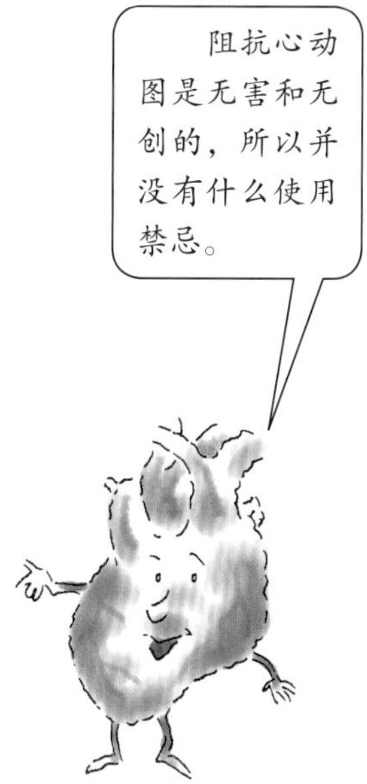

阻抗心动图适应证

阻抗心动图可用于不能使用热稀释法监测的患者。

因其便携性，阻抗心动图设备可用于手术室、麻醉恢复室及重症监护室。

然而，如果患者胸部液体量增加，例如肺水肿和胸腔积液时，其基线阻抗值可能降低。此外，心动过速和其他心律失常患者的阻抗心动图值也可能低于热稀释法。

阻抗心动图的电极放置

该图显示了阻抗心动图所需的4对电极的正确放置。该系统使用低压电流来检测电极之间的电阻（阻抗）。

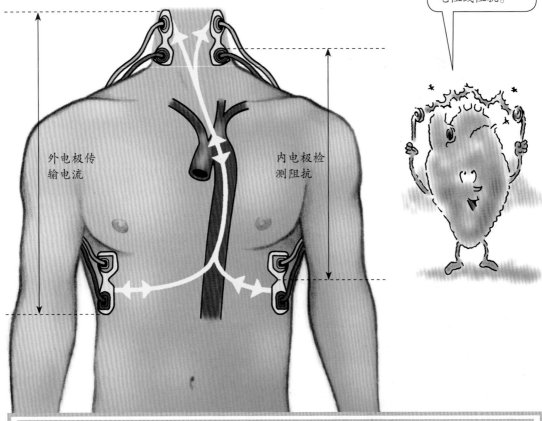

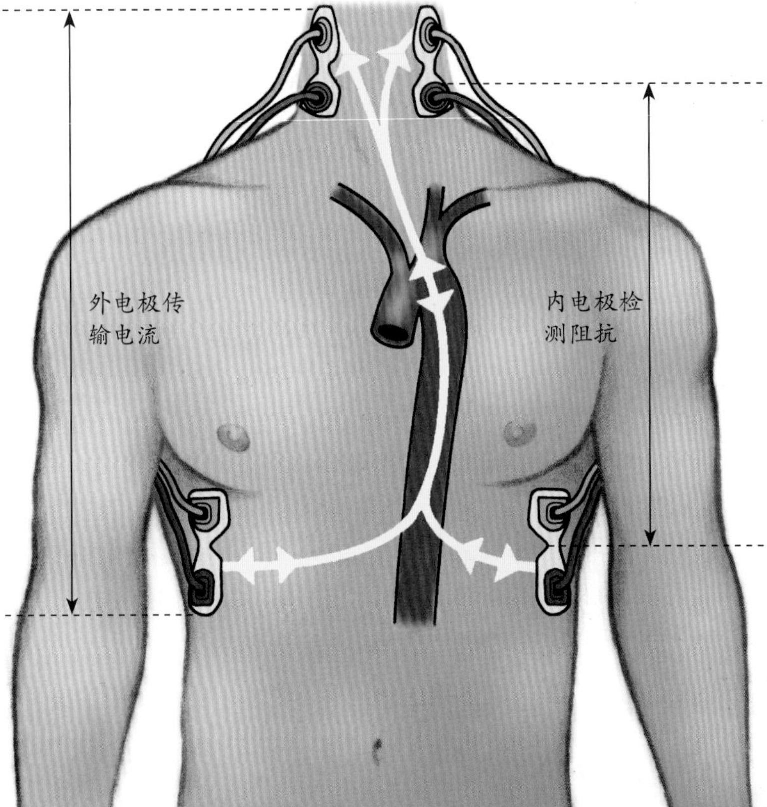

记忆板

电流和电阻

当您准备放置阻抗心动图的电极时，在心里要有一条电流的流向图。

为患者做阻抗心动图准备

为患者做阻抗心动图准备时，首先帮助他摆好体位，仰卧，床头抬高到 20°或以下。用纱布和温水清洁颈部两侧及剑突水平两侧腋中线胸部的皮肤。为避免影响电极的黏性，备皮可能是必要的。

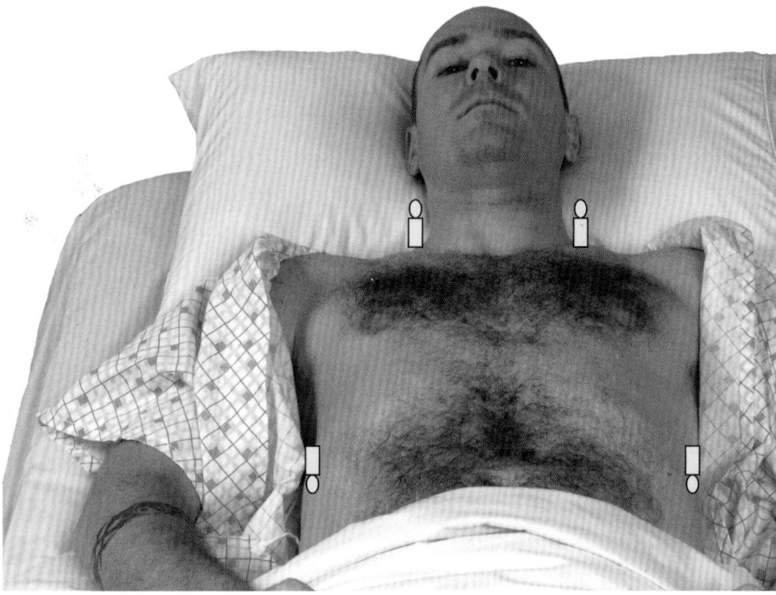

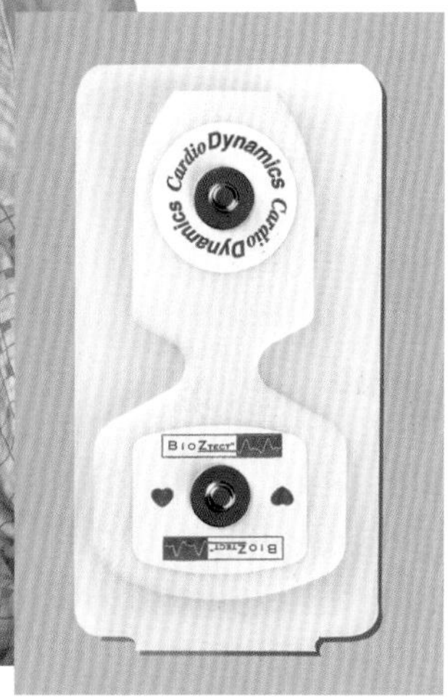

接下来，握住患者的导线，使躯干图直立并面向操作者。

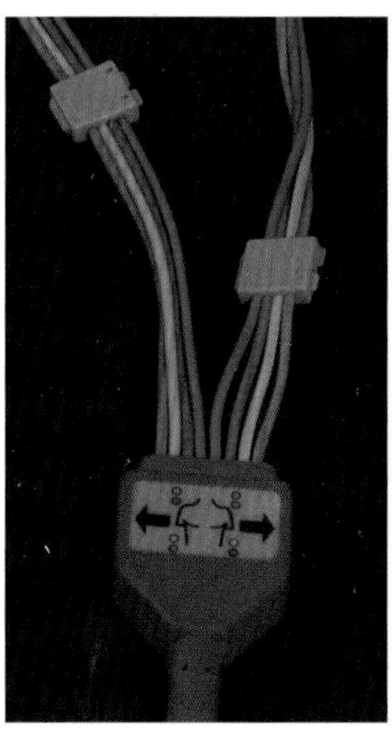

按照以下颜色顺序从上到下连接导线：

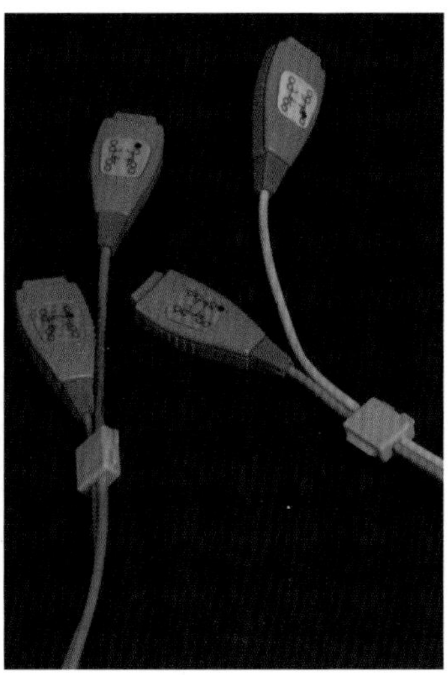

- 蓝色
- 紫色
- 绿色
- 橙色

然后将血压袖带连接到患者的手臂上。

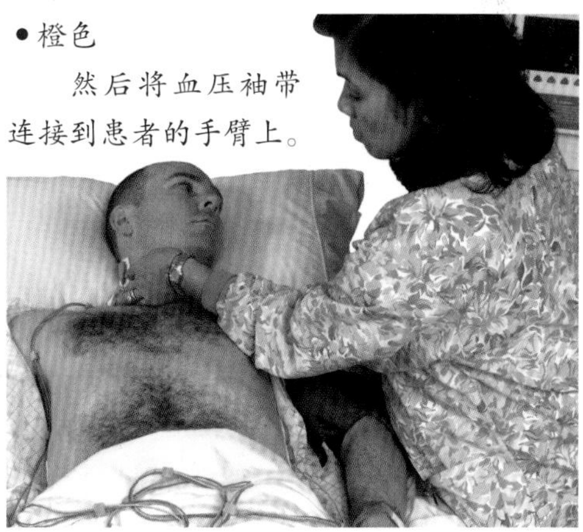

阻抗心动图监测仪的使用

要使用阻抗心动图监测仪，请将插头插入电源并打开开关。出现欢迎显示屏。如有必要，按照监测仪提示输入患者的基本数据。屏幕应显示“开始监测”。

在开始监测之前，建议患者保持静止状态。然后按下监视器的开始键。评估屏幕上的信号强度，确保阻抗心动图和心电图（ECG）信号条上至少出现3个绿灯。每当ECG屏幕上出现一个R波时，应听到“滴”的一声。

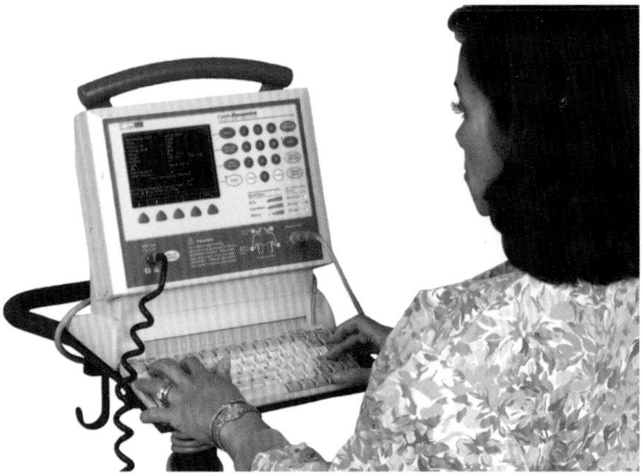

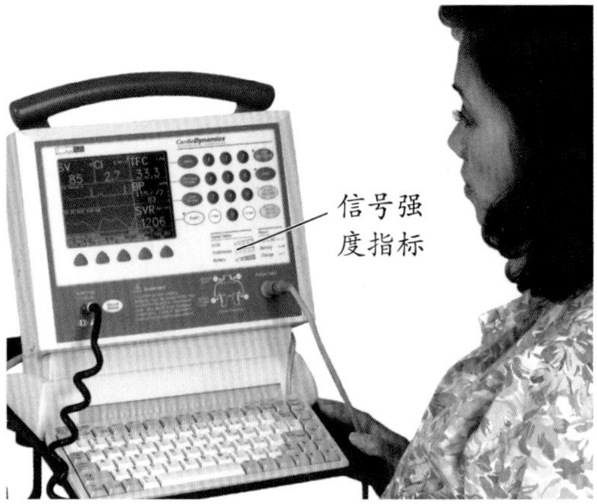

最后，记录监视器上的波形和数值，并打印报告记录数值。

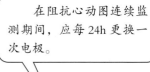

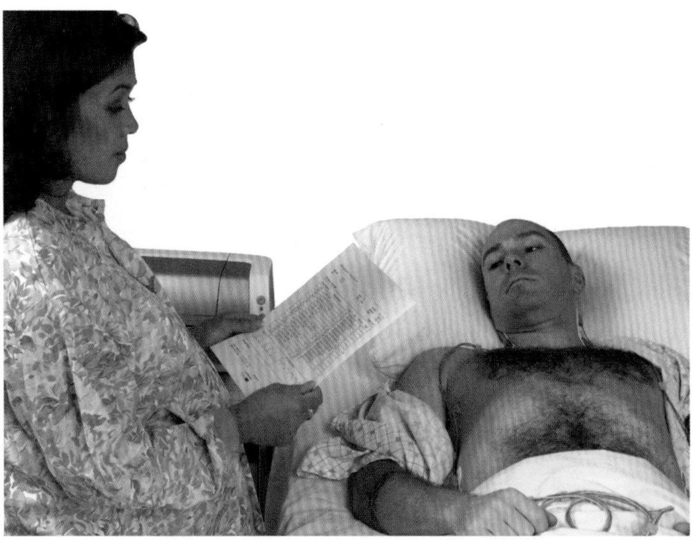

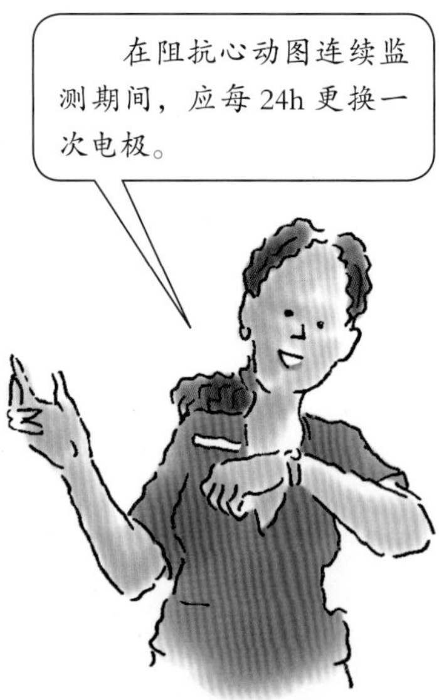

在阻抗心动图连续监测期间，应每24h更换一次电极。

了解血流动力学指标

将患者连接到阻抗心动图监测仪后，医护人员可以轻松获取其血流动力学数据，这些数据可用于评估患者的稳定性，并制定治疗及护理计划。通过阻抗心动图监测设备，可以测量下表中的值。

心指数（CI）	心排出量（CO）除以体表面积，即将患者体型的因素加入CO的解读中
心排出量（CO）	心脏泵出血量（以L/min为单位）
dZ/dt	峰值流量指标
射血分数（EF）	每次心肌收缩，左心室所排出的血量（以%表示）
舒张末期容积（EDV）	舒张末期左心室的血液量，也称为前负荷量（以mL为单位）
心率（HR）	1 min的心跳次数
左心做功指数（LCWI）	反映心肌耗氧量
射血前期（PEP）	从心室活动开始到主动脉瓣开放之间的时间（以s为单位）
每搏输出量（SV）	每次心肌收缩从心室泵出的血液量（以mL为单位）
体循环血管阻力（SVR）	左心室泵血的阻力
心室射血时间（VET）	血液泵出心室的时间
Zo	基本阻抗，或通过胸腔的电流所遇到的电阻量

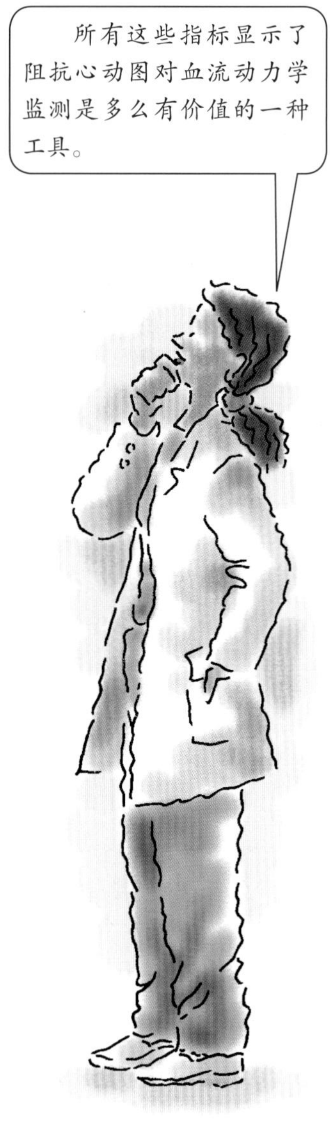

所有这些指标显示了阻抗心动图对血流动力学监测是多么有价值的一种工具。

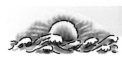

波形分析

了解阻抗心动图波形

动脉压监测系统产生的波形是基于压力的。尽管阻抗心动图可产生类似的波形，但它基于主动脉的血流量和速度。每次心跳的脉冲血流所产生的电阻抗变化都会被仪器所捕获。阻抗心动图波形的组成部分如下所示。

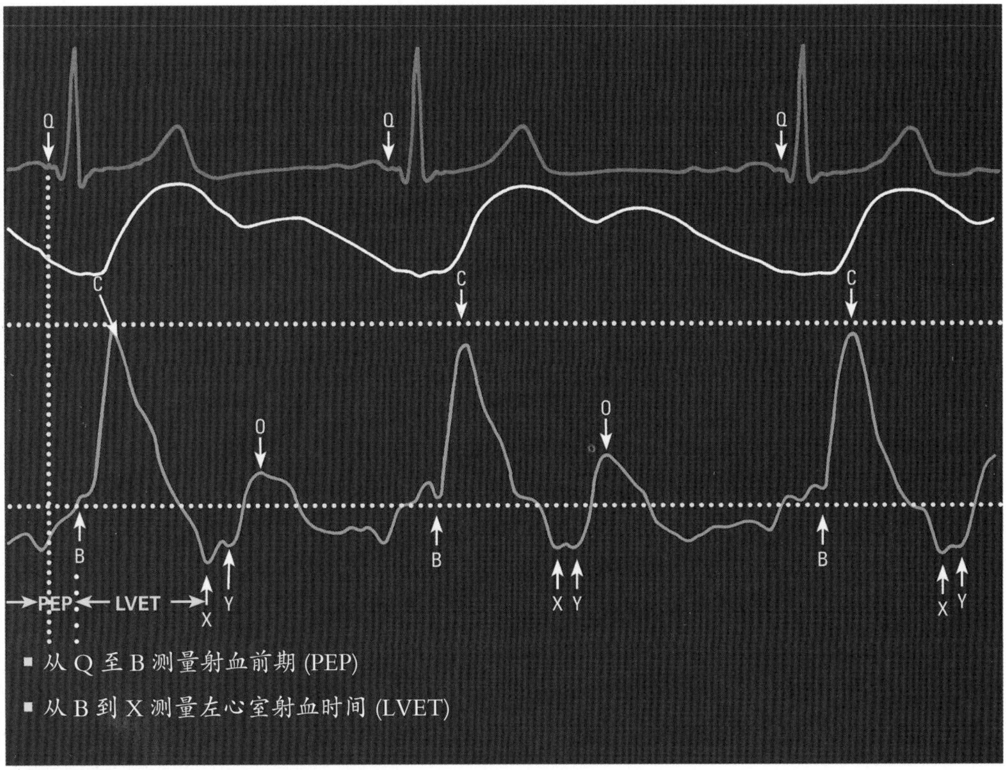

要　点

Q = 心室去极化的开始

B = 肺动脉瓣和主动脉瓣开放

C = 最大偏离度

X = 主动脉瓣关闭

Y = 肺动脉瓣关闭

O = 二尖瓣开放 / 心室快速充盈

影响正确测量的因素

1. 电极放置错误
2. 患者体位不当
3. 心律失常，如房颤
4. 体重 >160kg
5. 急性主动脉瓣关闭不全
6. 脓毒症晚期
7. 主动脉内球囊反搏
8. 极度心动过速

超声心排出量测定

超声心排出量测定（USCOM）是 USCOM 有限公司开发的一项新技术，它使用连续波多普勒超声评估心脏功能。这种完全无创的系统只需将多普勒超声探头置于两个解剖区域：

1 在胸骨上窝，通过观察主动脉瓣血流来评估左心功能。

2 在胸骨左缘，通过观察肺动脉瓣血流来评估右心功能。USCOM 测量的参数包括心排出量（CO）、心指数（CI）、每搏输出量（SV）、心率（HR）、速度时间积分（VTI）、分钟距离（MD）、射血时间百分比、峰值流速和平均压力梯度。

USCOM 监视器

此图显示了 USCOM 监视器的工作屏幕。该监测系统由 USCOM 有限公司生产。

该项技术的局限性包括：

- 高心排出量时测量准确性受到影响。
- 镇静较浅时测量准确性受到影响。
- 生理结构有改变时测量准确性受到影响。
- 受超声心动图的技术和操作因素的影响。

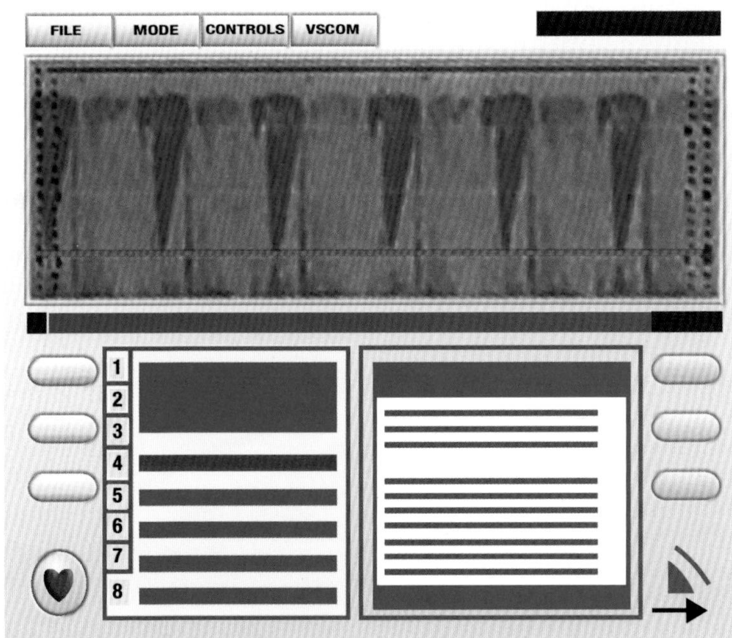

心脏生物阻抗

心脏生物阻抗可用于确定血流动力学参数，包括每搏输出量、心排出量和胸部组织含水量。通过施加在胸腔上的交流电流来测量阻抗的变化以确定各种血流动力学参数。血流动力学参数可最长显示心力衰竭住院前3周的变化。通过该技术获得的读数可用于

指导心力衰竭的优化治疗。

Sensible Medical的REDS背心是一种可穿戴设备，可以无创地量化肺液的量。REDS代表远程电介质传感。患者穿上专门的“背心”，可在90s内获得数据。

这种技术的局限性包括：

- 非持续性监测。
- 准确性取决于使用者。

不能使用该技术的患者包括：

- 身高<155cm或>190cm。
- 体重指数（BMI）<22kg/m² 或>39kg/m²。
- 胸围<80cm或>115cm，或连枷胸。
- 局灶性肺部病变——活动性肺炎、肺栓塞、已知肺结节、肺癌。
- 肾衰竭。
- 2个月内曾行心脏外科手术。
- 植入左心室辅助装置或心脏移植。
- 先天性心脏畸形，如右位心。

右胸装置

OptiVol液体状态监测是Medtronic植入式心脏复律除颤仪和除颤心脏再同步治疗中的一个系统。OptiVol系统倾向跟踪胸内阻抗随时间的变化，以指导药物治疗。SENSE-HF试验显示植入装置后早期灵敏度较低，植入后6个月有所改善。

植入式心脏复律除颤仪设备中的HeartLogic心力衰竭诊断管理系统，使用多个传感器跟踪生理趋势，并将它们组合成一个综合指标，对于潜在的心力衰竭恶化会主动发送警报。传感器监测心音、胸部阻抗、呼吸、心率和活动程度。

CardioMems

CardioMems系统是一种植入式传感器，通过股静脉通路进行右心导管检查时放置在肺动脉内。传感器由射频能量供电。患者躺在电子枕头上，其肺动脉压和心率数据无线传输至门户网站，由医护团队进行读取分析。肺动脉压力变化可发生在明显心力衰竭症状和体征出现前的几天至几周。监测这些压力和变化可以及时修改心力衰竭治疗计划，以减少因心力衰竭而住院。

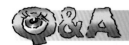

涂　色

使用绿色钢笔或铅笔追踪图中经食管多普勒探头的正确位置。

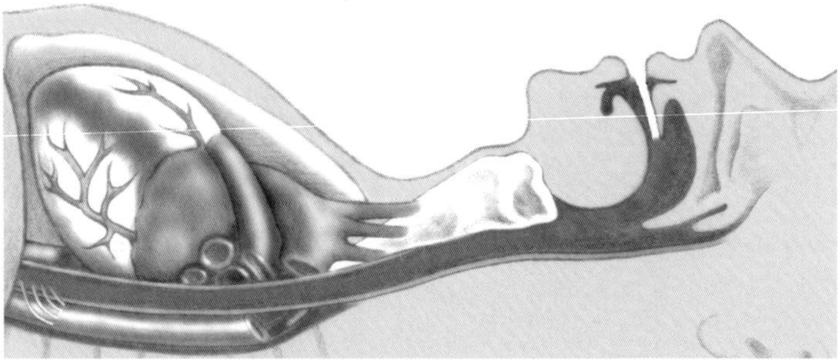

选择图片

选出阻抗心动图电极位置正确的图片。

1.

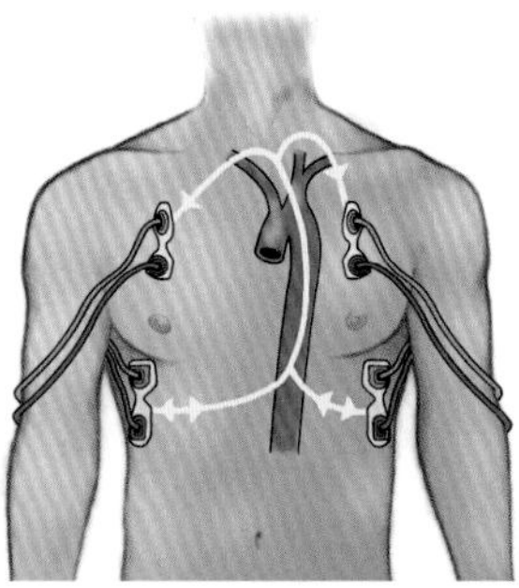

2.

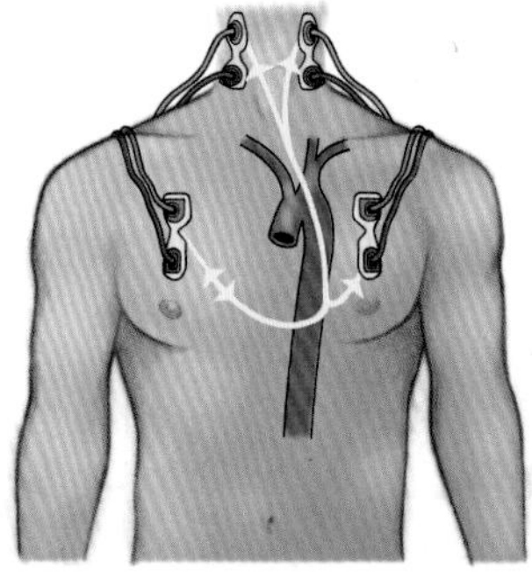

3.

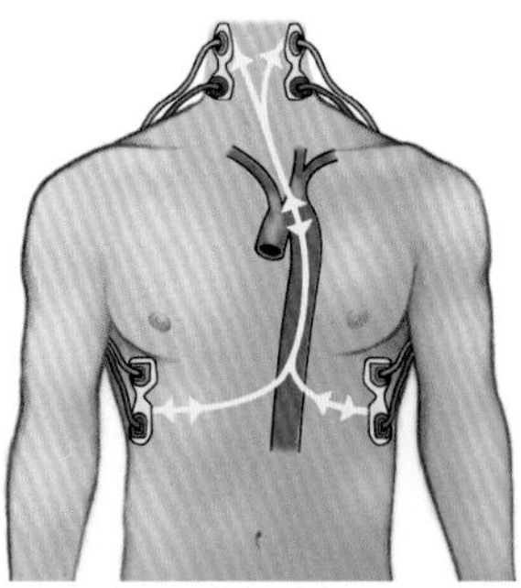

4.

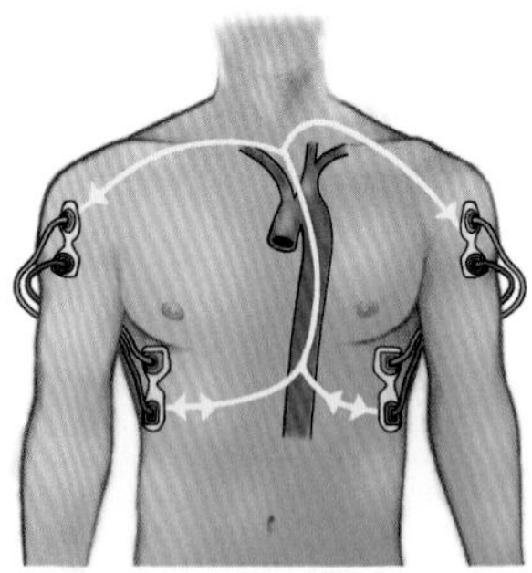

答案　涂色：润滑探头后，将其从鼻腔或口腔插入适当的深度标记处，探头尖端应位于心脏后面的食管中。选择图片：图3。

参考文献

Amir O, et al, 2017. Evaluation of Remote Dielectric Sensing Technology-Guided Therapy for Decreasing Heart Failure ehospitalizations. International Journal of Cardiology, 240:279–284.

Barghash M, Reyentovich A, 2016. The Use of Implantable HF Monitoring Systems and the Champion Trial. American College of Cardiology, Jan 12.

Bavry A, Bhatt D, 2015. Optimization of Heart Failure Management Using OptiVol Fluid Status Monitoring and arelink-OptiLink HF. American College of Cardiology, Sept.

Cress K, et al, 2019. Washington Manual of Medical Therapeutics. 36th ed. Philadelphia: Lippincott Williams & Wilkins.

DeBacker D, 2011. Arterial Pressure-Based Cardiac Output Monitoring: A Mulitcenter Validation of the Third Generation Software in Septic Patients. Intensive Care Medicine, 37:233–240.

Gardner R, et al, 2018. HeartLogic Multisensor Algorithm Identifies Patients During Periods of Significantly Increased Risk of Heart Failure Events. Results from the MultiSENSE Study. Circulation Heart Failure, 11:e004669.

Marik PE, 2013. Noninvasive Cardiac Output Monitors: A State of Art Review. Journal of Cardiothoracic and Vascular nesthesia, 27(1):121–134.

Teboul JL, et al, 2017. Less Invasive Hemodynamic Monitoring in Critically Ill Patients. Intensive Care Medicine, 42: 1350–1359.

第 10 章

循环辅助装置

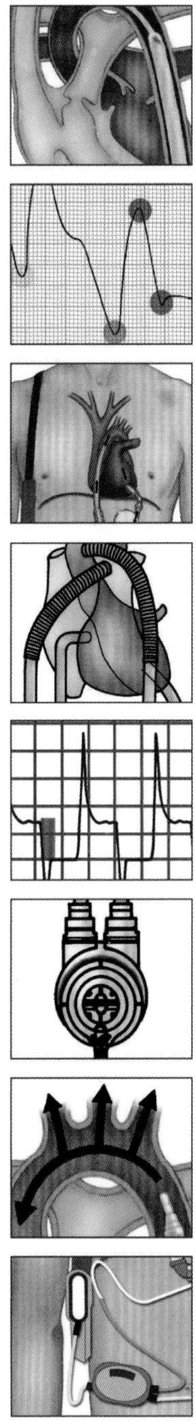

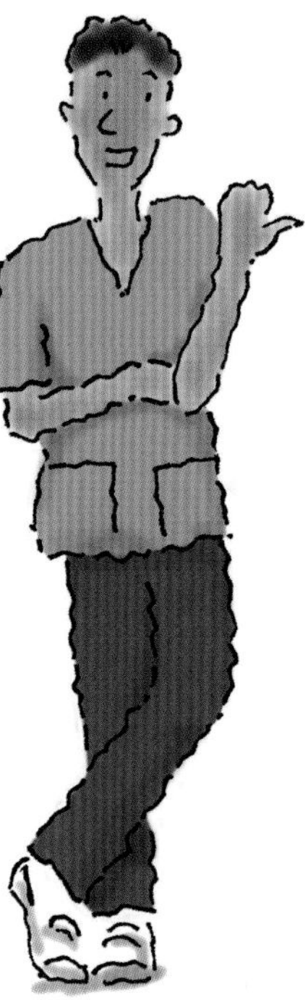

认识循环辅助装置

循环辅助装置可支持或辅助心力衰竭患者心脏的泵血功能。这些装置在减少心肌负荷的同时，可增加流向心肌及身体其他部位的血流。

这些装置包括主动脉内球囊反搏（IABP）、心室辅助装置（VAD）和体外膜肺氧合（ECMO）。

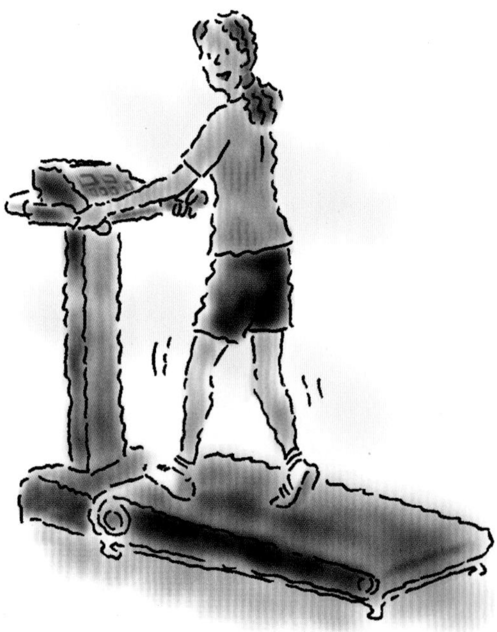

主动脉内球囊反搏

在主动脉内放置球囊，并与外部泵控制台连接，主动脉内球囊反搏（IABP）是通过该球囊机械地推动主动脉内的血液，为左心室提供临时支持。通常情况下，经股动脉置入球囊，并将其尖端定位在左锁骨下动脉以远的胸主动脉。正确使用时，IABP 可改善心肌生理学的两个关键方面：增加心肌氧合血的供应，减少心肌需氧量。

IABP 的适应证

IABP 被推荐用于下列患者：

- 顽固性心绞痛。
- 与缺血相关的室性心律失常。
- 由心源性休克、术中心肌梗死或旁路手术后低心排出量引起的泵衰竭。
- 心肌梗死后急性机械性障碍（如室间隔缺损、乳头肌断裂或左心室室壁瘤）导致的低心排出量。
- 疑似严重病变（接受血管成形术、溶栓治疗、心脏手术和心导管术等患者的围术期应用）。

IABP 禁用于下列患者：

- 严重主动脉瓣关闭不全。
- 主动脉瘤。
- 严重的外周血管疾病。

主动脉内球囊的置入

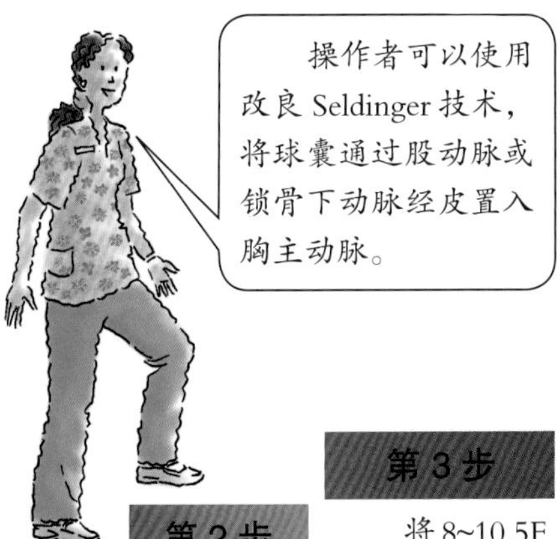

操作者可以使用改良 Seldinger 技术，将球囊通过股动脉或锁骨下动脉经皮置入胸主动脉。

第 1 步

首先，操作者用 18G 血管造影针穿刺进入血管，然后移除针芯。

第 2 步

经针头送入导丝，移除针头。

第 3 步

将 8~10.5F 的血管扩张器通过导丝送入血管后，移除血管扩张器，将导丝留在原位。

第 4 步

通过导丝将导引器（扩张器和鞘管组件）送入血管中，体外仅保留约 2.5 cm 的鞘管。然后移除内扩张器，仅留下导引鞘和导丝在原位。

第 5 步

球囊穿过导丝、送入导引鞘后，在荧光透视引导下，将导管推进至左锁骨下动脉远端 1~2cm 处。

第 6 步

将球囊连接到控制系统以启动反搏。完全展开盘绕的球囊导管。

手术切开置入主动脉内球囊

如果无法经皮置入主动脉内球囊，则可经股动脉或经胸入路手术切开置入球囊导管。

股动脉入路

股动脉入路需行动脉切开术，在动脉侧壁上吻合一段 Dacron 血管，球囊通过此人造血管进入股动脉。

锁骨下入路

通过锁骨下动脉置入是在透视引导下完成的，球囊导丝位于胸主动脉中，球囊被插入并放置在适当的位置。

经胸入路

如果股动脉入路不成功，可以使用经胸入路，将球囊顺行置入锁骨下动脉，然后将其置于胸主动脉。

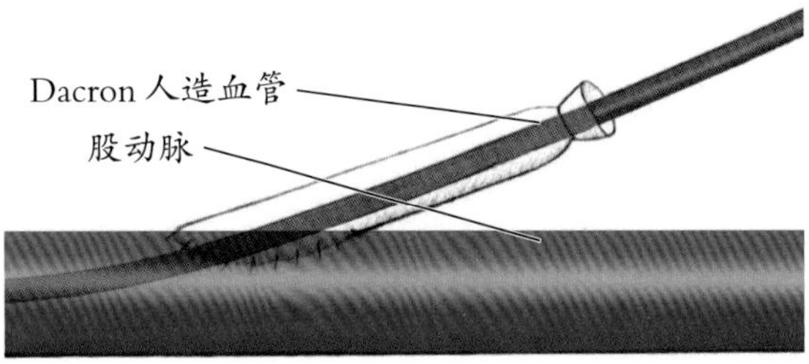

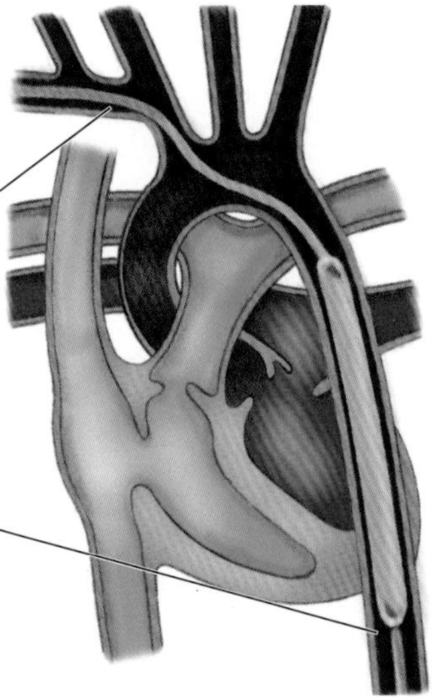

IABP 如何工作

主动脉内球囊由聚氨酯制成，通过大口径导管连接到外部泵控制台。下图显示了球囊充气和放气时的血流方向。

球囊充气

当主动脉瓣关闭、舒张期开始时，球囊充气。将血液送回心脏，增加对冠状动脉的灌注。

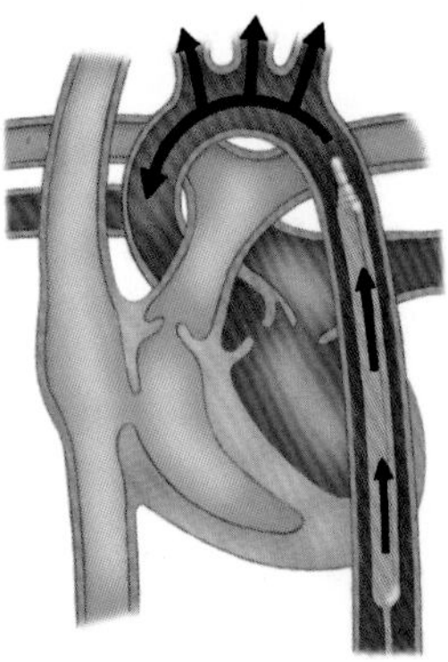

球囊放气

当主动脉瓣打开时，球囊在心室射血前放气。这种放气有助于血液从左心室排出，即仅需对抗降低了的血管阻力，从而使主动脉舒张末压和后负荷降低，心排出量增加。

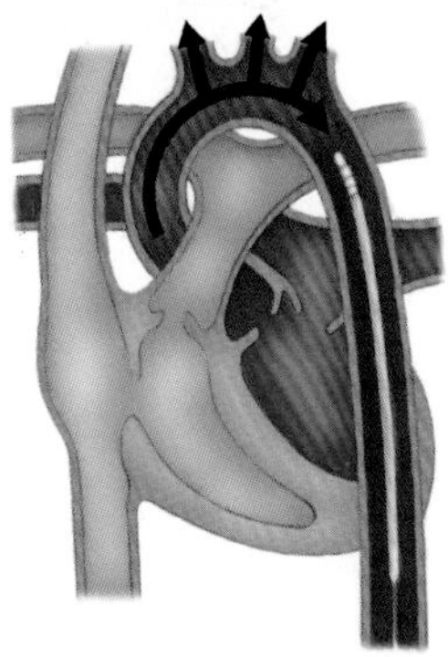

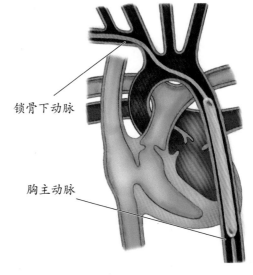

记忆板

充气还是不充气

要记住IABP工作时会发生哪些改变，只需想一想这几幅图就好了。

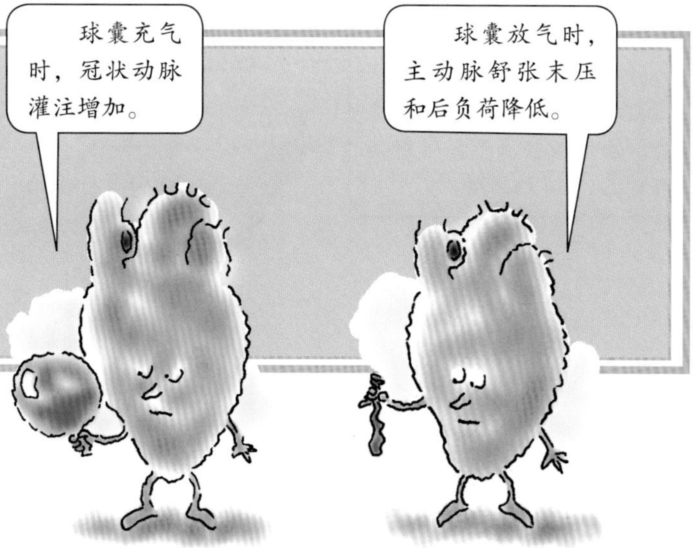

正常充气－放气时间

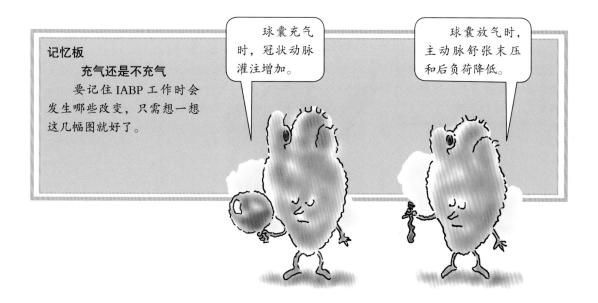

球囊充气发生在主动脉瓣关闭后，在主动脉瓣打开之前的等容收缩期放气。如果充气时机选择正确，如下图所示的波形，那么充气点应位于重搏切迹处或略高于重搏切迹。充气和放气都会引起急剧的“V”形波。舒张压峰值超过收缩压峰值，收缩压峰值超过辅助的收缩压峰值。

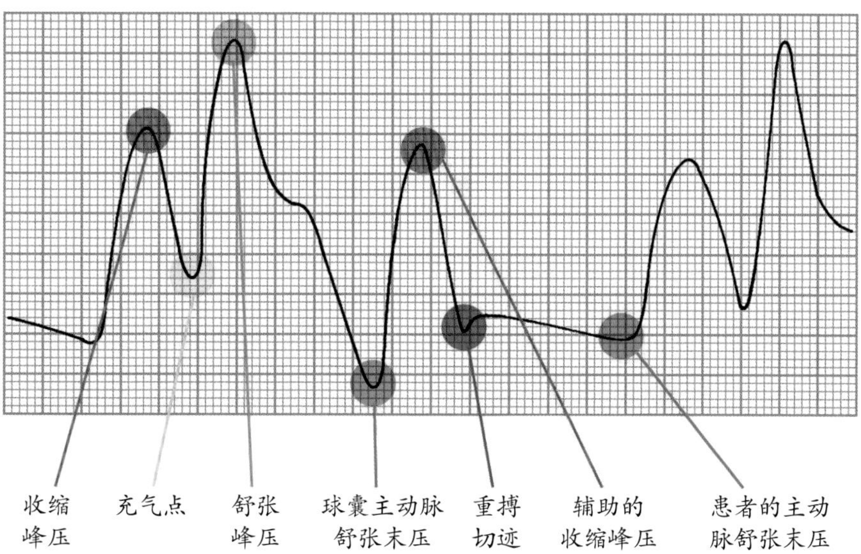

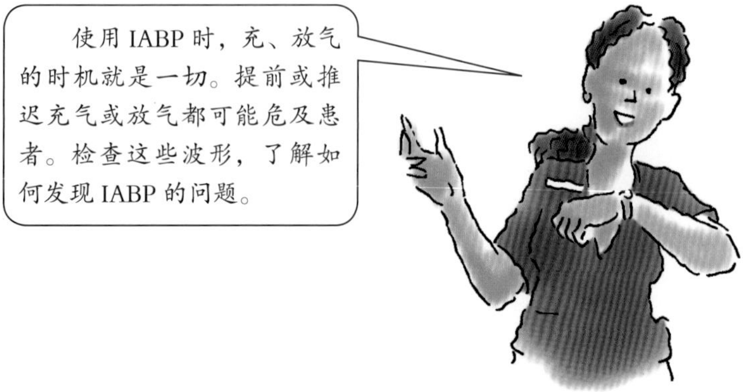

使用 IABP 时，充、放气的时机就是一切。提前或推迟充气或放气都可能危及患者。检查这些波形，了解如何发现 IABP 的问题。

充气过早

充气过早时，充气点出现在重搏切迹之前。提前充气是危险的，它会增加心肌负荷，降低心排出量。

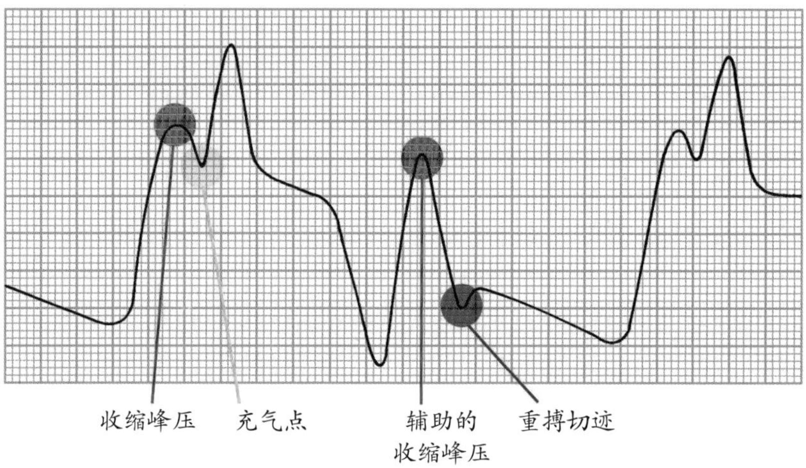

放气过早

过早放气将会出现“U”形波，收缩压峰值小于或等于辅助的收缩压峰值。过早放气不会降低心室后负荷或心肌耗氧量。

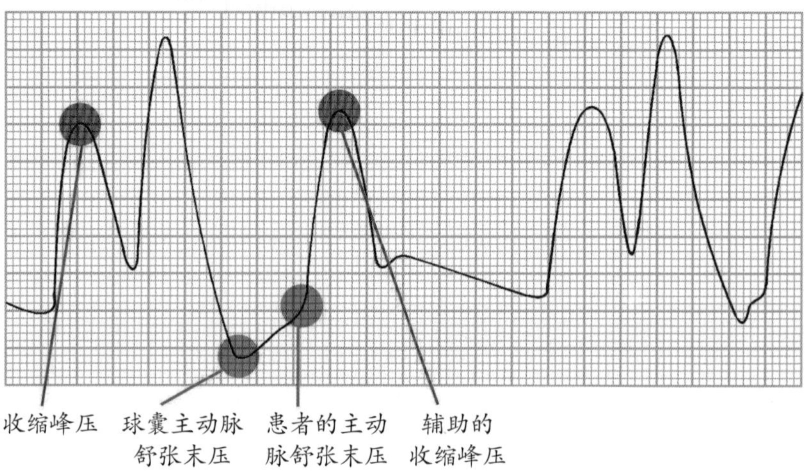

延迟充气

延迟充气将导致重搏切迹先于充气点，切迹和充气点形成“W”形波。延迟充气可导致舒张压峰值下降，增加冠状动脉和全身灌注的时间减少，而冠状动脉灌注压增加的强度也会下降。

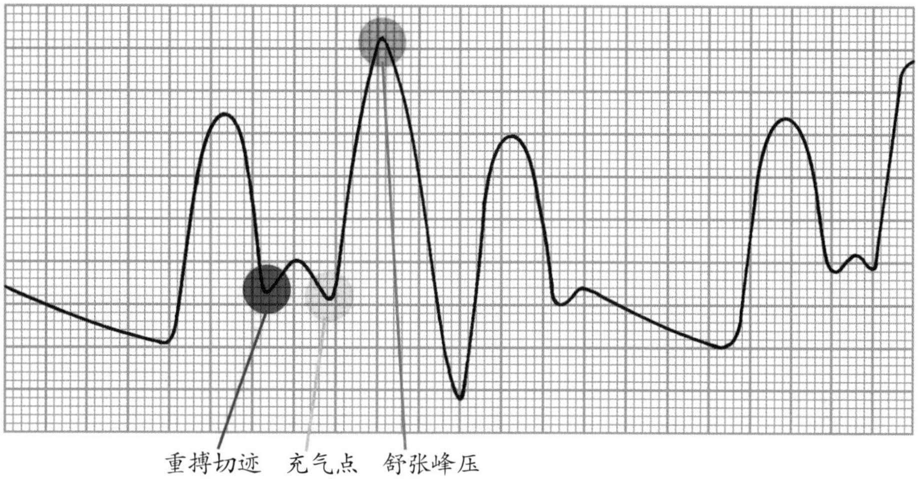

延迟放气

延迟放气可导致收缩压峰值超过辅助的收缩压峰值。延迟放气可增加后负荷、心肌耗氧量、心脏做功和前负荷，使患者面临危险。

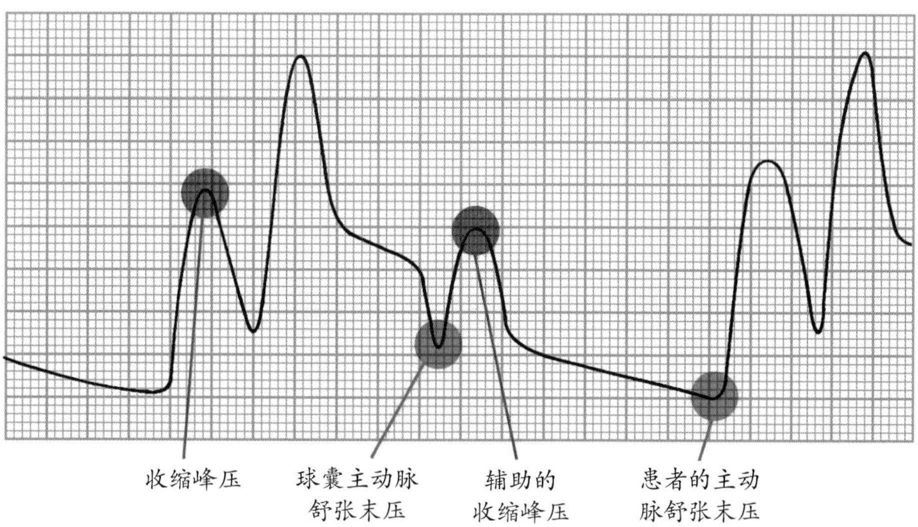

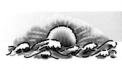

波形分析

心率和血压对 IABP 波形的影响

如下图所示，心率和血压的变化会使 IABP 波形（压力平台）的宽度和高度发生变化。

心率的变化

心率的变化将影响球囊压力平台的宽度。注意：如果球囊压力平台的宽度与患者的心率不一致，表明充、放气的时机有明显错误。

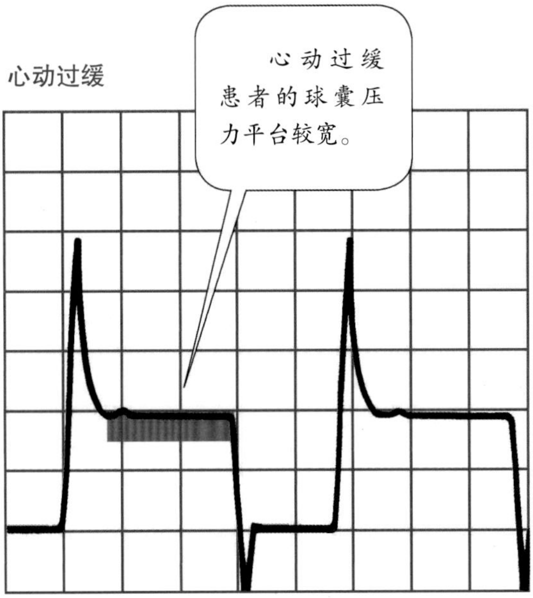

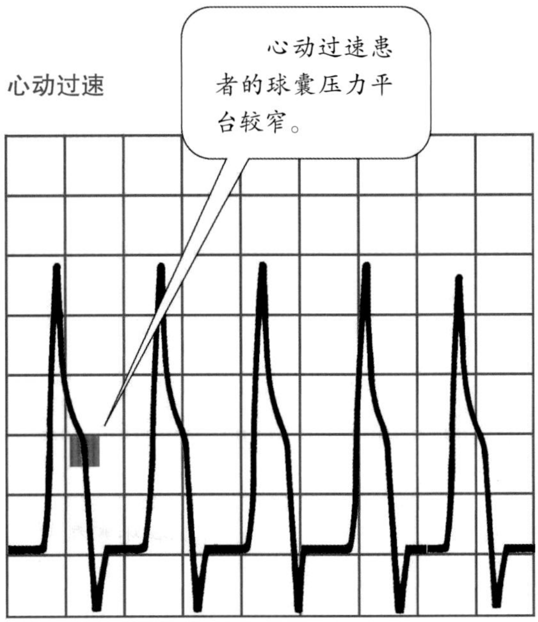

血压的变化

血压的变化会影响球囊压力平台的高度。

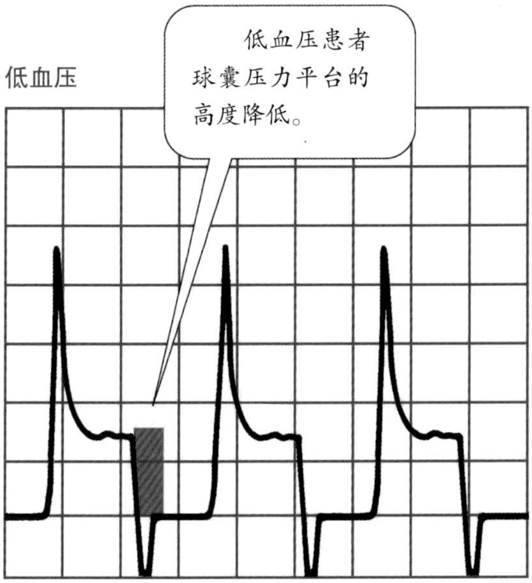
低血压
低血压患者球囊压力平台的高度降低。

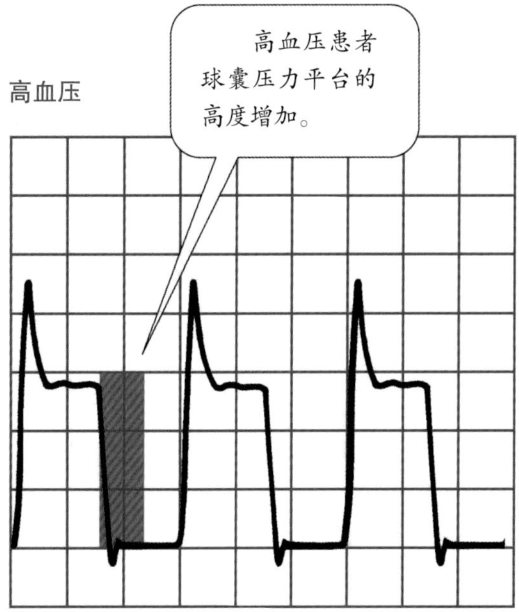
高血压
高血压患者球囊压力平台的高度增加。

IABP的并发症

IABP可引发多种并发症。最常见的并发症为动脉栓塞，血栓源于在球囊表面形成的血凝块。其他潜在的并发症包括：主动脉瘤的扩大或破裂、内脏和肢体缺血、股动脉或髂动脉穿孔、股动脉闭塞和脓毒症。置入部位出血可能是由于球囊泵引起的血小板计数降低所致。

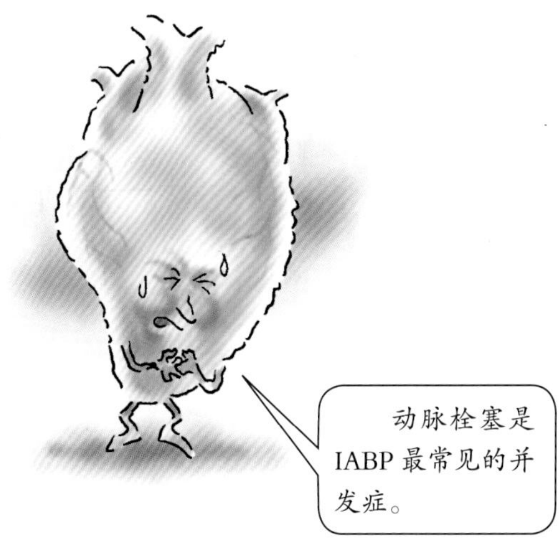
动脉栓塞是IABP最常见的并发症。

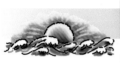

波形分析

异常的 IABP 波形

异　常	波　形	原　因
低球囊压平台	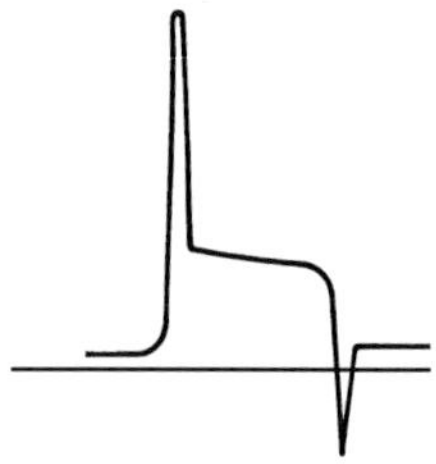	• 低血压 • 低血容量 • 低体循环血管阻力 • 对于主动脉来说球囊太小或球囊充气量过低 • 球囊在主动脉内的位置过低
高球囊压平台	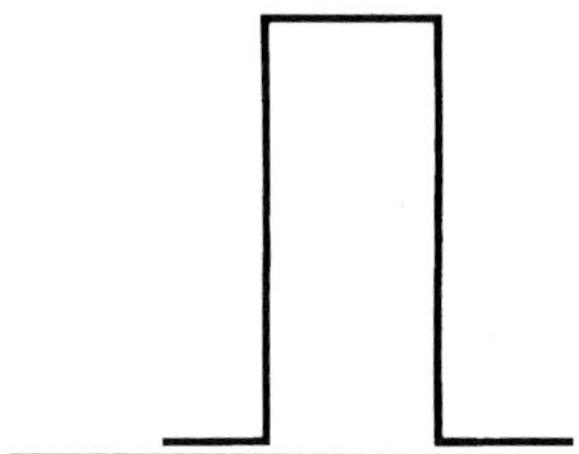	• 高血压 • 对于主动脉来说球囊太大 • IABP 系统内的气体流动受限
球囊压基线升高	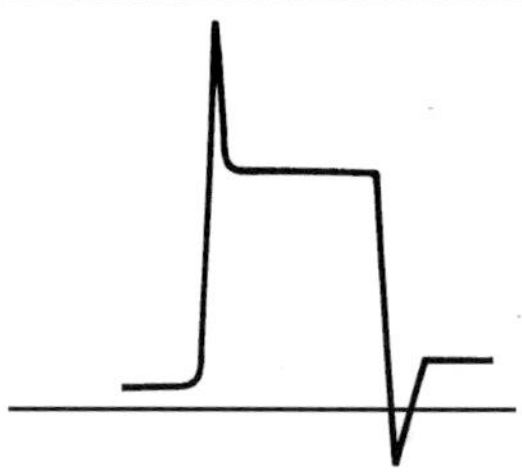	• 气体流动受限 • IABP 系统中的气体超高压
球囊压基线压低	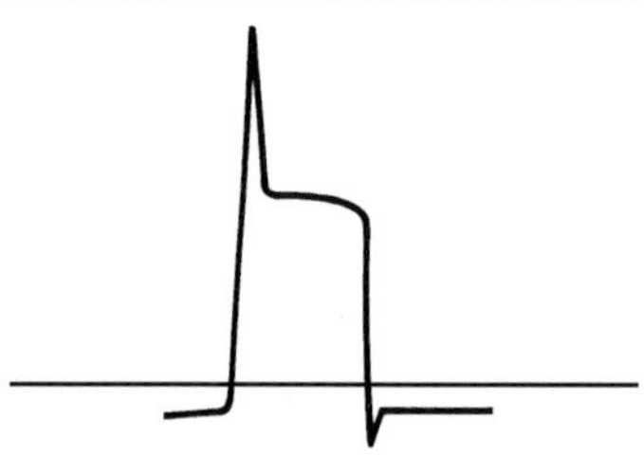	• 氦气泄漏 • 不恰当的充、放气时机 • 机械性障碍

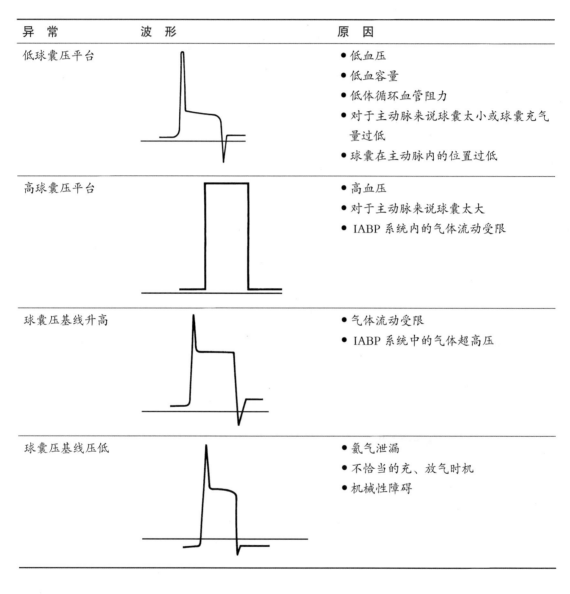

IABP 故障排除

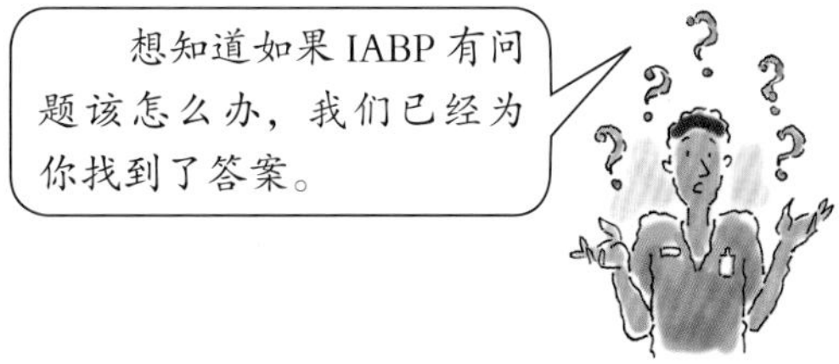
想知道如果 IABP 有问题该怎么办，我们已经为你找到了答案。

问　题	可能原因	干　预
严重的气体泄漏（仅限自动模式）	球囊泄漏或磨损	• 检查管道中的血液 • 停止泵气 • 通知医生移除球囊
	延长管或（和）容量限制盘中有冷凝水	• 除去管道和容量限制盘内的冷凝水 • 重新充、放气后恢复 IABP
	球囊导管或管道扭结	• 检查导管和管道是否有扭结和连接松动，如有发现予以拉直、拧紧连接 • 重新充、放气后恢复 IABP
	心动过速	• 将反搏控制比改为 1∶2 或以“手动”模式运行 • 每 1~2h 自动排空球囊，并密切监测球囊压力波形
	气体容量限制盘松动或功能故障	• 更换或拧紧容量限制盘 • 重新充、放气后恢复 IABP
	系统漏气	• 执行泄漏测试
球囊阻塞（仅在自动模式下）	球囊或导管扭结	• 检查导管和管道是否有扭结和连接松动，如有发现予以拉直、拧紧连接 • 重新充、放气后恢复 IABP
	球囊导管未展开	• 立即通知医生确定位置
	导引鞘或球囊位置太高	• 预计需要重新定位或手动球囊充气
	延伸管或（和）容量限制盘中有冷凝水	• 除去管道和容量限制盘内的冷凝水 • 重新充、放气后恢复 IABP
	对主动脉来说球囊太大	• 将容量控制百分比降低一级
	容量限制盘故障或尺寸不正确	• 更换容量限制盘 • 重新充、放气后恢复 IABP
无心电图触发	心电图信号弱	• 调整心电图增益，改变导联或触发模式
	导联未连接	• 更换导联
	选择的心电图输入模式不正确（皮肤或监视器）	• 将心电图输入调整到适当的模式（皮肤或监视器）

（续）

问 题	可能原因	干 预
无心房压触发	动脉管路阻尼	• 冲洗动脉管路
	动脉管路向大气侧开放	• 检查动脉压力管线的连接
触发模式改变	泵气时触发模式改变	• 重新启动 IABP
不规则的心律	患者出现心律失常，如房颤或异位搏动	• 更改为 R 波或 QRS 波触发（必要时适应不规则的节奏） • 通知医生
不稳定的房室顺序起搏	在房室顺序触发模式下对起搏节律的需求	• 更改为起搏器拒绝触发或 QRS 波感知
心电图信号噪声	导联故障	• 更换导联 • 检查心电图导线
	使用电刀	• 切换到心房压触发
内部触发	触发模式设置为心率内部 80 次 /min	• 如果患者有心跳或节律，请选择另一种触发模式 • 请记住，内部触发仅在体外循环或心脏停搏时使用
放气不完全	在自动放气期间按下“关闭”按钮，中断放气周期	• 再次启动自动放气，或启动充气
充盈压增高	气体容量限制盘功能障碍	• 更换气体容量限制盘 • 重新充、放气后恢复 IABP
	通气管路或阀门堵塞	• 尝试重新充气 • 如果不成功，请通知医生并联系制造商
球囊无驱动	没有容量限制盘	• 插入容量限制盘，并锁定在安全位置
	管路没有连接	• 重新连接管路 • 重新充、放气后恢复 IABP
充、放气时机错误	充气和放气控件设置不正确	• 将充气和放气控制在设定区中点 • 重新评估充、放气点时机并重新调整
低容量百分比	容量控制百分比不是 100%	• 评估容量减少的原因，必要时重置

心室辅助装置

对于严重心功能不全的患者，如果 IABP 不足以应对，还可以使用心室辅助装置（VAD）进行支持。植入式 VAD 可为衰竭的心脏提供支持。该装置由血泵、套管和气体驱动或电驱动控制台（或控制器）组成。VAD 可以提供体循环和肺循环支持。

VAD 旨在减少心力衰竭患者的心脏做功并增加心排出量，通常作为心脏移植前的过渡。VAD 适用于以下患者：

- 终末期心力衰竭，但还没有达到移植（终极治疗）的指征。
- 对最大剂量药物治疗无反应的心源性休克。
- 无法撤离体外循环。

左心室辅助装置（LVAD）

搏动性血泵

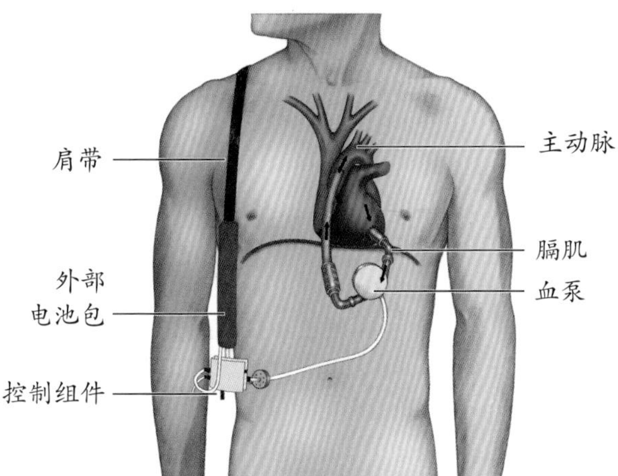

恒流血泵

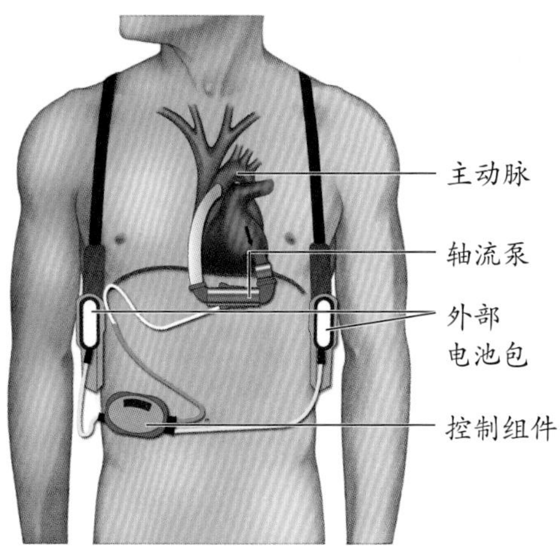

植入操作

VAD 的植入需要特定的外科手术——正中胸骨切开术，通过在心房或心室插入套管，将血液从心室转移到人工泵。该泵起到心室的功能。

植入式 VAD

典型的持久性 VAD（HeartMate Ⅱ、HeartMate 3 和 HeartWare）植入上腹壁（HeartMate Ⅱ）或与心脏直接连接（HeartWare 和 HeartMate 3）。HeartMate Ⅱ是最初的植入式 VAD 之一。随着新技术的发展，HeartMate 3 和 HeartWare 是目前使用的两种植入式 VAD。植入 HeartMate Ⅱ需要更长的体外循环时间，因为外科医生必须创建一个口袋让泵“坐”在患者腹部的内侧。HeartMate 3 和 HeartWare 需要的体外循环时间相对较短，因为 VAD 直接缝合到患者的心包上。流入套管将血液从左心房或心室引入 VAD，然后 VAD 通过流出套管和人造血管将血液推入升主动脉。

泵的选择

VAD 可选择恒流（CF）血泵（轴流泵或离心泵）或搏动性血泵。CF 血泵连续充盈，并以恒定速率将血液泵入主动脉。CF VAD 通过旋转锥以离心力向前移动血液（HeartMate 3 和 HeartWare）。CF VAD 是非搏动性的，因为患者的主动脉瓣通常不开放；如果开放，则是每隔一个搏动打开一次。该泵对射血分数为 5% 的患者有益，因为完全不收缩的心室将使血液停滞并形成血栓。全人工心脏（TAH）是一种气体驱动式搏动性血泵。TAH 用于全心衰竭患者，用两个 50mL 或 70mL 塑料心室完全替代心脏，唯一保留的患者原始心脏的部分是房室瓣；通过压缩空气使血液经 4 个金属瓣流入心室。

VAD 近观

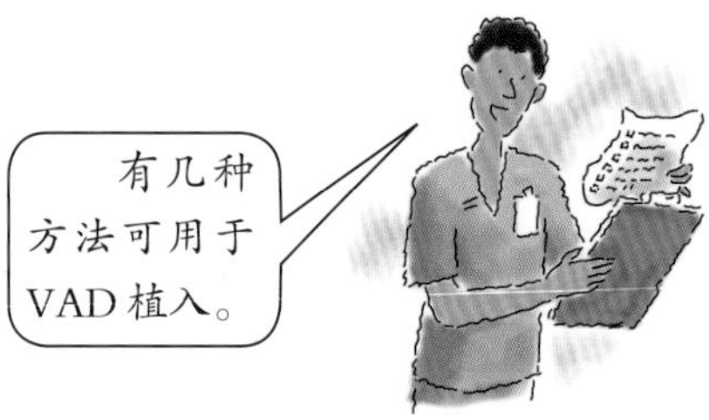
有几种方法可用于 VAD 植入。

VAD 植入

VAD 将血液从衰竭的心室转移到可以有效排血的泵上。这种转移可以通过插入心房或心室的套管来实现。下图显示了一些常用的套管。

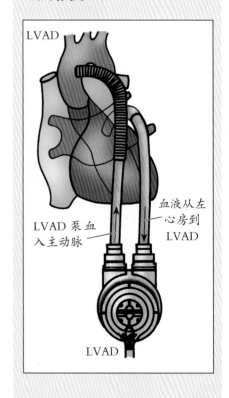

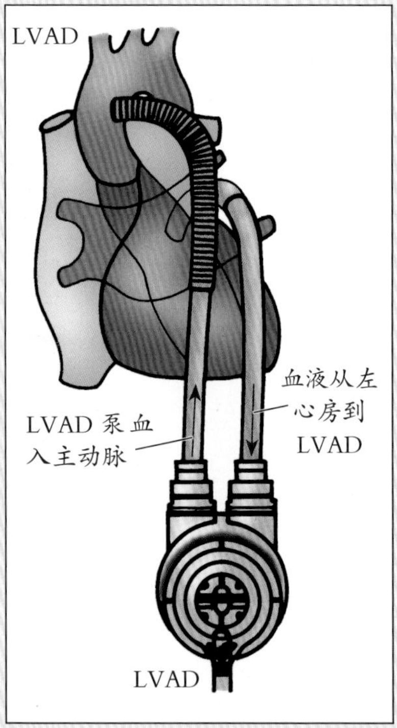
LVAD
血液从左心房到 LVAD
LVAD 泵血入主动脉
LVAD

有 3 种类型的心室辅助装置（VAD）：

1 右心室辅助装置（RVAD）通过将血液从右心房或衰竭的右心室转移到 VAD 来提供肺循环支持，把 VAD 连接到左肺动脉将血液泵送到肺循环。如果患者需要支持衰竭的右心室，并且还存在氧合问题，则可以选择在 RVAD 中添加氧合器。

2 对于左心室辅助装置（LVAD），血液从左心房或左心室流向 VAD，然后把 VAD 连接到主动脉，将血液泵回身体。

3 当同时使用 RVAD 和 LVAD 时，被称为双心室辅助装置（BiVAD）。

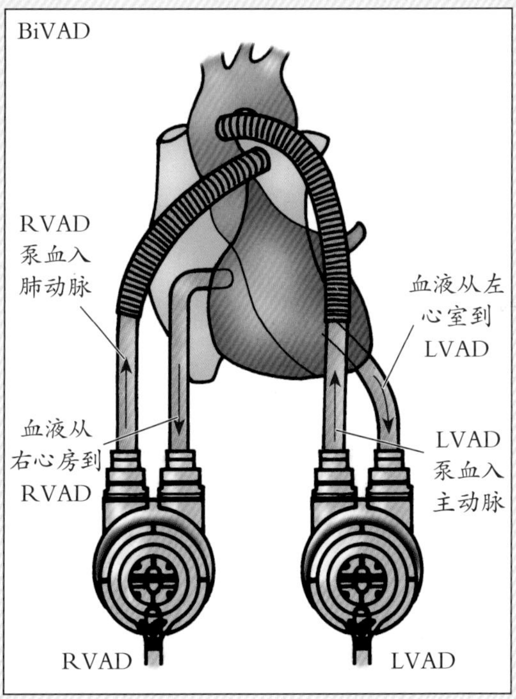

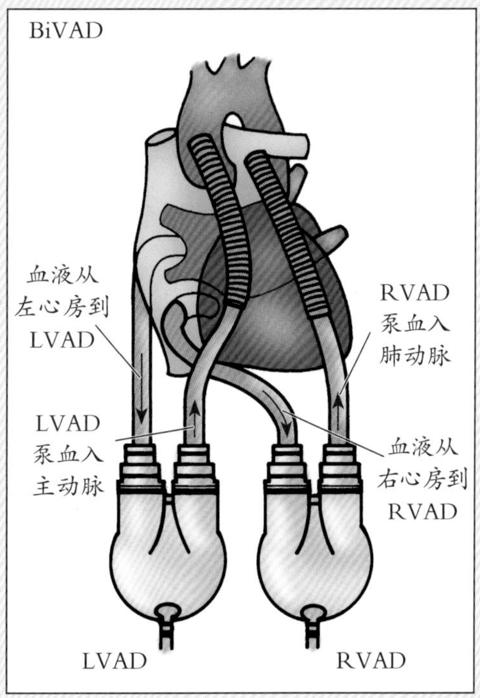

搏动性血泵的工作方式可为下面两种方式之一：

1 在心脏收缩期间充盈，并在心脏舒张期间将血液泵入主动脉。

2 无论患者的心动周期如何，均按内部设定周期泵血。

潜在并发症

尽管使用抗凝剂，VAD 仍可能导致血栓形成，进而发生肺栓塞或卒中。在 VAD 内形成的血栓可导致 VAD 不再对患者起作用。该患者可能需要使用药物来溶栓，或者最坏的情况是需要更换泵。VAD 患者重新入院的最显著原因是胃肠道出血。当患者接受抗凝或抗血小板治疗时，因动脉异常导致的出血最常见于胃肠道。术后的即刻并发症包括急性右心室衰竭、心脏压塞和出血。患者也可能晚期发展为右心室衰竭。其他并发症包括心力衰竭、出血、心脏压塞或感染。

临床评估

对于植入 VAD 的患者，需要特别注意护理及评估。必须对设备操作进行评估，由于患者经常出院回家，因此必须对患者进行设备使用和护理方面的教育。还需要指导他们的日常生活活动，例如不要游泳或在水中浸泡（但通常允许淋浴）；设备导线等的穿皮处需定期更换无菌敷料，并遵守治疗方案，如药物治疗、实验室检查和随访。此外，需让患者了解紧急情况下该怎么做。

监测恒流（CF）LVAD 中的血压可能是一个挑战：可能无法听到正常的收缩和舒张音，并且通常要监测平均动脉压（MAP）。例如，CF LVAD 患者可能需要将其 MAP 保持在一定范围内（推荐 75~85mmHg）。大多数 VAD 要求患者抗凝，因此抗凝剂和抗血小板的给药及其监测 [国际标准化比值（INR）] 是至关重要的。与 VAD 植入前的液体限制相反，VAD 患者需要保持足够的容量状态并充分水合。最后，需监测并发症，如感染、出血、血栓形成和设备故障，患者必须了解并与医疗团队保持沟通。所有的 VAD 中心都将有一个 24 小时的急救热线，以指导他们的患者咨询与 VAD 有关的任何问题。

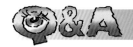

Q&A

看图回答

确定每个插图中的异常波形情况。

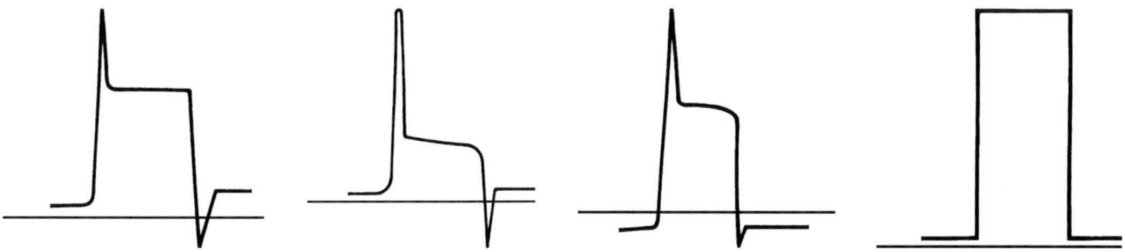

1. ____________　2. ____________　3. ____________　4. ____________

判断对错

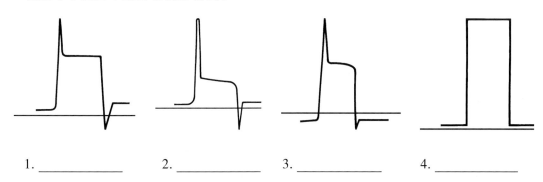

1. VAD 可以是搏动性血流或连续性血流。
2. 植入了 VAD 的患者可以游泳。
3. 支持左心室的 VAD 称为 LVAD。
4. VAD 仅用作心脏移植前的过渡。

问　答

植入了 VAD 的患者应监测什么指标？

1. 血压或平均动脉压
2. 抗凝状态
3. 感染症状 / 体征
4. 了解 VAD 设备和护理
5. 容量或水合状态

答案　看图回答：1. 球囊压基线升高；2. 低球囊压平台；3. 球囊压基线压低；4. 高球囊压平台。判断对错：1. 对；2. 错；3. 对；4. 错。问答：所有选项都正确。

参考文献

Burns S, Delgado S, 2018. AACN Essentials of Critical Care Nursing. 4th ed. New York: McGraw-Hill Publishers.

Chemielinski A, Koons B, 2017. Nursing Care for the Patient with a Left Ventricular Assist Device. Nursing, 20(5):34–40.

Good V, Kirkwood P, 2017. AACN Advanced Critical Care Nursing. 2nd ed. Philadelphia: Elsevier.

Lippincott's Nursing Procedures & Skills, 8th ed. Philadelphia: Lippincott Williams & Wilkins, 2018.（注：英文原著中该条参考文献未提供作者，故保留原参考文献格式）

McLaughlin MA, 2018. Cardiovascular Care Made Incredibly Visual. 3rd ed. Philadelphia: Lippincott Williams & Wilkins.